HEALTH EDUCATION

보건교육학

제2판

최인희 류현숙 임미영 권문희 박현정 임정옥 류화라 오수현
박정미 이연숙 김소연 김영주 이지은 정정미 정향진 채여주 공저

정문각 JMK

머리말

2018년 초판을 내고 지속적인 개정작업이 있어야 했음에도 불구하고 코로나 19 감염증으로 인한 시대적 어려움을 핑계삼아 이제야 2판 작업을 진행하게 되었습니다. 그동안의 개정출판 요구에 부응한 것 같아 뿌듯하면서도 한편으로는 교재로서의 책임을 다하지 못했던 부분에 대해 송구한 마음도 전합니다.

최근 평균수명 연장, 만성 퇴행성질환의 증가 등 시대적 변화를 통해 건강생활 실천이 중요성이 강조되고 있고, 보건교육이 필요한 건강행위를 스스로 실천할 수 있도록 대상자의 자가건강관리능력을 향상시키기 위한 핵심방법으로 주목받고 있습니다. 다양한 법적 근거에 의해 보건교육이 수행되고 있으나 건강행위변화를 유도하기 위해서는 전략적 접근이 필요합니다. 따라서 임상 현장은 물론 지역사회, 학교, 산업장, 각 기관 및 단체 등 여러 현장의 보건교육 담당자들이 보건교육자의 역할을 명확히 이해하고 학습자의 욕구에 따라 보건교육과정을 체계적으로 개발하여 적용할 수 있도록 책의 본문 내용을 구성하였습니다.

이 교재는 총 8장이며, 제 1~3장은 총론에 해당합니다. 제 1장은 보건교육의 이해를 위해 보건교육의 개념정리 및 건강증진을 위한 보건교육의 중요성을 제시하였고, 제 2~3장은 보건교육프로그램을 효과적으로 개발하고 지도하기 위한 교수학습이론 및 보건교육 관련이론을 습득할 수 있도록 구성하였습니다. 제 4~7장은 각론으로 보건교육과정 단계를 이해하고, 이때 적용할 수 있는 보건교육 방법과 교육매체 유형을 확인할 수 있도록 하였으며, 마지막 8장은 보건교육의 주요 주제인 금연, 절주, 운동, 영양 및 주요 보건교육프로그램의 실제를 소개함으로써 실제 적용에 지침이 되도록 하였습니다.

이 책이 간호학, 보건학, 사회복지학등 보건교육를 전공하는 학생 또는 실무현장에서 활동하는 건강관리자와 보건교육자 모두에게 유용한 교재로서 널리 활용되기를 바라며, 부족한 부분이 없도록 노력하였지만 미진한 부분에 대해서는 독자 여러분의 소중한 의견을 부탁드립니다. 바쁘신 가운데에도 교재가 원만하게 출판될 수 있도록 지원해주신 정문각 사장님을 비롯한 모든 임직원들께도 깊은 감사를 드립니다.

2023년 1월
저자 일동

차례

제 8 장 보건교육 프로그램 223

CHAPTER

01 보건교육의 이해

학습목표

1. 보건교육의 개념을 설명한다.
2. 건강결정요인을 설명한다.
3. 건강증진의 개념을 설명한다.
4. 국내외 건강증진 동향 및 발전과정을 설명한다.
5. 건강증진과 보건교육의 관련성을 설명한다.
6. 보건교육자의 역할을 설명한다.
7. 생활터별 보건교육현황과 발전전략을 설명한다.

건강은 시대 변화와 학자에 따라 다양하게 정의되어 왔으나 가장 보편적인 견해는 개인의 신체적, 정신적, 정서적, 사회적, 영적 측면들이 복합적으로 이루어졌다는 것이다. 오늘날 건강의 개념은 질병이 아닌 건강에 대한 교육을 강조하는 것으로 확대되어 건강개념을 반영한 건강증진측면이 강조되고 있다.

국민건강증진종합계획 2030의 기본 방향은 모든 사람이 평생건강을 누리는 사회를 조성하는 것이다. 이를 달성하기 위해서는 개인, 집단 또는 지역사회 차원에서 건강에 위해한 행위를 건강에 이로운 행위로 변화시킬 수 있는 능동적이고 실제적인 보건교육이 필요하다. 보건교육은 최상의 건강을 위한 건강증진으로부터 질병의 검진, 치료, 재활과 장기요양까지 연속선상의 모든 행위를 포함하는 조직적, 정책적 노력과 경제적인 자원, 환경운동 및 각종 지역단위 프로그램을 포함하고 있다.

이와 같이 보건교육은 질병예방의 가장 우선이 되는 수단이기 때문에 계획을 성공적으로 추진하고 성과를 높이기 위해서는 전문인력이 필요하며, 이들 전문가들은 보건교육의 질적 수준을 향상시킬 수 있을 것이다. 이에 건강증진사업을 주도적으로 이끌어 나갈 보건교육자가 그 역할을 명백히 이해하는 것은 다양한 보건교육 현장에서 보건교육 전문가로서의 역할 수행을 효과적으로 할 수 있는 기반이 될 것이다.

제 1 절 보건교육의 개념과 발전

1. 보건교육의 개념

1) 보건교육의 정의

보건교육(health education)이란 건강(health)과 교육(education)의 합성어로 건강을 교육한다는 말이다. 인간이 최적의 건강을 지닐 수 있도록 변화시켜 주는 것을 보건교육이라고 할 수 있다. 즉, 보건교육이란 단순히 건강에 대한 지식을 알게 하는 것이 아닌, 인간이 건강을 유지 · 증진하고 질병을 예방함으로써 적정기능 수준의 건강을 항상 유지하는 데 필요한 지식 · 태도 · 습성 등을 바람직한 방향으로 변화시키는 것이다.

건강에 대한 개념이나 건강문제, 그리고 이 문제를 해결하려는 접근방법도 시대에 따라 다양하게 변화되어 왔고 이에 상응하여 보건교육의 정의나 내용, 접근방법도 여러 형태로 변천되어 왔다. 보건교육의 정의나 그에 함축된 기본 요소는 아래와 같이 학자마다 다양하나, 공통적으로 보건교육을 통한 바람직한 행동변화에 역점을 두고 있음을 알수 있다.

- 미국 보건교육 용어 제정위원회: 보건교육이란 개인 또는 집단의 건강에 관여하는 지식(knowledge), 태도(attitudes), 행위(practice or behavior)가 변화하도록 영향을 주는 모든 경험의 총합(sum of experience)이다.
- Grout(1968): 보건교육이란 우리가 알고 있는 건강에 관한 지식을 교육이라는 수단을 통하여 개인 또는 지역사회가 바람직한 행동이 습관화되도록 바꾸어 놓는 것이다.
- Griffiths(1972): 보건교육이란 최적의 건강행동에 관하여 알고 있는 것과 실제로 실행하는 것 사이의 간격을 좁히기 위한 활동이다.
- Simonds(1976): 보건교육은 개인이나 집단, 지역사회 내에서 건강에 해롭다고 여겨지는 행동으로부터 현재와 미래의 건강에 도움이 되는 행동으로 행동을 변화시키는 것을 목표로 한다. 즉 보건교육은 행동지향적 과정으로 바람직한 행동을 수행하도록 돕는데 목표가 있음을 강조한다.

- Green 등(1980): 보건교육은 건강에 도움이 되는 자발적인 적응행위를 조장하는 여러 학습경험들이다.
- 세계보건기구(WHO)의 보건교육 서비스 기획 평가 전문위원회: 보건교육은 사람들과 그 행위에 중점을 두고, 사람들이 건강한 삶을 선택하고 유지하며, 유용한 의료서비스를 합리적으로 사용하여 개인 또는 집단이 건강 수준 및 환경 개선에 대한 결정을 스스로 수행하도록 돕는 데 그 목적이 있다고 하였다.

따라서 보건교육이란 "단순히 지식을 전달하거나 지식을 얻는 데 그치는 것이 아닌, 건강을 자기 스스로 지켜야 한다는 긍정적인 태도를 가지고 건강에 좋은 행동을 일상생활에서 습관화하도록 돕는 것"이라고 할 수 있다.

이러한 보건교육은 의학, 간호학, 영양학, 생물학 등의 자연과학을 교육내용으로 하고, 교육방법에 있어서는 행동과학, 철학, 교육학, 심리학, 경영학, 행정학 등의 사회과학 분야의 접근을 필요로 하는 절충적 학문으로 보건의료에 대한 기초 지식을 충분히 쌓고 전문적으로 준비가 된 보건교육자에 의해서 실시되는 것이 가장 바람직하다.

2) 보건교육의 중요성 및 목적

21세기 사회는 생활습관 질환, 약물 오남용, 사고, 환경오염 등에 대한 예방과 관리를 통하여 삶의 질 향상을 최우선으로 하고 있다. 이를 위하여 보건교육은 효과적인 접근수단이 되는데, 건강개념이 변화하고 질병구조와 인구구조가 변화함에 따라 그 중요성이 더욱 커지고 있다. 보건교육의 궁극적 목표는 개인, 가족, 지역사회가 자신들의 행동과 실천을 통해 최적의 건강상태를 유지 · 증진할 수 있도록 촉진하는 것이다. 보건교육의 구체적인 목표로는 첫째, 대상자들이 자기관리 능력을 함양하여 건강증진과 질병예방, 질병과정을 극복하는 데 필요한 건강행위를 스스로 수행할 수 있도록 돕는 데 있다. 건강실행에 대한 의사결정 정보를 제공하고, 적절하게 보건 서비스를 사용하게 함으로써 개인의 삶의 조건을 향상시키는 능력을 용이하게 해주어야 한다. 둘째, 급 · 만성 질병을 예방하고 장애를 감소시키며 안녕을 향상시킬 수 있는 방향으로 건강생활 실천을 성공적으로 할 수 있도록 대상자를 강화시키는 것이다.

개인은 스스로의 건강을 향상시킬 수 있다고 믿을 경우 바람직한 방향으로 변화되기 쉽다. 따라서 보건교육의 결과는 과거와 새로운 지식, 태도, 개인 기술, 환경적 상태를 분석한 데 기초하여 자발적 행동변화가 될 수 있도록 해야 한다. 세계보건기구(WHO, 1988)가 주최한 제1차 보건교육 전문위원회에서 규정한 보건교육의 기본 목적은 다음과 같다.

- 개인이나 집단이 자신의 건강을 스스로 관리할 수 있는 능력을 갖도록 돕는 것
- 지역사회 구성원의 건강은 중요한 자산임을 인식하도록 하는 것
- 지역사회가 자신들의 건강문제를 인식하고 스스로 해결함으로써 지역사회 건강을 증진시키도록 하는 것

여기에서 대상자들은 건강검진이나 구체적 관리방법을 알게됨으로써 지역사회 건강자원들을 적절하게 활용할 수 있다. 따라서 지역사회 개발을 촉진하고, 지역사회의 건강문제를 용이하게 해결하기 위해서는 지역사회 자원의 상호작용이 원활히 이루어져야 한다.

보건교육은 건강을 증진시키는 행동과 관련된 보건의료의 한 부분이다. 사람들의 행동은 보건문제의 주요 원인일 뿐만 아니라 주된 해결책이기도 하다. 행동을 변화시킴으로써 자신의 문제를 해결하거나 예방할 수 있게 하며, 구체적으로는 사람들이 자신의 상황을 이해하고 건강을 증진시킬 수 있는 행동을 선택하도록 돕는 것이다.

모든 보건교육의 기본 전제는 먼저 개인이나 집단의 행위는 건강에 영향을 주고, 다음으로 계획된 목적이 있는 활동에 의해 개인 또는 지역사회의 건강과 관련된 행위를 변화시킬 수 있다는 것이다. 보건교육의 실천을 위해서는 개인이나 집단의 문화적 배경과 윤리적 관점에 따라 적합한 방식으로 해결하도록 해야 한다. 이러한 보건교육은 질병예방 · 최적의 건강증진 · 질병의 조기 발견 · 재활 · 장기치료 등의 일련의 연속선상을 모두 포함해야 하며, 구체적인 활동은 다음과 같다.

첫째, 보건교육을 통한 건강증진이다. 개인과 집단이 삶을 위해 새로운 기술을 습득하고 자신의 삶을 통제할 수 있도록 돕고, 행동을 변화시키는 데 구체적인 역할을 함으로써 건강에 대한 긍정적인 잠재력을 확장시키는 활동이다.

둘째, 보건교육을 통한 질병예방이다. 환경적 위험 또는 위험요소로 규명된 것이 있을 때 건강에 위해한 위험요소를 변화시키는 것이다. 다시 말해 개인 · 가족 · 지역사회 내에서 특정한 질병이나 장애, 불구가 발생하는 것을 줄이기 위한 직접적인 활동을 말한다.

셋째, 보건교육을 통한 건강관리이다. 건강문제를 가진 상황에서 심각성 정도를 감소시켜 개인으로 하여금 신속하게 정상적인 기능을 수행할 수 있도록 돕는 활동이다.

2. 보건교육의 발전

1) 보건교육의 발전과정

보건교육은 19세기 초 미국을 중심으로 발전하기 시작하였다. 1823년 처음으로 보건전문가 교육을 위한 책이 출판되었고, 1839년에는 학교 건강에 대한 관심과 교사 훈련에 대한 교육 필요성이 대두되었다. 이후 학교보건에서 질병의 증상이나 징후 관찰을 위해 학생, 학부모, 교직원에 대한 교육의 필요성이 강조되었다. 플로렌스 나이팅게일(1859)도 간호의 가장 기본 중의 하나가 보건교육임을 강조한 바 있다. 그 후로 미국간호협회(1975), 미국병원협회(1972) 등 건강관련 전문가단체에서 보건교육을 업무에 포함시키고 있다.

우리나라에서는 1927년 학교보건사업으로 인천, 부산, 마산 등지에서 간호사에게 위생교육을 실시한 것이 보건교육의 시작이라고 할 수 있다. 1961년부터 정식 교사 임용이 이루어짐에 따라 양호교사가 보건교육의 중심적 역할을 담당해 왔으며 이러한 흐름과 발맞추어 양호교사의 명칭이 2002년 보건교사로 바뀌었고, 학교보건법 개정(2008)으로 보건교사의 보건교육에 대한 법적 근거가 마련되었다. 이후 2009년과 2010년에 걸쳐 보건교과가 정규과목이 되면서 보건수업이 체계적으로 이루어지기 시작하였다. 보건교육의 중심기관인 학교 현장의 보건교육 이외에도 보건소법(1956) 제정으로 보건소 업무에서 보건교육이 국가차원으로 시행되기 시작하였다. 보건소법은 이후 지역보건법(1995)으로 바뀌면서 보건소 업무에 보건교육이 명시되었다. 이울러 산업안전보건법(1981) 제정으로 산업장에서도 보건교육이 수행되는 근거를 마련하는 등 다양한 분야에서 보건교육이 이루어지고 있음을 알 수 있다.

또한 1995년에 국민건강증진법이 제정되면서 보건교육을 “개인 또는 집단으로 하여금 건강에 유익한 행위를 자발적으로 수행하도록 하는 교육”이라고 정의하였고, 보건교육자는 보건교육 프로그램의 기획, 운영, 평가 등을 수행하는 전문 인력으로서 보건교육을 실시하도록 하였으며, 국가 및 지방자치단체는 모든 국민이 건강생활을 실천할 수 있도록 그 대상이 되는 개인 또는 집단의 특성 · 건강상태 · 건강의식 수준 등에 따라 적절한 보건교육을 실시하도록 규정하고 있다.

의료법에서도 간호요구자에 대한 교육 · 상담 및 건강증진을 위한 활동의 기획과 수행을 간호사의 업무로 규정하여 교육의 중요성을 제시하고 있다.

이와같이 법적 근거와 기반이 마련됨으로써 다양한 분야에서 전문인력에 의한 보건교육이 활발하게 실시되는 계기가 되었다.

2) 보건교육의 현황

현재 우리나라는 다양한 분야에서 보건교육이 실시되고 있으며, 보건교육을 실시하는 주무 부처는 보건복지부, 교육부, 고용노동부 등이 있다.

(1) 보건복지부

보건복지부의 보건교육 관련 부서로 1981년 보건사회부 보건국 산하에 보건교육과가 신설되었다. 그 후 교육 담당 부서가 여러 차례 개칭되어 건강정책국에서 건강정책, 건강증진, 구강생활 건강, 정신건강 정책에 관한 업무를 담당하고 있다.

보건복지부는 국민건강증진을 위해 건강증진사업지원단을 구성하여 보건교육 홍보전략 개발, 보건교육 홍보자료 활용 및 효과 평가, 건강증진 · 보건교육 사업의 평가 및 지방자치단체의 건강증진사업에 관한 기술적 지원을 운영하고 있다. 또한 2004년부터 보건복지 인력에 대한 교육사업을 한국보건복지인력개발원에 위탁하여 실시하고 있다.

국가와 지방자치단체는 건강증진사업에 대한 종합계획에 따라 건강증진 사업을 통해 국민들의 건강수준을 향상시키고자 하였으며, 건강증진사업의 수행기관인 보건소, 보건지소, 보건진료소 단위에서 건강증진사업 수행을 위한 보건교육이 활발히 실시되고 있다.

농어촌 등 보건의료를 위한 특별조치법 시행령 제14조에 의하여 보건진료전담공무원의 업무로 주민의 건강증진을 위해 보건교육을 하도록 규정하고 있다. 주민들에게 시행되는 보건교육 사업은 다른 보건사업과 동시에 개인적 또는 집단적으로 이루어질 수 있다.

(2) 교육부

학교 보건교육은 교육부가 주관하고 있으며 학교 보건교육 관련법 중 가장 기본이 되는 학교보건법 제9조 및 제12조에서 학교의 장은 학생의 신체발달 및 체력증진, 질병의 치료와 예방, 음주 · 흡연과 마약류를 포함한 약물 오용(誤用) · 남용(濫用)의 예방, 성교육, 이동통신단말장치 등 전자기기의 과의존 예방, 도박중독의 예방 및 정신건강증진등을 위하여 보건교육을 실시하고 필요한 조치를 하여야 한다고 규정하고 있으며, 정신건강 증진 등을 위하여 보건교육을 실시하도록 규정하고 있다. 제9조 2에서는 모든 학생들을 대상으로 심폐소생술 등 응급처치에 관한 교육을 포함한 보건교육을 체계적으로 실시하도록 하고 있고, 제 12조에서는 안전사고를 예방하기 위하여 학생에 대한 안전교육을 하도록 명시하고 있다. 학교보건법 시행령 제23조 보건교사의 직무에도 교사의 보건교육에 관한 협조와 필요시의 보건교육, 보건교육 자료의 수집 · 관리, 학생건강기록부의 관리 등을 명시함으로써 보건교육이 수행되어야 함을 제시하고 있다.

(3) 고용노동부

경제발전과 산업구조의 변화, 산업재해의 증가 등으로 산업장에서의 안전과 보건관리에 대한 중요성이 강조되었다. 산업안전보건법(1981)이 제정되고, 시행되면서 산업보건을 담당하는 주무부서는 산업안전보건정책관으로 안전보건정책과, 근로자 건강보호과, 안전보건지도과로 구성되었다. 1990년 산업안전보건법 개정으로 산업간호사가 보건관리자로서의 역할을 담당하는 법적 근거가 마련되었다. 산업보건은 작업조건 및 환경관리, 건강관리, 보건교육, 안전보건 관리체계로 구성되어 있는 기본적이고 적극적인 보건활동이다.

산업장 보건교육은 산업안전보건법 제31조에 의거하여 정기적으로 안전 · 보건에 관해 교육해야 한다. 산업안전보건법 시행령 제17조 보건관리자의 직무에도 해당 사업장 보건교육계획의 수립 및 보건교육 실시에 관한 지도를 규정하고 있다.

산업장에서의 보건교육의 중요성을 고려해 볼 때 산업장 교육의 중추적 역할을 담당하고 있는 산업간호사의 배치율을 높여 보건관리의 질을 높이고, 근로자의 건강관리와 보건교육 요구를 충족시키기 위한 노력이 뒤따라야 한다.

제 2 절 건강증진과 보건교육

최근 건강증진은 보건의료계뿐만 아니라 일반 대중에게도 큰 관심거리이다. 지금까지 건강문제 접근방법은 대부분 임상중심의 치료의학에만 의존해 왔었다. 하지만 이제는 이러한 방법에서 벗어나 건강증진이란 개념하에 공중보건 전문가들을 중심으로 한 보건의료서비스를 새로운 건강 관점으로 보기 시작하였다.

1974년대 캐나다 Lalonde는 보고서를 통해 정부가 건강을 향상시키기 위해 의료서비스 개선을 했음에도 불구하고 경제성장과 더불어 등장한 환경오염, 도시화, 알콜, 흡연, 약물남용, 과식 등이 오히려 건강을 저해하고 있음을 확인하고 건강수준을 향상시키기 위해서는 의료서비스외에 개인의 환경요인과 생활습관을 수정하는 노력이 더 필요하다고 하였다. 그는 건강, 질병 그리고 사망을 결정하는 요인을 유전, 물리적 환경, 생활방식 그리고 의료의 네 가지로 분류하고 각각이 건강에 미치는 영향을 조사한 결과 올바른 생활 방식의 영향력이 50%이상으로 가장 높다고 하면서 올바른 생활방식의 중요성을 강조하였다. 이 보고서를 기반으로 하여 전세계적으로 새로운 건강증진운동이 확산되어 나가기 시작했으며, 추후 라론드 보고서의 영향을 받은 WHO에서는 1978년 소련의 알마아타에서 치료중심의 의료에서 예방을 강조하는 1차보건의료(Primary Health Care, PHC) 개념을 제창한 알마아타 선언을 채택하게 되었다.

이후의 건강증진에 대한 사고변혁의 결정적 전환점은 오타와(Ottawa, 1986) 헌장과 미국의 Healthy People 2010 운동이다. 이에 따라 20여 년 이상 건강증진과 건강행위에 대한 관심과 참여가 세계 보건의료의 혁신을 가져왔고 건강증진을 위한 국제적 · 국가적 요구들은 건강증진활동을 매우 중요한 보건사업으로 만들었다. 앞으로 21세기에 들어와 개인, 가족, 지역사회, 보건전문가, 정부기관 간의 건강증진을 위한 협력과 조정 노력이 더욱 적극적으로 이루어져 획기적인 효과가 있을 것으로 기대된다.

1. 건강과 건강증진의 이해

1) 건강개념의 변화

세계보건기구(1974)에서 정의하는 건강의 개념은 단순히 증상과 징후를 가진 질병이나 불구가 없는 상태가 아닌 신체적, 정신적, 사회적으로 완전한 안녕상태로 보고 있다. 건강의 실체를 규명함에 있어서 이 정의는 이상적이며, 측정하기 어렵다는 한계가 있지만, 인간을 단일체가 아닌 다영역의 결합체임을 명백히 하면서 건강이 지닌 역동성을 인정하고 있다는데 의의가 있다. 이들 각 영역은 상호 의존적이면서 동적인 상호작용에 의해 계속 변화하는 삶의 축을 지배하므로 이를 이해하는 것은 보건사업의 질을 결정하는 데 크게 영향을 미칠 수 있다. 따라서 여기에서는 인간의 총체성을 반영하여 건강에 대한 개념을 신체적, 정신적, 사회적, 영적 영역별로 살펴보고자 한다.

(1) 영역별 건강

① 신체적 건강

신체적 건강이란 인체의 생리적인 상태를 가리키며, 질병(disease), 불건강(illness), 부조화(disorder), 상해(injury), 장애(handicap) 등이 없어 일상생활을 활력 있게 수행하는 능력을 말한다. 신체가 정상 해부구조에서 일탈하지 않고, 감각이 민감하여 질병에 대한 감수성과 기능적인 회복능력을 가지고 있으며, 과업을 성취해낼 수 있는 힘을 지닌 상태이다. 신체적 건강을 유지하려면 섭생과 운동에 노력하고, 약물이나 음주 · 흡연은 삼가며, 면역을 획득하는 것 등이 중요한데 이는 물리적 환경의 영향을 많이 받는다.

신체적 건강은 누구나 쉽고 분명하게 구별할 수 있어 가장 보편적으로 받아들여진다. 즉, 본인이 느낄 수 있는 증상과 징후가 없고, 임상적인 검사결과가 정상적인 범위를 벗어나지 않으며, 외적인 장애가 없으면 건강하다고 보기 때문이다. 일반적으로 의료기관을 찾는 가장 보편적인 이유는 신체적 건강에 문제가 있다고 인식하는 경우라고 할 수 있다.

② 정신적 건강

정신적 건강은 질병에 대한 감수성이나 나쁜 생활습관과 관련하여 스트레스를 관리하고, 이완시킬 수 있으며, 여가시간을 잘 보내는 등의 능력을 말한다. 정신적 건강은 정서적 건강과 구분해 설명하기도 한다. 즉, 상식으로 수용되지 않는 병든 욕구나 미성숙 또는 비도덕적인 요구 등이 없는 학습능력, 사고능력, 지적 능력을 정신적 건강이라고 하는 반면, 감정을 적절히 통제하여 타인이나 사회가 수용하는 방법으로 표현할 수 있는 능력을 정서적 건강이라 부른다.

정신적 건강 수준이 높은 사람은 자기 자신뿐만 아니라 타인과 편안하며 낙천적이고, 인생의 방향이 분명하여 난관을 잘 헤쳐 나가는 특징을 갖는다. 정서적 건강 수준이 높으면 자신의 감정을 받아들이며 타인과 공유하면서 건설적인 방향으로 유도한다. 결국 객관적인 생물학적 기준으로 판단할 수 있는 것이 신체적 건강이라면, 상대적으로 사회문화적 기준으로 판단할 수 있는 것이 정신적 건강이다.

③ 사회적 건강

사회적 건강은 가족 · 친구 · 동료 · 이웃 등 타인과 적절히 어울리며, 환경이나 상황에 적응하는 능력을 말한다. 사회적 건강 수준이 높은 사람은 타인과의 사회적 관계를 이해하며, 타인에 대한 책임감도 갖고 있다.

사회적 건강에 영향을 미치는 요인은 규범, 생활양식, 종족, 경제, 계층, 인종집단, 종교, 가족 등 주로 문화를 구성하는 요인들이다. 사회적 건강 수준은 지지집단, 지도력, 문화에 대한 이해, 집단 여가활동과 스포츠 등에 의하여 높아질 수 있으며, 사회적 건강프로그램은 질병 회복과 재활을 돕고 스트레스 및 이환율과 사망률을 감소시킬 수 있는 사회적 지지로 기능한다. 사회적 지지란 오타와(Ottawa) 헌장에서 제안하는 건강에 지지적인 환경조성을 의미하므로, 이는 곧 사회가 '건강'에 대하여 책무를 지니고 있음을 뜻한다.

④ 영적 건강

영적 건강은 생의 목적, 사랑을 주고받는 능력, 인간애를 느끼는 것, 타인을 위해 좋은 일 하기 등의 감각을 포함하는 상태를 말한다.

즉, 영적 건강은 도덕적 기준으로서 삶의 목적을 갖고 일상에 가치를 부여하며, 삶을 풍요롭게 하는 가치에 대한 신념이다. 사람이란 상황을 통제할 힘이 없고 가치가 흔들릴 때 가장 고통스러워 한다. 명상이나 의식개발 프로그램들이 이러한 요구를 충족시키는 데 도움을 준다. 종교적 또는 비종교적 접근을 통해 영적 건강 수준을 높임으로써 삶의 의미를 찾고, 자신 및 타인과 잘 지내며 행복한 삶이 가능하다. 또한 자선단체 활동, 종교집단 활동과 같은 협동단체들의 활동을 통해 개발될 수도 있다.

'호스피스'도 임종을 앞둔 환자가 죽음에 대한 통찰로 마지막 생을 평온하게 맞도록 하는 측면에서 영적 건강을 향상시키는 방법이다.

(2) 수준별 건강

건강에도 다양한 수준이 존재한다. 최상의 건강이란 긍정적 건강의 가장 높은 수준이며, 최악의 건강이란 조기 사망이라는 부정적 건강의 가장 낮은 수준을 뜻한다.

건강의 목표실현은 질병이라는 부정적 수준을 관리하면 결국 긍정적인 수준에 이를 수 있다는 개념을 말한다. 사실 이제까지 사회에서는 질병은 사활이 걸려 있는 위급한 것이어서 관리에 심혈을 기울여 왔고, 건강을 관리하는 일은 일상에서 다급하지 않은 것으로 여겼는지도 모른다.

Seedhouse(1986)는 건강하다는 것은 첫째, 신체 외형의 양호함보다 정신과 사회기능이 고려되어야 하고 건강한 요소가 많아야 하며, 둘째, 필수적 특징으로 질병과 장애가 없어야 하며, 셋째, 긍정적 건강의 특징이 있어야 한다고 주장한 바 있다.

표 1-1 건강의 수준

영역	긍정적 수준	부정적 수준
	← 높음 —— 연속선	—— 낮음 →
신체적	힘, 정력, 유연성, 순발력, 지구력 등 체력, 심박출력 · 폐활량, 장기의 능력, 감염저항력, 회복력 등	질병, 증상, 단명, 장애, 고위험 노출
정신적	자존심, 문제해결력, 스트레스 관리능력, 사랑, 행복감	정신병, 스트레스 통제되지 않는 분노, 혐오
사회적	사회적 역할수행, 사회와 유대관계 형성 능력	고독, 고립, 가족 해체, 사회 붕괴
영적	영적 경험	죄의식
지적	지적 경험	지적 침체

표 1-1에서 보는 바와 같이 일차원의 평면적인 연속선상에서 건강개념을 이해할 경우 부정적 수준이란 건강 수준이 가장 낮은 '질병'에 접근한 개념이며, 긍정적 수준이란 건강 수준이 가장 높은 '건강'에 접근한 개념이다. 따라서 이 개념을 준용하여 보건사업을 운영한다면 진료 서비스는 질병과 죽음 간 경로상의 각 수준에 있는 환자가 중심이 되고, 건강증진 서비스는 질병과 건강 간 경로상의 각 수준에 있는 건강이 중심이 된다.

그러나 신체적 영역 외에도 다른 영역의 건강 수준을 고려해 볼 때 건강인과 관련된 건강증진 서비스뿐만 아니라 질병 초기 및 말기 환자에게도 질병예방 서비스와 연계된 건강증진 서비스가 존재한다. 그러므로 개인, 집단, 지역사회 단위별, 건강 수준별로 서비스가 필요하며, 이에 적절한 보건교육 프로그램이 개발되어야 한다.

(3) 사업 대상별 건강

① 개인 건강

개인은 일상에서 자신의 생활양식과 물리적 · 사회적 환경을 결정하는 데 관련된 중요한 의사결정을 한다. 이는 개인의 가치, 중요한 사람의 영향, 자원, 자신이 소속한 지역사회에 의해 영향을 받는다. 개인의 건강 수준을 높이려면 알맞은 영양섭취, 적절한 운동과 체중유지, 금연 · 절주 · 약물남용의 방지, 적절한 수면, 건강보조식품 복용, 정기적인 건강검진, 스트레스의 감소와 조절 등 자기관리 능력이 있어야 한다.

흡연은 폐암, 만성 기관지염이나 생식기능에 영향을 미친다. 또한 가정이나 산업장, 교통수단, 공공건물 등에서는 흡연자뿐 아니라 타인에게도 간접흡연의 영향을 미친다. 음주는 약간의 긍정적인 효과도 있지만 과음이 만성 간질환 등 질병의 발생, 사고 · 사망, 자살 · 타살 · 가정폭력 · 아동학대 · 범죄 등 사회문제 발생에 악영향을 준다. 식습관은 과식, 과체중, 고지질혈증, 당뇨병, 심장병과 관련된다. 지방섭취를 줄이고, 매일 채소와 과일을 먹고, 가당 · 염장 · 훈제식품 소비를 최소화하는 일은 좋은 식습관이다. 수면부족은 체온과 근육힘을 저하시키고, 혈액의 화학적 변화를 가져오며 각성능력과 집중력을 저하시킨다. 수면은 7~8시간이 건강에 긍정적이고 6시간 이하, 9시간 이상의 수면은 건강에 부정적이다.

운동은 규칙적으로 활발히 하면 심장 및 호흡기계가 튼튼해지고, 혈관질환 예방이 가능하며, 근육의 힘 · 지구력 · 유연성이 좋아져 사고와 장애가 예방된다. 또한 열량 소모로 체중이 조절되고, 불안 감소 · 우울 완화 · 외모에 대한 자신감 등 정신건강 수준이 높아지며 대장암 · 뇌졸중 · 고혈압 · 당뇨병 · 골다공증의 예방관리에 도움이 된다. 비만은 심장질환, 폐질환, 탄수화물 대사장애의 위험을 가중시키고, 고혈압 · 당뇨병 · 관절염을 악화시키며, 수술과 임신 시 위험해진다. 건강검진은 질병의 조기발견과 조기치료를 유도하여 사망 수준 감소에 기여한다.

② 가족 건강

개인은 자신의 가족에게서 가장 많은 영향을 받는다. 정서적으로 지지받고 사회화되며, 건강관리 방식, 적응기술 등을 터득한다. 가족만의 독특한 가치체계, 역할구조, 권력구조, 의사소통 유형이 있어 장기간 영향을 미치게 된다.

건강한 가족의 특징은 첫째, 상호작용을 촉진하는 과정이 있다. 둘째, 개인의 발전을 촉진한다. 셋째, 역할관계가 잘 조직화되어 있다. 넷째, 능동적으로 문제에 대처해 간다. 다섯째, 건강한 환경을 제공한다. 여섯째, 지역사회와 규칙적인 연계를 맺고 있다.

③ 지역사회 건강

지역사회의 건강 수준이 높으면 개인의 성장 및 발달을 촉진하고, 질병이 예방되며, 건강관리가 적절하여 건강한 삶을 영위하고자 하는 목적에 도달할 수 있다. 지역사회 주민, 학교의 학생, 산업장 근로자의 건강을 들 수 있다.

보건소는 지역 주민의 건강 수준향상을 위해 노력하는 중심체이다. 보건교육과 홍보, 성인병 고위험 집단의 예방관리, 구강건강관리, 모자보건사업, 영양관리와 운동지도사업, 학교나 산업장의 건강증진사업 지원, 건강생활 실천협의회 활동 등을 통하여 지역사회 건강을 성취한다.

학교는 성장발달 단계에 있는 학생들의 건강습관 형성을 돕는 중요한 현장이다. 포괄적으로 자기관리 능력 및 건강정보를 갖고 의사결정을 할 수 있는 능력을 향상시키며, 긍정적인 건강태도를 강화하고, 건강증진 행위를 지원하는 사회적, 환경적 분위기를 조성한다. 학교는 건강수준이 높아지면 학생뿐만 아니라 교직원과 그 가족 · 학교가 포함된 지역사회 주민까지 파급효과가 나타난다. 또한 보건교육부터 영양과 급식 등 서비스, 체육운동과 레크리에이션, 상담과 사회적 지지, 환경에 이르는 내용이 운영되고, 정부에서도 보건교육매체 제공, 건강실천운동 지원, 불소양치사업 및 치아 홈 메우기 등의 사업을 지원하고 있다.

근로자의 질병과 재해 등은 생산성 감소의 원인이 되고, 근로자의 건강은 사회가 경제적으로 성장하는 원동력이다. 근로자의 건강 수준을 높이는 일은 건강 검진과 직업병 관리, 작업환경 관리, 보건교육과 상담 등으로 진행되어 왔다. 사업장 근로자가 일반 주민과 다른 환경적 특징이 있다면 규칙적으로 프로그램에 참여할 수 있고, 규범과 동료 간 접촉을 통해 사업장을 건강지지적인 일터로 만들 수 있다는 데 있다.

심폐기능이 증가하고 스트레스를 관리하여 즐거움이 배가되면 결근율이 줄고, 보건의료비가 절감되므로 생산성이 높아지고 기업 이미지가 개선되는 등 이익을 얻기 때문에 한마디로 근로자 건강 수준의 확보는 중요하다. 정부에서도 전문인력을 양성하고 건강증진전략을 보급하며, 건강증진활동의 정착을 유도하고, 건강 상담 강화 및 각종 인센티브를 제공하고 있다.

2) 건강결정요인

1974년 캐나다 라론드(Lalonde) 보고서에서는 건강, 질병, 사망을 결정하는 요인으로 유전적 생물학적 요인(20%), 물리적 환경(19%), 생활양식(51%), 보건의료서비스(10%) 네 가지를 제시하였으며, 그중에서도 높은 비율을 차지하는 건강결정요인은 생활양식으로 올바른 생활양식의 중요성을 강조하였다. 라론드 보고서는 환경과 개인의 생활행태가 건강을 결정하는 중요한 요인이라는 점을 알리고 여론을 환기시켰다는 점에서 기여한 바가 크다고 하겠다.

Dahlgren과 Whitehead(1991)는 건강은 환경과 주변상황에 의해 영향을 받게 되는데 가족관계, 교육수준, 주거지역, 유전, 소득, 직업관련, 생활양식 등 다양한 요인들이 모두 건강에 중요한 영향을 미친다. 건강에 영향을 미치는 각 요인들은 개선될 수 있고, 서로 연관되어 건강에 영향을 미친다고 하였으며 주요 요인은 다음과 같다.

- 나이, 성별, 유전적 요인
- 개인의 행태와 생활양식
- 사회 및 지역사회 네트워크
- 주거 및 근로조건, 교육, 실업, 보건의료서비스 접근성
- 사회경제적, 문화적, 환경적 조건

WHO에서 과학적 연구결과를 분석하여 근거중심의 건강결정요인을 제시하였는데, 이는 교통, 식품과 농업, 주택, 쓰레기, 에너지, 산업, 도시화, 식수, 방사선, 영양 등이 건강에 영향을 미치는 요인임을 보고하였다. 제시된 다양한 건강결정요인의 영향을 살펴보면 다음과 같다.

(1) 유 전

유전은 수명과 특정 질병에 걸릴 확률, 건강수준을 결정하는 데 일정부분 영향을 미친다. 질병의 가족력을 가진 집안에서 태어난 사람은 유전적 질환에 걸릴 위험성이 높아지지만 자신이 위험요인을 줄이고 긍정적인 건강행위를 실천함으로써 그 위험을 극복할 수도 있다. 유전적 소인은 환경이나 건강관련 행위와는 달리 개인의 노력에 의해 변화되기 어려우므로, 상대적으로 변화가 쉬운 환경 개선과 건강증진 행위를 통하여 개인의 건강과 삶의 질을 향상시킬 수 있다.

(2) 건강행위

개인의 건강관련 행위는 일상생활의 부분을 형성하는 통상적인 실천행위로서, 규칙적인

건강실천은 질병발생에 연관성이 매우 큰 것으로 보고되었다. 담배는 심장질환, 뇌졸중, 암, 만성 호흡기질환에 영향을 주며, 음주는 알코올 중독, 간경변, 위염, 뇌졸중, 암 등의 질환을 유발하며 사망률의 증가와도 관련이 있다. 균형 잡힌 식습관, 신체활동, 흡연, 음주, 스트레스 대처능력 등을 포함하는 개인의 건강행위와 대응능력이 모두 건강에 영향을 미치는 요인에 해당한다.

(3) 환 경

환경 요인은 매우 중요한 건강결정요인으로 대기오염 정도, 경제수준, 음용수의 오염정도, 의료시설 접근성 등 다양한 요인들이 이에 해당한다. 이 중에서도 사회적, 경제적 환경과 물리적 환경이 건강에 미치는 영향은 개인이 통제할 수 없는 부분이므로 개인의 건강이 좋거나 안 좋은 것에 대하여 대상자를 비난하거나 대상자에게 책임을 전가하기는 어렵다. 물리적 환경으로는 안전한 식수, 깨끗한 공기, 건강한 직장환경과 주거환경, 안전한 지역사회와 도로 등이 모두 건강에 기여하는 요소이다.

(4) 소득과 사회계층

소득과 사회계층이 높을수록 더 나은 건강수준을 유지하는데 이는 소득의 계층 간 격차가 클수록 건강수준의 격차도 더 커진다고 한다. 소득이 낮은 경우 부적절한 주거환경 및 식량부족과 사회적 불평등에 대응하는 방법으로 선택한 흡연, 음주 등으로 인하여 건강을 해칠 수 있으며, 빈곤은 건강한 생활양식의 선택 기회를 박탈할 수도 있기 때문이다.

(5) 교육수준과 직업

교육수준이 낮은 경우에도 건강과 관련이 있다. 교육수준이 낮은 집단이 스트레스를 더 많이 느끼며 자신감이 낮다고 한다. 직업이 있는 사람들이 더 건강하며 자신의 일에 대한 통제력이 더 많을수록 건강이 더 좋다고 한다. 직무에 있어서 과도한 업무와 의사결정의 통제력이 낮은 경우에는 직무 스트레스를 유발하여 심혈관계 질환을 유발하는 요인으로 제기되고 있다. 한편 직업을 갖고 있지 않은 경우에 우울증, 불안, 수면장애, 자살률 증가 등의 정신건강문제가 더 많이 보고되고 있어 직업과 건강과의 관계를 잘 나타내고 있다.

(6) 사회자본

사회적 소외와 박탈은 낮은 수준의 건강과 관련이 있다. 사회자본은 사회적 지지와 네트워크, 시민참여 등이 해당되는데, 선진국 중에서 건강수준이 높은 나라는 부유한 나라가 아닌 인류 평등주의인 나라라고 한다. 인류 평등주의를 지향하는 나라는 사회적 결속력이 강하여 지역사회 응집력을 향상시키며, 건강한 지역사회가 되는 데 기여한다. 개인, 가족,

친구, 지역사회로부터 지지를 많이 받는 것이 건강과 관련 있으며 가족과 지역사회의 문화와 관습, 전통, 신념 등도 개인의 건강에 영향을 미치는 요인이다.

(7) 성별과 연령

성별에 따라 흔하게 걸리는 질환이 다르고 질병에 이환되는 연령도 다르기 때문에 성별도 건강결정요인에 포함된다. 남성은 여성에 비하여 사고율이 높고 알코올 중독자가 많다. 여성의 경우 여성호르몬 등의 변화에 영향을 받아 폐경기 이후 만성퇴행성 질환 발병률이 높다. 연령이 증가할수록 만성퇴행성 질환과 암 발생률이 증가한다.

(8) 교통수단

교통수단은 자동차 사고, 자전거 사고, 보행자 사고를 유발하며, 배기가스로 인한 대기오염, 교통수단에서 발생하는 소음, 이산화탄소 배출로 인한 기후변화, 자동차의 이용으로 인한 신체활동의 감소 등이 모두 사람들의 건강에 직접 또는 간접적으로 영향을 준다.

(9) 식 품

농사에 사용되는 농약은 수질오염을 유발하여 건강을 위협하고, 축산업 · 식품의 보관 및 유통 과정에서 발생하는 식품안전 문제도 건강에 영향을 미친다. 또한 식품과 식수는 화학적, 생물학적 위험 요인의 주요 원인이 되고 있는데, 식품의 섭취를 통한 수은, 납 중독 등과 수인성 전염병, 대장균, 살모넬라 등 식품을 통해 감염되는 질환으로 인하여 건강에 영향을 준다.

(10) 주거환경

쾌적하지 않은 춥고 축축한 주거환경은 질병을 유발하며 호흡기질환, 감염, 스트레스 등을 유발한다. 특히 밀집된 주거환경에서 이러한 증상은 더 악화될 수 있다. 또한 저소득층의 아동일수록 안전한 놀이공간의 부족으로 인해 사고율이 높다. 실내공기 오염은 알레르기 또는 아토피성 질환을 유발하기도 하고 호흡기질환을 유발하기도 한다.

(11) 도시화

도시화로 인한 도시 환경의 오염, 인구밀집으로 인한 전염병 발생, 쓰레기 증가 등은 모두 건강에 부정적인 영향을 미치는 요인에 해당한다. 도시화로 인해 생활환경이 급속도로 오염되고 건강에 미치는 요인을 고려할 때 대기의 질, 수질, 식수, 쓰레기 처리 등과 건강 관련성을 고려해 보아야 한다.

(12) 인종과 민족

인종과 민족성은 문화, 사회교육과 경제상태, 생활양식, 건강관리 서비스 이용, 유전적 · 생물학적 요인 등의 제반 사회적 · 물리적 차이로 인하여 건강에 영향을 미친다. 많은 소수민족들이 사회경제적으로 불리한 위치에서 저임금과 열악한 노동환경, 실직, 낮은 교육과 소득수준, 사회적 편견과 차별로 인한 스트레스 등에 노출되어 건강에 부정적인 영향을 받기도 한다.

3) 건강증진 개념 및 중요성

현대의 건강증진은 보건의료에 대한 새로운 접근법의 필요성과 함께 새롭게 강조되고 있다. 건강증진이란 일반적으로 '건강을 더 나은 상태로 향상시키는 것'으로, 건강을 회복하고 질병을 예방하며 건강을 유지하는 것과 함께 보건의료사업 목적 중 하나이다. 인간은 건강 잠재력을 가지고 있으며, 이러한 건강 잠재력을 충분히 발휘하기 위해서는 질병의 예방과 치료를 위한 적절한 의료 서비스의 이용만으로는 부족하며, 개인 자신의 건강에 대한 올바른 행동과 건강에 좋은 환경 여건의 조성이 절대적으로 요구된다.

건강증진의 개념은 유사한 개념인 건강보호 및 질병예방과 혼동될 수 있다. 건강증진은 보건교육적 · 건강보호적 · 예방의학적 수단 등을 통해 건강 잠재력을 기르고, 불건강의 위험요인을 감소시킴으로써 건강을 유지하고 증진하려는 적극적인 건강향상책이라고 할 수 있다. 건강보호는 사람들이 환경의 위해요인에 대한 접촉 기회와 건강에 해로운 행동을 줄이도록 하며, 건강한 환경 속에서 살 기회를 확대하고 적극적인 건강증진을 위한 생활양식을 갖도록 유도하는 생활환경을 조성하기 위한 것이다. 마지막으로 질병예방은 불건강의 위험요인을 조기에 발견 · 관리하여 질병발생 및 악화를 예방하기 위한 예방의학적 사업활동으로 건강검진, 상담 · 지도 및 예방접종 등의 서비스 활동이다(그림 1-1).

이와 같이 질병예방이나 건강보호는 질병과정을 방지하기 위한 목적으로 소극적인 어떤 행동을 하는 것인 데 비해 건강증진은 사람과 환경의 상호작용에서 삶의 질을 강화시

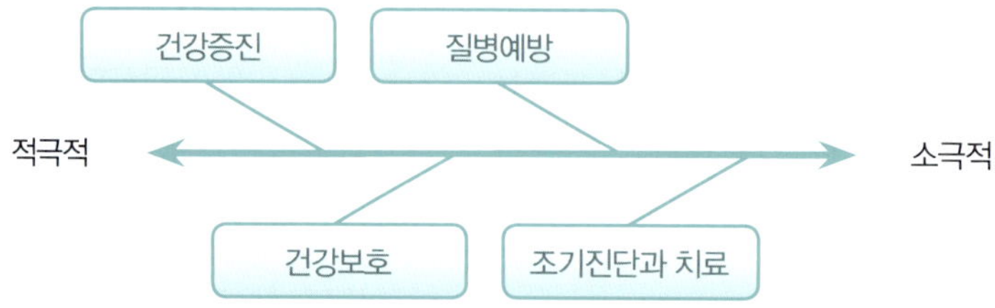

그림 1-1 건강증진, 건강보호, 질병예방의 관계

키기 위한 적극적인 행동자세라고 할 수 있다. 그러나 최근, 넓은 의미의 건강증진에서는 이런 개념 간에 구분을 두지 않고 질병예방 및 건강보호도 건강증진의 개념으로 받아들이기도 한다.

건강증진에 대한 정의와 건강증진국제회의에서 결정된 사항을 정리하면 다음과 같다.

- 미국 공중보건국(1979): 건강증진이란 건강한 사람들이 자신의 안녕감을 유지 · 증진시킬 수 있는 생활습관을 개발할 수 있도록 개인과 지역사회의 방법들을 개발하는 활동이다.
- Green(1984): 건강증진이란 건강에 도움이 되는 개인 생활습관 변화와 환경 개선을 위하여 보건교육, 건강과 관련된 조직적, 경제적 및 환경적 노력의 조화를 의미한다.
- WHO(1985): 개인이나 지역사회로 하여금 건강 결정인자들에 대한 통제를 증가시키게 하여 스스로의 건강관리 능력을 향상시키게 하는 과정이다.

건강증진은 사람들로 하여금 최적 건강상태가 되도록 지지하고 신체적, 정신적, 사회적, 영적, 지적 건강의 균형을 이루게 하는 생활양식을 유지하고 변화시키는 모든 활동을 의미한다. 건강증진의 과정은 개인이 최적의 신체적, 정신적 건강 수준을 유지하도록 그들의 행동을 변화시키고 이를 달성하기 위해 개인의 태도와 인지를 발달시키려는 것이다. 따라서 건강증진프로그램은 사람들이 긍정적으로 변화된 생활양식을 유지하는 데 필요한 정보, 기술, 서비스 등을 제공해 줌으로써 개인과 지역사회의 건강과 안녕상태를 증진시키는 건강관리 방법이라고 할 수 있다.

2. 건강증진 발전과정

1) 국외 건강증진 발전과정

(1) 건강증진국제회의

- 제1차 건강증진 국제회의(오타와 선언, 1986): 건강증진이란 건강 불평등을 줄이고, 모든 사람들의 건강 잠재력을 최대한 발휘할 수 있도록 동등한 기회와 자원을 확보하는 데 목적을 두고 있다. 제1차 회의에서 채택한 건강증진의 기본전략이 핵심전략으로 현재까지 이어져 오고 있다. 핵심전략은 옹호(advocacy), 역량강화(enabling), 소통과 협력(mediate)이다. 이를 위한 활동내용으로는 건강한 공공정책 수립, 지지적 환경 조성, 개인의 건강관리기술 개발, 임상적이고 치료적인 진료 서비스 이상의 건강증진 방향으로 보건의료서비스가 재정립되어야 하고, 지역사회활동을 강화해야 한다는 5

대 건강증진 활동전략을 제시하였다.

- 제2차 건강증진 국제회의(아델라이드, 1988): 건강증진에 관한 1차 회의인 오타와 헌장에서 확인한 5개의 건강증진 전략 중 건강에 이로운 공공정책을 위한 중요한 4가지 우선 분야, 즉 여성 건강의 증진, 식품과 영양, 담배와 알코올, 지지적 환경의 조성을 확인하였다.
- 제3차 건강증진 국제회의(선드볼, 1991): 오타와 헌장에서 확인한 5개의 건강증진 전략 중 건강을 지지하는 환경조성에 대한 회의로 건강과 물리적인 환경 간의 필수적인 관계를 조명하였으며, 6개 분야, 즉 교육, 식품과 영양, 가정과 이웃, 업무, 운송, 사회적 지지와 돌봄에 초점을 맞추었다.
- 제4차 건강증진 국제회의(자카르타선언, 1997): 건강증진의 개념을 전통적인 한계를 극복하고 사회의 서로 다른 분야에서의 협력을 도모하는 것으로 정의하였으며, 명실상부하게 건강증진을 보건사업의 중심부에 위치시켰다. 21세기를 위한 5가지 우선순위, 즉 건강증진을 위한 사회적 책임감 증진, 건강증진사업의 전개를 위한 투자의 증가, 건강을 위한 협력관계의 구축과 강화, 지역사회의 역량 증가와 개인에게 권한 부여 및 능력 증진, 건강증진을 위한 하부구조의 확립 등을 설정하였다.
- 제5차 건강증진 국제회의(멕시코, 2000): 취약한 환경에 거주하는 사람들의 건강과 삶을 향상시키고 계층 간, 지역 간의 건강 불균형의 해소가 주요 논제로 토의되었다. 그 밖에 의료체계와 서비스 재정비가 추가되었고, 다음과 같은 쟁점들이 논의되었다.
  - 건강증진의 적절성에 대한 재정의
  - 건강결정요인에 중점을 두어야 함
  - 건강 불균형 해소
  - 건강증진은 정치적 변화에도 민감해야 함
  - 건강증진에 있어서 여성의 역할
- 제6차 건강증진 국제회의(방콕, 2005): 방콕 회의에서는 자카르타 선언에서 한 걸음 더 나아가 오타와 헌장의 건강증진에 대한 정의에 "건강의 결정요소에 대한 관리"라는 어구를 추가하여 건강의 결정요소와 건강증진의 정의 간에 가지는 관계를 더욱 명백하게 하였다. 방콕 회의에서는 4개의 서약(key commitments)을 제시하였는데, 그 내용은 건강증진을 각국 개발의 중심 의제로 하며, 세계 각국 정부의 핵심적 책임으로 하고, 지역사회를 주요 초점으로 하여 좋은 국가를 경영하는 것을 필수사항으로 하고 있다. 또한 세계화 시대의 건강증진 활동전략(action strategies)을 주창(advocate)하고, 투자(invest)하며, 역량을 함양(build capacity)하고, 법규 및 법률(regulate and

legislate) 등을 마련하고, 파트너십 형성 및 연대를 구축(partner and build alliances)할 것을 제시하고 있다.

- 제7차 건강증진 국제회의(나이로비, 2009): 나이로비 회의에서는 건강증진 수행 역량에 있어서 건강 격차 해소를 통한 건강증진과 개발이 주요 논제로 토의되었다. 구체적인 논제는 첫째, 지역사회 권능부여, 둘째 건강지식 및 건강행동, 셋째 보건 시스템 강화, 넷째 파트너십 및 부문 간 활동, 다섯째 건강증진 역량 구축을 제시하였다.
- 제8차 건강증진 국제회의(헬싱키, 2013): 헬싱키 회의에서는 자산에 기반을 두고 미래를 구축하고 알마아타 선언과 오타와 헌장에 의해 형성된 건강증진의 중요요소를 확인하였다. 주요 의제는 부문별 건강정책으로 정책의 실질적인 수행에 초점을 두었다.
- 제9차 건강증진 국제회의(상하이, 2016): 상하이 회의에서는 건강증진과 지속가능한 발전의 연계성을 강조하였다. 인류의 건강을 향상시키고 건강형평성을 추구하는 데 있어 건강증진의 중요성을 다시 한번 강조하고 지속가능발전목표(Sustainable Development Goals; SDGs)의 성취를 위해 근거중심 건강증진의 실제적인 접근을 유도하고 있다. 상하이 국제회의에서는 참여국들이 공동으로 상하이 선언에 서명하였는데, 상하이 선언은 지역사회와 도시가 건강을 위해 구조화되는 것이 지속가능한 사회건설의 가장 효과적인 지표라는 합의를 이끌어 냈으며, 건강증진을 위한 역량강화와 형평성 제고를 위해 건강정보이해(health literacy)를 강조하였다(박윤형, 2016). 또한 지속가능한 개발과 전 인류의 건강과 안녕을 보장하는 'UN 2030 Agenda'를 지지한다는 것이다.

(2) 지속가능발전목표(SDGs: Sustainable Development Goals)

2015년 제 70차 UN 총회에서는 그동안 진행한 새천년 개발목표(MDGs) 후속사업으로 2016년부터 2030년까지 달성할 지속가능발전목표(SDGs)를 제시하였다. '단 한 사람도 소외되지 않는 것(Leave no one behind)'이라는 슬로건과 함께 인간, 지구, 번영, 평화, 파트너십이라는 5개 영역에서 인류가 나아가야 할 방향성을 17개 목표와 169개 세부목표로 제시하였으며 17개 목표는 그림 1-2와 같다.

특히 목표 3 건강과 웰빙은 '모든 연령층을 위한 건강한 삶 보장과 웰빙 증진'이라는 보건관련 목표로 전 국가적으로 이를 달성하기 위한 노력을 통해 지속가능한 발전을 이루어 가야 할 것이며, 구체적인 세부목표는 아래와 같다.

목표 3. 모든 연령층을 위한 건강한 삶 보장과 웰빙 증진

3.1 2030년까지 전 세계 산모사망률을 100,000명당 70명(0.07%) 이하로 경감

3.2 2030년까지 신생아 및 5세 미만 아동의 예방 가능한 사망을 종식시키고 신생아 사망을 1,000명당 12명, 5세미만 사망을 1,000명당 25명으로 감축

3.3 2030년까지 감염병인 AIDS, 결핵, 말라리아 및 방치된 열대성 질병의 유행을 종식, 간염, 수인성 질병 및 기타 감염성 질병 퇴치.

3.4 2030년까지 비감염성 질병으로 인한 조기 사망을 1/3 감축하고 정신건강 및 웰빙 증진.

3.5 마약류, 알코올을 포함한 약물 오남용의 예방과 치료 강화.

3.6 2020년까지 세계적으로 도로 교통사고로 인한 사망 및 상해를 50% 경감

3.7 2030년까지 가족계획, 정보와 교육, 성과 생식보건을 국가 전략 및 계획에 통합하는 것을 포함하여 성과 생식보건 서비스에 대한 보편적인 접근을 보장

3.8 재정적 위험보호, 양질의 필수 보건서비스에 대한 접근, 양질의 안전하고 효과적이며 저렴한 필수 의약품 및 백신에 대한 접근을 보장함으로써, 모두를 위한 보편적 의료보장 달성.

3.9 2030년까지 유해 화학물질, 대기, 수질, 토양 오염 및 오염으로 인한 사망과 질병 감소

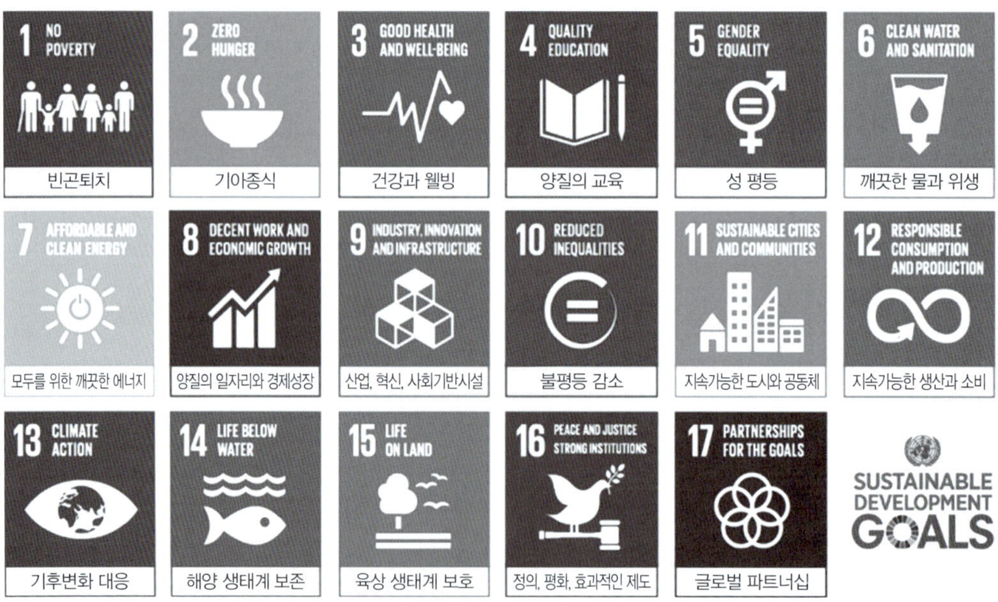
1 NO POVERTY
빈곤퇴치
2 ZERO HUNGER
기아종식
3 GOOD HEALTH AND WELL-BEING
건강과 웰빙
4 QUALITY EDUCATION
양질의 교육
5 GENDER EQUALITY
성 평등
6 CLEAN WATER AND SANITATION
깨끗한 물과 위생
7 AFFORDABLE AND CLEAN ENERGY
모두를 위한 깨끗한 에너지
8 DECENT WORK AND ECONOMIC GROWTH
양질의 일자리와 경제성장
9 INDUSTRY, INNOVATION AND INFRASTRUCTURE
산업, 혁신, 사회기반시설
10 REDUCED INEQUALITIES
불평등 감소
11 SUSTAINABLE CITIES AND COMMUNITIES
지속가능한 도시와 공동체
12 RESPONSIBLE CONSUMPTION AND PRODUCTION
지속가능한 생산과 소비
13 CLIMATE ACTION
기후변화 대응
14 LIFE BELOW WATER
해양 생태계 보존
15 LIFE ON LAND
육상 생태계 보호
16 PEACE AND JUSTICE STRONG INSTITUTIONS
정의, 평화, 효과적인 제도
17 PARTNERSHIPS FOR THE GOALS
글로벌 파트너십
SUSTAINABLE DEVELOPMENT GOALS

그림 1-2 UN의 지속가능 발전목표

※ 출처: https://www.un.org/sustainabledevelopment/sustainable-development-goals/
https://www.un.org/sustainabledevelopment/why-the-sdgs-matter/

2) 우리나라 건강증진 발전과정

1995년 국민건강증진법을 제정하여 국민건강증진사업을 '보건교육, 질병예방, 영양개선 및 건강생활의 실천 등을 통하여 국민의 건강을 증진시키는 사업'으로 정의하고 국민건강증진을 위한 법적, 재정적 기반을 마련하였다.

이에 국민건강증진법(제4조)에 따라 질병 사전예방 및 건강증진을 위한 중장기 정책방향을 제시하는 국민건강증진종합계획을 수립하고 있다. 2002년부터 10년 단위로 계획을 수립하고 5년마다 보완계획을 마련하여 제1차 국민건강증진 종합계획(HP2010)이 2002년도에 수립되었으며, 제2차는 2005년도에, 제3차 국민건강증진 종합계획(HP2020)은 2011년도에, 제4차는 2015년도에 수립되었고 현재는 2021년에 제5차 국민건강증진종합계획(Health Plan 2030, 2021~2030)이 수립되어 추진중이다. 국민건강증진종합계획은 건강정책의 총괄목표를 달성하기 위해 건강증진관련 정책을 체계적으로 연계하는 계획으로 건강정책의 문제점과 미래 여건 변화에 대처하기 위한 국가차원의 비전과 목표를 설정하고 실천전략을 제시하여 정부와 지방자치단체가 일관성 있는 건강정책을 수립할 수 있도록 하는 지침이다.

(1) 제5차 국민건강증진종합계획(Health Plan 2030, 2021~2030)

Health plan 2030(HP2030)은 2021~2030년까지의 종합계획이다. 제4차 국민건강증진종합계획의 성과를 분석한 결과 치료중심의 보건의료 정책의 대안이 필요하며 건강증진분야에 대한 투자 증대 및 건강 규제정책과 거버넌스 구조가 미흡함을 인식하였다. 이에 질병예방 문제를 국가 차원의 주요 아젠더로 인식하고, 예방중심의 보건의료정책에 대한 중요성을 재확인하여 비전과 총괄목표 및 기본원칙을 수립하였다. 제5차 국민건강증진종합계획의 목표는 건강수명의 연장과 건강형평성 제고에 있으며, 국민들의 적극적인 자기건강관리 참여와 기본권으로서 평등하게 건강을 누릴 수 있다는 개념을 적용하였다.

① 기본틀

제5차 국민건강증진종합계획의 비전은 모든 사람이 평생건강을 누리는 사회로 성, 계층, 지역 간 건강형평성을 확보하고 적용대상을 모든 사람으로 확대하였으며 출생부터 노년까지 전 생애주기에 걸친 건강권 보장 및 정부를 포함한 사회전체를 포괄하는 이념을 담고 있다. 총괄목표는 건강수명의 연장과 건강형평성의 제고이다[그림 1-4, 1-5]. 목표 달성을 위한 기본 원칙은 다음과 같다.

- 국가와 지역사회의 모든 정책 수립에 건강을 우선적으로 반영
- 보편적인 건강수준 향상과 건강형평성 제고를 함께 추진

- 모든 생애과정과 생활터에 적용
- 건강친화적인 환경 구축
- 누구나 참여하여 함께 만들고 누릴 기회 보장
- 관련된 모든 부문이 연계하고 협력

구분	Health Plan 2010		Health Plan 2020		Health Plan 2030
	제1차('02~'10)	제2차('06~'10)	제3차('11~'20) 및 제4차('16~'20)		제5차('21~'30)
비전	75세의 건강장수 실현이 가능한 사회	온 국민이 함께하는 건강세상	온 국민이 함께 만들고 누리는 건강세상		모든 사람이 평생 건강을 누리는 사회
총괄목표	건강수명 연장 ('02년 66.0세 → '10년 75.1세 목표)	건강수명 연장 ('05년 67.8세 → '10년 72.0세 목표)	건강수명 연장 ('10년 71.4세 → '20년 75.0세 목표)		건강수명 연장 ('18년 70.4세 → '30년 73.3세 목표)
	–	건강형평성 제고	건강형평성 제고		건강수명 연장, 건강형평성 제고
대표지표	–	12개	16개	19개	64개
세부사업	6개 분야 39개 사업	4개 분야 24개 중점과제 108개 사업	6개 분야 32개 중점과제 140개 사업	6개 분야 27개 중점과제 140개 사업	6개 분야 28개 중점 과제 83개 사업
성과지표	40개	244개	405개	369개	400개

그림 1-3 제5차 국민건강증진종합계획 수립 과정

※ 보건복지부(2021). 제5차 국민건강증진종합계획(Health Plan 2030)

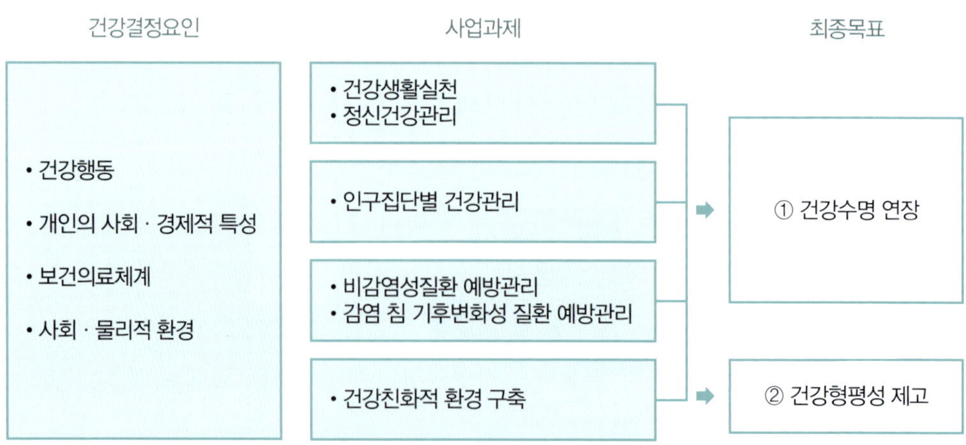

그림 1-4 제5차 국민건강증진종합계획의 분과와 건강결정요인

※ 출처: 보건복지부(2021). 제5차 국민건강증진종합계획(Health Plan 2030)

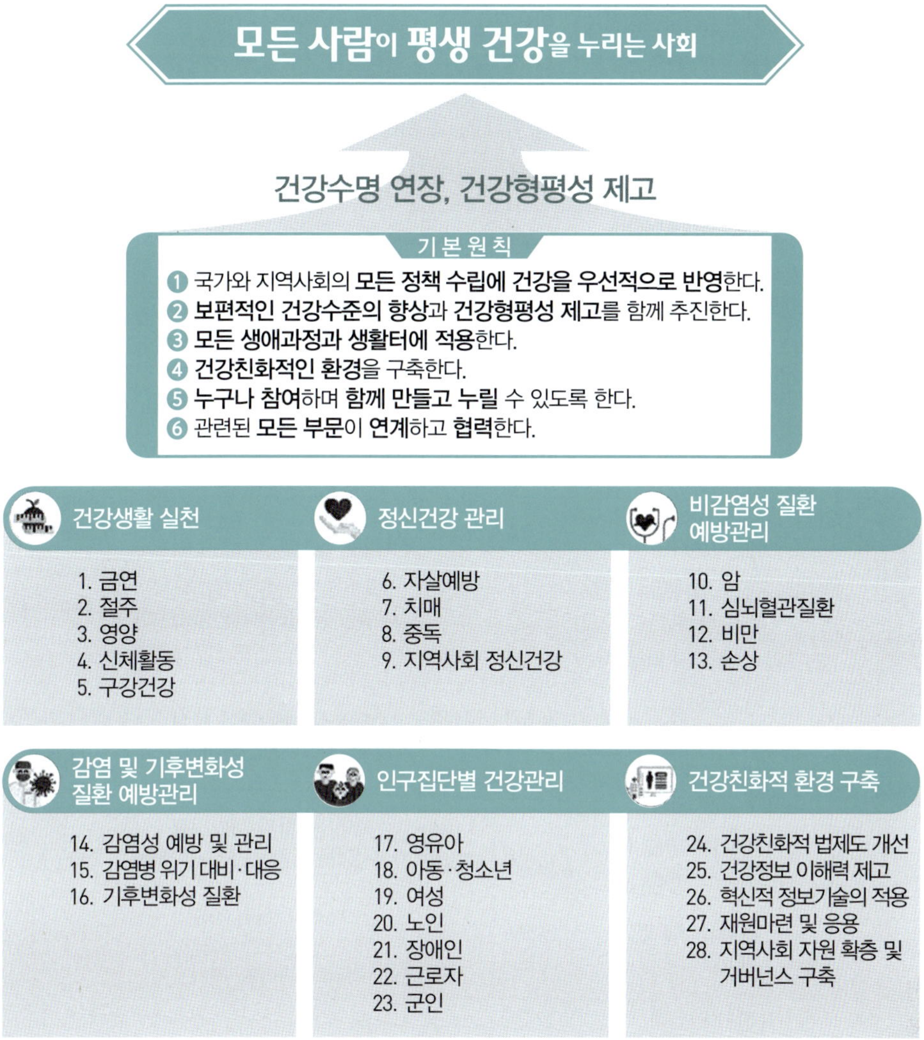

그림 1-5 제5차 국민건강증진종합계획 기본틀

※ 출처: 보건복지부(2021). 제5차 국민건강증진종합계획(Health Plan 2030)

② 대표지표

Health Plan 2030에서는 6개 분과 28개 중점과제별로 400개의 성과지표를 설정하고 이 중 64개의 대표지표를 선정하였다. 최종목표를 달성하기 위해 건강결정요인별로 우선적으로 달성해야 하는 정책 목표를 6개의 분과로 구성하였으며 각 분과 내에서 우선적으로 추진해야 하는 과제를 중점과제로 선정하였다. 성과지표 중 성, 소득, 지역별 분리되어 있거나 그 격차를 모니터링 할 수 있는 형평성 지표를 176개 선정하여 건강형평성 제고를 강조하고 있다.

표 1-2 제5차 국민건강증진종합계획 대표지표

중점과제	대표지표			형평성 지표		
	지표명	'18	'30	지표명	'18	'30
금연	성인 남성 현재흡연율 (연령표준화)	36.7%	25.0%	소득 1-5분위 성인 남성 현재 흡연율 격차(연령표준화)	9.1%p	8.0%p
	성인 여성 현재흡연율 (연령표준화)	7.5%	4.0%	소득 1-5분위 성인 여성 현재 흡연율 격차(연령표준화)	7.5%p	5.0%p
절주	성인 남성 고위험흡연율 (연령표준화)	20.8%	17.8%	소득 1-5분위 성인 남성 고위험음주율 격차(연령표준화)	1.8%p	0.7%p
	성인 여성 고위험흡연율 (연령표준화)	8.4%	7.3%	소득 1-5분위 성인 여성 고위험음주율 격차(연령표준화)	2.3%p	1.2%p
영양	식품안정성 확보 가구분율	96.9%	97.0%	소득 1-5분위 식품안정성 확보 가구분율 격차	11.4%p	7.0%p
신체활동	성인 남성 유산소 신체활동 실천율 (연령표준화)	51.0%	56.5%	소득 1-5분위 성인 남성 유산소 신체활동 실천율 격차(연령표준화)	9.2%p	7.0%p
	성인 여성 유산소 신체활동 실천율 (연령표준화)	44.0%	49.3%	소득 1-5분위 성인 여성 유산소 신체활동 실천율 격차(연령표준화)	5.9%p	3.7%p
구강건강	연구치(12세) 우식 경험률	56.4%	45.0%	-		
자살예방	자살사망률 (인구 10만 명당)	26.6명	17.0명	지역 상-하위 20% 남성 자살사망률 격차(인구 10만 명당)	19.1명	12.2명
	남성 자살사망률 (인구 10만 명당)	38.5명	27.5명			
	여성 자살사망률 (인구 10만 명당)	14.8명	12.8명	지역 상-하위 20% 여성 자살사망률 격차(인구 10만 명당)	8.9명	5.7명
치매	치매안심센터의 치매환자 등록 · 관리율(전국 평균)	51.5% ('19)	82.0%	지역 상-하위 20% 치매안심센터의 치매환자 등록 · 관리율 격차	52.2%p ('19)	35.0%p
중독	알코올 사용장애 정신건강 서비스 이용률	12.2% ('16)	25.0%	-		
지역사회 정신건강	정신건강 서비스이용률	22.2% ('16)	35.0%	-		
암	성인 남성(20-74세) 암 발생률(인구 10만 명당, 연령표준화)	338.0명 ('17)	313.9명	지역 상-하위 20%의 성인 남성 암 발생률 격차 (인구 10만 명당, 연령표준화)	78.3명 ('17)	62.6명
	성인 여성(20-74세) 암 발생률(인구 10만 명당, 연령표준화)	358.5명 ('17)	330.0명	지역 상-하위 20%의 성인 여성 암 발생률 격차 (인구 10만 명당, 연령표준화)	97.3명 ('17)	70.4명
심뇌혈관 질환	성인 남성 고혈압 유병률 (연령표준화)	33.2%	32.2%	소득 1-5분위 성인 남성 고혈압 유병률 격차(연령표준화)	5.4%p	4.4%p
	성인 여성 고혈압 유병률 (연령표준화)	23.1%	22.1%	소득 1-5분위 성인 여성 고혈압 유병률 격차(연령표준화)	8.5%p	7.5%p

표 1-2 **제5차 국민건강증진종합계획 대표지표-계속**

중점과제	대표지표			형평성 지표		
	지표명	'18	'30	지표명	'18	'30
심뇌혈관 질환	성인 남성 당뇨병 유병률(연령표준화)	14.2%	13.2%	소득 1-5분위 성인 남성 당뇨병 유병률 격차(연령표준화)	4.4%p	3.4%p
	성인 여성 당뇨병 유병률(연령표준화)	9.1%	8.1%	소득 1-5분위 성인 여성 당뇨병 유병률 격차(연령표준화)	5.0%p	4.0%p
	급성 심근경색증 환자의 발병 후 3시간 미만 응급실 도착 비율	45.2%	50.4%	급성 심근경색증 환자의 발병 후 3시간 미만 응급실 도착비율의 최고-최저 시도간 격차	23.0%p	17.5%p
비만	성인 남성 비만 유병률(연령표준화)	42.8%	≤42.8%	소득 1-5분위 성인 남성 비만 유병률 격차(연령표준화)	1.1%p	0.0%p
	성인 여성 비만 유병률(연령표준화)	25.5%	≤25.5%	소득 1-5분위 성인 여성 비만 유병률 격차(연령표준화)	15.6%p	4.6%p
손상	손상사망률(인구 10만 명당)	54.7명	38.0명	-		
감염병 예방 및 관리	신고 결핵 신환자율(인구 10만 명당)	51.5명	10.0명	-		
감염병 위기 대비대응	MMR 완전접종률	94.7%('19)	≥95.0%	-		
기후 변화성 질환	기후보건영향평가 평가체계 구축 및 운영	-	구축 완료	-		
영유아	영아사망률(출생아 1천 명당)	2.8명	2.3명	영아사망률 최고-최저 시도간 격차(출생아 1천 명당)	2.4명	1.2명
아동·청소년	고등학교 남학생 현재흡연율	14.1%	13.2%	-		
	고등학교 여학생 현재흡연율	5.1%	4.2%			
여성	모성사망비(출생아 10만 명당)	11.3명	7.0명	-		
노인	노인 남성의 주관적 건강인지율	28.7%	34.7%	소득 1-5분위 노인 남성의 주관적 건강인지율 격차	15.6%p	13.2%p
	노인 여성의 주관적 건강인지율	17.6%	23.6%	소득 1-5분위 노인 여성의 주관적 건강인지율 격차	5.9%p	3.5%p
장애인	성인 장애인 건강검진 수검률	67.9%('17)	69.9%	성인 남성 장애인 건강검진 수검률	66.6%('17)	71.6%
				성인 여성 장애인 건강검진 수검률	62.5%('17)	67.5%
근로자	연간 평균 노동시간	1,993시간	1,750시간	-		
군인	군 장병 흡연율	40.7%('19)	33.0%	-		
건강정보 이해력 제고	성인 남성 적절한 건강정보이해능력 수준	-	70.0%	소득 1-5분위 노인 남성 적절한 건강정보이해능력 수준 격차	-	6.0%p
	성인 여성 적절한 건강정보이해능력 수준	-	70.0%	소득 1-5분위 노인 여성 적절한 건강정보이해능력 수준 격차	-	10.0%p

※ 출처: 보건복지부(2021). 제5차 국민건강증진종합계획(Health Plan 2030)

3. 건강증진과 보건교육

1) 건강증진과 보건교육의 관련성

국민건강증진법 제2조에 의하면, 국민건강증진사업은 보건교육, 질병예방, 영양개선 및 건강생활의 실천 등을 통하여 국민의 건강을 증진시키는 사업이며, 보건교육은 개인 또는 집단으로 하여금 건강에 유익한 행위를 자발적으로 수행하도록 하는 교육으로 정의하고 있다. 이에 근거하면 건강증진은 다양한 수단을 동원하여 주민들이 건강한 생활을 영위할 수 있도록 하는 것이며, 보건교육은 건강증진의 목적을 달성하기 위해 활용되는 하나의 수단이며 중요한 방법임을 알 수 있다.

최근 세계 각국은 건강증진 국제회의를 통해 건강증진이 국가적인 주요 관심사가 되면서 각국 정부들은 개인을 건강 유해요인으로부터 보호하기 위하여 제반 법규들을 제정하는 노력을 하였다. 그러나 개인의 건강 수준과 건강향상을 위해 무엇을 할 것인지는 각 개인이 결정하게 되므로 건강증진을 위한 가장 근본적인 해결방안은 보건교육을 통해서 가능하게 될 것이다.

보건교육은 교육적 활동에 그치는 것이 아니라 조직적 · 정책적 노력과 경제적인 지원, 환경 운동과 각종 지역단위 프로그램을 포함한다. 보건교육은 질병예방과 최상의 건강을 위한 건강증진으로부터 질병의 검진, 치료, 재활과 장기요양까지 연속선상의 모든 행위를 포함한다.

건강증진의 정의는 보건교육보다 더 광범위한데 오타와 헌장의 건강증진 정의에는 건강 관련 정책의 입안, 지지적인 환경의 조성과 함께 치료적 의료의 범위를 넘어서는 의료 서비스의 방향 전환까지도 포함시켰다. 이는 결국 건강증진은 보건교육과 건강 옹호의 결합이라고 할 수 있으므로 보건교육은 건강증진사업에서 없어서는 안 되는 중요한 수단이자 방법이라고 할 수 있다.

Glanz(1997) 등은 건강증진과 보건교육에 필요한 다섯 가지의 요인을 생태학적 측면에서 다음과 같이 서술하였다.

- 개인적 요인: 지식, 태도, 행위, 자아상 등
- 대인관계 요인: 가족, 직장동료, 친구 등의 공식적 · 비공식적인 사회적 지지망
- 공공단체 요인: 규칙과 명령 체계를 가진 사회단체
- 지역사회 요인: 제한된 범위 내에서의 각종 조직, 단체, 비공식적 집단 간의 관계
- 공공정책: 지방정부와 중앙정부의 법률 또는 정책 등

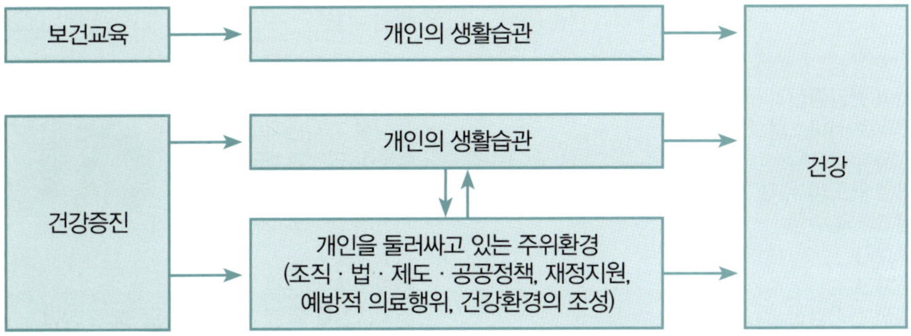

그림 1-6 건강증진과 보건교육과의 관계

그러므로 건강증진과 관련하여 보건교육의 목적은 모든 사람들에게 건강 및 건강증진에 관한 기본지식과 함께 건강증진을 실현할 수 있는 방법을 알려주고, 건강증진에 관한 동기를 부여하며, 건강증진을 위한 행동실천을 유도하여 건강과 관련하여 올바른 도움을 구할 수 있는 능력을 길러 주는 것이라고 할 수 있다.

따라서 건강증진은 모든 범위를 포괄하는 총체적인 의미로 사용될 수 있으며, 보건교육은 건강증진을 위해 빠질 수 없는 도구라고 볼 수 있다(그림 1-6).

4. 건강증진의 접근전략

1) 개인 수준의 접근

건강에 가장 큰 영향을 미치는 것은 개인의 생활양식이므로 개인의 생활양식을 건전하게 변화시킴으로써 건강을 증진하고자 하는 입장이다. 한 개인의 건강을 결정하는 요소들은 여러 가지가 있지만 그중에서 가장 중요한 것은 개인이 수행하는 일상생활에서의 활동이라 할 수 있다.

즉, 개인의 생활양식(식습관, 운동, 음주, 흡연, 약물 사용, 스트레스 관리 등)을 조사하여 건강에 도움이 되는 방향으로 변화시킴으로써 건강위험 요소를 줄이고 증진시키려는 접근방법이다. 이 접근에서는 건강증진을 위한 자기관리 능력을 향상시키고, 인간관계를 증진시키며, 건강에 대한 책임감을 고양시키려는 노력을 한다.

〈건강증진을 위한 활동내용〉

- 개인의 건강증진과 질병예방
- 보건의료 서비스의 조기 이용
- 건강지식의 습득
- 올바른 태도의 유지
- 기본기능의 수행
- 정보찾기
- 운동실천
- 정기적 건강검진
- 승인된 건강식품의 이용
- 부모 역할 준비
- 환경적 위험에서 자신의 보호
- 건강정책 실행
- 건강규칙의 준수
- 신체기능의 자가평가
- 개인의 정신건강증진을 위한 활동
- 정신적 지지관계의 유지
- 풍부한 인간관계망 구축
- 지속적인 추구관리
- 자신의 행동결과에 대한 평가
- 영적간호
- 사회적 지지관계 유지
- 건강증진을 위한 지역사회 활동에의 참여
- 지역사회 개발에의 참여
- 지역사회 조직에의 참여
- 사회 보건교육에의 참여
- 가족계획
- 고용기회의 활용
- 사회적 규범의 준수

2) 집단 수준의 접근

행동에 영향을 미치는 요소는 개인 내적 요소, 대인관계와 1차 집단, 조직적 요인, 지역사회 요인, 공공정책 등이다. 이 중 조직적 요인은 개인이 전 생애의 1/3~1/2을 보내게 되는 조직의 구조나 과정이 개인의 건강과 건강관련 행위에 본질적인 영향을 미친다. 건강증진과 관련하여 조직은 사회적 지지를 제공할 수 있고, 조직의 특성, 조직 간의 경쟁, 체제 및 환경의 변화 등을 통하여 조직의 구성원에게 건강증진 행위를 강화시킬 수 있다.

〈건강증진을 위한 활동내용〉

- 건강관리실의 설치 및 관리의 의무화
- 전 구성원에 대한 설비강화
- 건강검진의 준수
- 집단 보건교육
- 건강교실의 효율적 운영
- 면역 수준의 증강
- 사고예방 조치
- 규정의 준수
- 집단 요구의 분석 및 활용
- 안녕감의 조성
- 단체생활에의 적응
- 대인관계의 향상
- 집단상담 프로그램의 실시
- 집단 사회학습의 격려
- 자조집단의 형성
- 운동시설의 완비
- 활동 프로그램의 다양화
- 단체활동 기회의 다양성
- 노사관계의 원활화

집단은 일반적인 지역사회와 비교했을 때 구성원의 통제가 가능하고, 규칙이 적용되며, 명령, 위계와 책임, 권한이 뚜렷하므로 조직 내 구성원에게 영향을 미치고, 인구집단이 항상 모여 있어 접근하기가 쉽다. 학교와 산업장은 집단 수준 접근의 좋은 예라고 할 수 있다.

(1) 학교 건강증진

학교는 학생들이 대부분의 시간을 보내고 인간관계, 의사소통이 이루어지며, 환경의 영향을 받는 곳이다. 학생들은 성장발달 단계에 있어 생활습관이 형성되는 시기이므로 학교는 건강증진프로그램 실행에 중요한 현장이라고 할 수 있다. 포괄적인 학교 건강증진프로그램은 자기관리 능력과 건강정보를 갖고 의사결정할 수 있는 능력을 향상시키고, 긍정적인 건강태도를 강화하며, 건강증진 행위를 지원하는 사회적 · 환경적 분위기를 조성한다. 또한 성장과 자아실현을 촉진하며 건강과 안녕에 해로운 환경과 문화에 대하여 민감하게 반응하도록 하여 성공적인 대처를 증가시키는 긍정적 생활기술을 학습하게 한다. 세계보건기구는 건강증진 학교를 '삶 · 학습 · 일을 하는 건강한 현장으로서 지속적으로 그 능력을 강화시키는 학교'라고 정의하였다.

(2) 산업장 건강증진

산업현장은 인간과 밀접한 관계를 가지고 있다. 생애 기간 동안 적어도 3분의 1은 산업현장에서 보내기 때문이다. 따라서 어느 누구도 피할 수 없는 각자에게 주어진 산업현장은 개인에게 충분한 영향을 준다고 볼 수 있다. 산업현장에서의 건강증진은 기업의 생산성을 높여주며, 국민의 건강수준을 높이기도 한다. 이에 효율적인 산업장 건강증진프로그램의 개발은 보건관리 전문가의 책임이며 의무이다.

(3) 지역사회 건강증진

지역사회 건강증진센터, 건강증진 간호센터 등을 통해 지역주민의 건강증진을 도모하여 지역사회 전체의 개발에도 동참하게 되었다. 최근 질병양상의 변화, 의학기술의 한계에 따른 보건교육의 상대적 가치의 증가, 보건교육을 통한 질병치료에 드는 엄청난 의료비의 절감 및 지역주민들의 스스로 건강을 지키려는 소비자 운동으로서 보건교육의 강화가 촉진됨에 따라 지역사회에서의 보건교육은 질병예방을 통한 건강증진에 있어 차지하는 비중이 점차 커지고 있다. 결국 개인의 건강은 집단 건강의 기초가 되고, 나아가 건강한 국가를 이룩하는 데 초석이 되므로 개인은 물론 가족, 학교, 산업장, 지역사회 모두가 개인이나 집단의 태도와 행위변화를 위하여 보건교육 및 건강증진에 힘써야 한다.

제 3 절 보건교육 전문인력

1. 보건교육자의 역할

1) 보건교육자의 필요성

지역사회, 학교, 산업장, 각 기관 및 단체 등 여러 현장에서 보건교육 담당인력들에 의해 보건교육이 이루어져 왔으며, 앞으로는 보건교육자의 역할이 더욱 커지고 중요해짐에 따라 전문적으로 훈련된 보건교육자가 다양한 현장에서 보건교육전문가로서의 역할을 담당해 나갈 것이다.

보건교육자가 대상자에게 보건교육을 수행할 때 다음과 같은 기본 책임을 갖는다.

- 대상자의 보건교육의 요구 사항에 대한 의사전달
- 보건교육의 요구 사정 및 분석
- 보건교육 프로그램의 계획
- 보건교육 프로그램의 수행
- 보건교육이 수행되는 현장에서의 보건교육 프로그램 활동 조정
- 보건교육의 자원으로서의 활동

그동안 지역사회, 학교, 산업장, 각 기관 및 단체 등 여러 현장에서 보건교육 담당인력들에 의해 보건교육이 이루어져 왔으며, 앞으로는 보건교육자의 역할이 더욱 커지고 중요해짐에 따라 향후 전문적으로 교육 훈련된 보건교육사는 다양한 현장에서 보건교육전문가로서의 역할을 담당해 나갈 것이다.

2) 보건교육자의 역할

보건교육자의 역할을 잘 수행할 수 있는 좋은 보건교육자의 자질은 첫째, 좋은 대인관계를 유지하는 것이며 둘째, 효과적인 의사소통 기술을 습득하고 셋째, 교육대상자에 대한 편견을 배제하는 것이고 넷째, 교육에 대상자의 참여를 독려하고 평가에도 참여하도록 하는 것이다.

이러한 의미에서 전문가로서의 보건교육자가 보건교육을 할 때 요구되는 역할을 살펴보면 다음과 같다.

(1) 변화촉진자의 역할

학습자의 건강을 위한 변화가 일어날 수 있도록 매개하는 역할을 한다. 보다 건전하고 바람직한 건강행위를 촉진시킬 수 있는 환경으로 변화하도록 돕는다.

(2) 교육적 계약자의 역할

교육자와 학습자 간 신뢰관계를 형성하여 서로 동의하는 수준의 보건교육목표와 보건교육 활동을 설정하여 대상자와 만족스러운 인간관계를 유지한다.

(3) 조직 관리자의 역할

학습자료, 학습장소, 학습내용, 학습상황 등을 잘 조직하는 역할은 교육자로서 매우 중요하다. 이러한 역할을 통해 교육자는 학습의 장애요소를 감소시키고, 학습과정 및 학습동기유발을 촉진시킨다.

(4) 정보 제공자 역할

건강한 사람, 환자, 기능 장애인 사람에게 자신의 건강을 보호 · 증진할 수 있는 방법과 보건의료전달체계에 대한 정보를 제공한다.

(5) 연구자의 역할

보건교육의 목적을 달성하기 위하여 계속 연구하는 역할을 한다.

(6) 평가자의 역할

수행된 보건교육에 의해 변화된 대상자의 건강 수준과 학습효과를 평가하고 개선방안을 모색함으로써 효율적 보건교육이 이루어질 수 있게 한다.

미국의 경우 보건교육자가 되기 위해 보건교육을 전공하는 대학과정이 개설되어 교육에 필요한 과목을 이수하도록 정해 놓고 있다. 영국의 경우도 전문가로서 보건교육자에 대한 국가적 조직체도 만들어져 있어서 보건교육/증진 담당자가 건강관련 기관에 의해 고용되고 있고 국가적 규모의 활동도 이루어지고 있다.

미국 내에서 보건교육 전문가의 역할은 다양하다. 개인, 집단, 조직의 건강행위에 변화를 주기 위해 보건교육 전문가의 행위적 접근을 강조하여 지역사회 조직, 프로그램 기획 및 평가, 의사소통 인력으로 역할을 한다. 예를 들어 자원 조달자, 조정자(코디네이터), 기관 운영자 등의 역할로 전환하고 있다. 또한 선진국에서는 보건교육 전문인력이 보건교육사업을 활성화하고 있으며, 우리나라에서도 보건교육수행능력을 갖춘 전문인력의 활동이 필요로 되면서 보건교육전문가의 역할과 그 중요성이 더욱 강조되고 있다.

2. 보건교사

1) 배치

학교보건법 제15조 (학교에 두는 의료인ㆍ약사 및 보건교사)

① 학교에는 대통령령으로 정하는 바에 따라 학생과 교직원의 건강관리를 지원하는 「의료법」 제2조제1항에 따른 의료인과 「약사법」 제2조제2호에 따른 약사를 둘 수 있다. 〈개정 2012. 1. 26.〉

② 학교(「고등교육법」 제2조 각 호에 따른 학교는 제외한다. 이하 이 조 및 제15조의2에서 같다)에 제9조의2에 따른 보건교육과 학생들의 건강관리를 담당하는 보건교사를 두어야 한다. 다만, 대통령령으로 정하는 일정 규모 이하의 학교에는 순회 보건교사를 둘 수 있다. 〈개정 2021. 6. 8.〉

③ 제2항에 따라 보건교사를 두는 경우 대통령령으로 정하는 일정 규모 이상의 학교에는 2명 이상의 보건교사를 두어야 한다. 〈신설 2021. 6. 8.〉

2) 보건교사의 역할 및 직무

보건교사는 학교보건법 제9조의 2에 의거하여 초 · 중 · 고등학교에 배치되어 보건교육과 학생들의 건강관리를 담당하는 학교보건 상근 인력을 말한다. 보건교사의 직무는 학교보건법 시행령 제23조에 따라 다음과 같이 규정하고 있다.

■ 보건교사의 직무

가. 학교보건계획의 수립

나. 학교 환경위생의 유지ㆍ관리 및 개선에 관한 사항

다. 학생과 교직원에 대한 건강진단의 준비와 실시에 관한 협조

라. 각종 질병의 예방처치 및 보건지도

마. 학생과 교직원의 건강관찰과 학교의사의 건강상담, 건강평가 등의 실시에 관한 협조

바. 신체가 허약한 학생에 대한 보건지도

사. 보건지도를 위한 학생가정 방문

아. 교사의 보건교육 협조와 필요시의 보건교육

자. 보건실의 시설ㆍ설비 및 약품 등의 관리

차. 보건교육자료의 수집ㆍ관리

카. 학생건강기록부의 관리

타. 다음의 의료행위(간호사 면허를 가진 사람만 해당한다)

1) 외상 등 흔히 볼 수 있는 환자의 치료

2) 응급을 요하는 자에 대한 응급처치

3) 부상과 질병의 악화를 방지하기 위한 처치

4) 건강진단결과 발견된 질병자의 요양지도 및 관리

5) 1)부터 4)까지의 의료행위에 따르는 의약품 투여

파. 그 밖에 학교의 보건관리

3) 보건교사의 보건교육 내용

보건교사의 보건교육은 학교보건법 제9조의 2(보건교육 등)에 의해 학교에서 실시되고 있다.

학교에서 체계적인 보건교육 실시가 이루어진 계기는 2007 개정교육과정에 따라 2009년부터 초 · 중등학교에서 보건교육이 실시되면서부터이다. 5,6학년 보건교육을 17차시 이상 한시적으로 운영하였다. 그 이후 고시 내용에는 빠지고 교육부 해당부서 지침에만 1개학년 17차시 이상으로 변경되었다. 초등학교에서는 보건교육을 5,6학년에서 학년별로 재량활동 시간을 활용하여 각각 연간17시간 이상을 실시하고, 중학교에서는 1개 학년에서 재량활동 시간을 활용하여 연간17시간 이상의 보건교육을 실시하였으며, 2010년부터는 교과 재량활동 시간에 선택과목으로 '보건'을 신설하여 운영하고 있다. 고등학교에서는 1학년에서 재량활동 시간을 활용하여 연간17시간 이상의 보건교육을 실시하였으며, 2010년부터는 교양 선택과목으로 '보건'을 신설하여 운영하고 있다. 이러한 체계적인 방식으로 초 · 중 · 고등학교에서는 2009년부터 일상생활과 건강, 질병 예방, 약물 오 · 남용, 성교육, 정신건강, 사회와 건강, 사고예방과 응급처치 7개영역에 대해 체계적으로 보건교육을 실시해 오고 있다. 그 이후 2009 개정, 2015 개정교육과정을 거치면서 5,6학년 보건교육 영역이 건강의 이해와 질병 예방, 생활속의 건강한 선택, 안전과 응급처치, 건강 자원과 사회 문화 4개영역으로 개편되어 운영되고 있다.

보건교육은 건강을 권리와 책임으로 이해하여 건강한 성장과 발달을 지향하고, 참여와 옹호, 소통과 배려를 바탕으로 건강에 유익한 선택을 하며, 건강증진을 위한 사회 · 문화적 환경을 조성하는등의 건강 핵심 역량을 함양하는데 중점을 둔다.

3. 보건교육사

1) 보건교육사 제도

(1) 보건교육사 제도 개요

우리나라의 보건교육사 제도는 개인 또는 집단이 건강한 행동을 자발적으로 할 수 있도록 교육하고 환경을 조성하도록 돕는 전문직업인이다. 현재 우리나라는 국민건강증진법 제12조의 2에서 건강증진사업을 주도적으로 이끌어 갈 보건교육전문가로 보건교육사를 명시하고 있다.

2008년 12월 국민건강증진법 전면개정에 의하여 보건복지부장관이 국민건강증진 및 보건교육에 관한 전문지식을 가진 자에게 1~3급의 보건교육사 자격을 부여할 수 있도록 하였으며, 국민건강증진법 시행령 제 17조 보건교육내용을 중심으로 보건교육을 실시할 수 있다.

(2) 보건교육사의 자격기준

보건교육사 등급은 보건교육사 1급, 보건교육사 2급, 보건교육사 3급으로 구분하며 등급별 자격기준 및 국가시험 응시자격은 다음과 같다(표 1-3, 1-4).

표 1-3 보건교육사 등급별 자격기준

등급	자격기준
보건교육사 1급	• 보건교육사 1급 시험에 합격한 자
보건교육사 2급	• 보건교육사 2급 시험에 합격한 자 • 보건교육사 3급 자격을 취득한 자로서 보건복지부장관이 정하여 고시하는 보건교육 업무에 3년 이상 종사한 자
보건교육사 3급	• 보건교육사 3급 시험에 합격한 자

표 1-4 국가시험 응시자격

등급	응시자격
보건교육사 1급	• 보건교육사 2급 자격을 취득한 자로서 시험일 현재 보건복지부장관이 정하여 고시하는 보건교육 업무에 3년 이상 종사한 자 • 고등교육법에 따른 대학원 또는 이와 동등 이상의 교육과정에서 보건복지부령으로 정하는 보건교육 관련 교과목을 이수하고 석사 또는 박사학위를 취득한 자로서 시험일 현재 보건복지부장관이 정하여 고시하는 보건교육 업무에 2년 이상 종사한 자
보건교육사 2급	• 고등교육법 제2조에 따른 학교 또는 이와 동등 이상의 교육과정에서 보건복지부령으로 정하는 보건교육 관련 교과목을 이수하고 전문학사 학위 이상을 취득한 자
보건교육사 3급	• 시험일 현재 보건복지부장관이 정하여 고시하는 보건교육 업무에 3년 이상 종사한 자 • 2009년 1월1일 이전에 보건복지부장관이 정하여 고시하는 민간단체의 보건교육사 양성과정을 이수한 자 • 고등교육법 제2조에 따른 학교 또는 이와 동등 이상의 교육과정에서 보건복지부령으로 정하는 보건교육 관련 교과목 중 필수과목 5과목 이상, 선택과목 2과목 이상을 이수하고 전문학사 학위 이상을 취득한 자

(3) 보건교육사 국가시험

우리나라에서는 제1회 보건교육사 자격시험이 2010년 3월에 시행되었다.

보건교육사 자격 취득을 위한 국가시험의 관련 교과목과 시험과목은 다음과 같다(표 1-5, 1-6).

표 1-5 보건교육사 관련 교과목

등급	과목명	최소 이수과목 및 학점
필수 과목	보건교육학, 보건학, 보건 프로그램 개발 및 평가, 보건교육방법론, 보건교육실습, 조사방법론, 보건사업관리, 보건의사소통, 보건의료법규	총 9과목 및 총 22학점 이수
선택 과목	해부생리, 보건통계, 보건정보, 인간발달론, 사회심리학, 보건윤리, 환경보건, 역학, 질병관리, 안전교육, 생식보건, 재활보건, 식품위생, 정신보건, 보건영양, 건강과 운동, 구강보건, 아동보건, 노인보건, 학교보건, 산업보건, 지역사회보건	총 4과목 및 총 10학점 이수

표 1-6 보건교육사 국가시험 과목

구분	시험과목
보건교육사 1급	보건 프로그램 개발 및 평가, 보건교육방법론, 보건사업관리
보건교육사 2급	보건교육학, 보건학, 보건 프로그램 개발 및 평가, 보건교육방법론, 조사방법론, 보건사업관리, 보건의사소통, 보건의료법규
보건교육사 3급	보건교육학, 보건학, 보건 프로그램 개발 및 평가, 보건의료법규

2) 보건교육사의 역할

보건교육사는 보건교육 전문가로서 대상자들이 건강한 생활을 실천하고 유지해 나갈 수 있도록 서비스를 제공하며, 그들의 건강상태와 환경을 증진시키도록 보건교육 프로그램을 기획 · 지도하며, 평가할 수 있는 능력이 요구된다. 따라서 보건교육사는 보건교육 정책개발 및 프로그램의 기획, 상담 훈련, 연구, 평가 등 교육전문가로서 습득해야 할 다양한 능력을 갖추어야 한다. 개인 또는 집단이 건강상 바람직한 행동을 자발적으로 할 수 있도록 교육하고, 이를 잘 실천할 수 있도록 환경을 조성하고 돕는 역할을 해야 한다.

보건교육사의 주요 역할을 살펴보면 다음과 같다.

- 대상자의 요구도를 진단한다.
- 보건교육 및 건강증진프로그램을 기획 · 개발 · 수행 · 평가 · 관리한다.
- 대상자와 의사소통한다.
- 건강증진 환경을 조성한다.
- 건강정보를 생성하고 확산한다.
- 보건교육 관련 연구를 수행한다.

• 보건교육의 전문성을 개발하는 역할을 한다.

제 4 절 보건교육의 현장

1. 학교

1) 학교 보건교육의 중요성

학교는 교육대상자들이 교육하기 적합한 장소에 모여있고, 학생들은 배우고 학습하기에 용이한 시기이므로 보건교육을 하기에 가장 적합한 장소이다. 또한 학교 구성원인 학생 및 교직원은 총 인구 중 양적 구성비가 클 뿐 아니라 학생으로부터 가정으로 파급효과도 크며, 집단교육을 통하여 보건교육에 대한 참여율이 비교적 높다. 특히 학생들은 발달 단계상 학령기나 청소년기에 있으므로 보건교육을 통해 습득한 건강 지식과 태도는 쉽게 습관화되고, 올바른 생활양식으로 형성될 뿐만 아니라 일생동안 지속되는 경향이 있으므로 교육의 효율성이 크다고 할 수 있다. 궁극적으로 학교 보건교육은 학생 개인이나 학교 전체 구성원의 건강과 관련된 지식, 태도와 행위에 바람직한 영향을 주도록 학습경험을 제공하여 학생들이 건강에 대한 지식을 습득하고 긍정적 태도를 형성하며 건강 행위를 실천할 수 있도록 하는 것이다.

2) 보건과목 교육과정의 변천

보건교육의 시작은 1945~1954년 초등학교에서 '보건과'로, 중학교에서 '체육 · 보건과'로 개칭하고 필수교과로 채택하면서 부터이다. 교육법에 '초등학교는 국민 생활에 필요한 초등 보통 교육을 하는 것을 목적으로 한다'고 명시하였다.

그 이후 제1차 교육과정에서의 보건교육은(1954~1962) 초등학교 보건 교과에는 위생생활, 신체 기능, 바른 자세, 음식과 건강, 전염병 중심의 질병 예방 등을 포함하였다.

제2차 교육과정에서의 보건교육(1963~1974)은 초등학교 보건교과가 폐지됨에따라(1963년) 보건교육의 일부내용이 체육교과로 편입되었다. 초등학교 보건교육 내용은 체육과 사회, 자연, 실과 등의 교과에서 나누어 다루었고, 1967년에는 학교보건법을 제정하였으며, 여기에 학교 보건의 목적, 범위, 인력을 제시하였다.

제3차 교육과정에서의 보건교육(1974~1981)은 체육 교과 내에 일부 눈, 귀, 치아 관련 질병과 예방, 정신 건강, 공중 보건, 안전과 응급 처치, 일반 전염병 등의 내용이 포함되었고, 1980년부터 학교 보건 관리 지침에 안전 교육에 대한 시간, 방법 등이 구체적으로 제시되었다.

제4차 교육과정에서의 보건교육(1981~1987)에서는 초 · 중 · 고등학교 교육과정에 운동 중심의 건강을 강조, 초등학교에서는 체육과에서 보건교육 내용을 다루어 제3차 교육과정과 비슷하였다.

제5차 교육과정에서의 보건교육(1987~1992)에서는 초 · 중 · 고등학교 교육과정 운영 지침에 성교육과 안전 교육을 교육 활동 전반을 통해 계획하고 실천할 것을 명시하였다. 초등학교 6학년 체육 교과에는 성교육 단원이 신설되었다.

제6차 교육과정에서의 보건교육(1992~1999)에서는 국가 수준의 교육과정에서 요구하는 과제들(보건 안전교육, 성교육, 환경 교육)을 관련 교과와 특별 활동 영역에 반영하였다. 체육교과에 약물 오 · 남용 예방과 성교육을 강화하였고, 체육교사가 아닌 보건교사가 참여하여 지도하게 하였다.

제7차 교육과정에서의 보건교육(2000~2009)에서는 학교 교육과정에 재량활동이 신설되었다. 재량활동 시간은 학교에 자율성을 보장하여 성교육, 안전교육, 보건교육 등을 할 수 있게 하였다. 체육과 교육과정 내에 보건 영역을 포함하여, 보건과 안전, 건강 관리 등의 내용이 포함되었다. 또 학교보건법에서는 보건교육 내용을 구체적으로 명시하였다. 2000년대 이후 전문적 보건교육에 대한 사회적 요구와 노력으로 교육과학기술부는 2008년 8월 11일자로 보건교사의 보건교과안을 고시하였다. 그 이후 학교 현장에서 보건교과서로 재량활동 시간에 7대 영역의 보건교육을 실시함으로서 보건교사의 보건교과가 정규과목으로 편성되었다는 데 큰 의의가 있으나, 동시에 선택과목으로 편성함으로써 선택하지 않을 수 있는 학생들의 보건교육 기회를 보장하지 못했다는 아쉬운 점도 있다.

2007 개정 교육과정에서는 초 · 중 · 고 학생에게 체계적인 보건교육을 실시하도록 하였다. 초등학교 5,6학년에서 재량활동 시간을 활용하여 연간 각각 17차시 이상의 보건교육을 실시하도록 하였다. 중학교에서는 재량활동 선택 과목으로 보건교육을 실시하고, 고등학교에서는 선택과목(교양과목군)으로 배정하여 체계적인 보건교육을 제공하도록 하였다.

2009 개정 교육과정에서는 초등학교 보건교육은 관련 교과(군)과 창의적 체험 활동 시간을 활용하여 실시하고, 중학교와 고등학교에서는 창의적 체험활동 시간과 선택 과목 시간을 활용하게 하였다.

2015 개정 교육과정에서 보건교육은 국가 · 사회적 요구의 반영으로 7대 안전 교육 표준안, 성교육 표준안 등을 참고하여 보건 과목 특성과 연계할 수 있는 내용을 반영하였다.

보건 교육과정에 제시된 내용 영역을 학습자가 다양한 경험을 통합하여 건강역량을 강화할 수 있도록 지식, 기능, 맥락 등을 재구조화하였다. 건강의 이해와 질병 예방, 생활속의 건강한 선택, 안전과 응급처치, 건강 자원과 사회 문화 영역으로 변경하여 명료하게 제시하였다. 또한 교육과정 총론에서 제시하고 있는 역량을 바탕으로 보건과 특성을 고려하여 건강 관리 능력, 건강 · 안전 위험 인식, 건강 정보 · 자원활용 능력, 건강 의사소통 능력, 건강 의사결정 능력, 건강 사회 · 문화공동체 의식 등 6개 핵심역량을 제시하였다.

3) 학교의 보건교육 발전전략

성장기 학생들의 바람직한 건강행위 및 생활습관 형성을 위해서는 체계적이고 일관된 정기적인 보건교육이 필요하다. 특히 학교 현장에서 보건교육을 실시하기 위한 법적 근거가 선행되어야 되고, 학년별로 체계적인 보건교육 시간 확보, 보건교육 관련 도서 확보, 보건교사의 보건교육 실시 시 보건교사 부재에 대한 보건실 운영 지침, 과대학급 보건교사 2인 배치 기준 등 법적 · 제도적 근거에 기반한 수행이 있어야 할것이다.

학교 현장에서 보건교육 전문가로서 보건교사는 학교 현장에 맞는 보건교육 프로그램 개발 및 운영, 교직원의 건강문제 상담 및 교육, 학생들의 보건교육, 질병예방, 건강관리, 건강증진을 향상시키는 최적의 건강 전문가이다. 그러므로 보건교육 전문가를 보유하고 있는 학교는 현장의 보건교사들이 보건수업을 적극적으로 할 수 있도록 보건업무 표준화를 마련하여 제공하고, 보건교육을 학교 현장에서 극대화 할 수 있는 교육 환경을 마련하여, 학교 학생들이 건강하게 성장하여 국민건강을 증진 시킬 수 있는 장소가 되어야 될 것이다. 또한 학교는 학생들의 건강증진프로그램을 개발하고 건강증진 행위를 실천할 수 있는 환경을 구축하여, 학생들이 스스로 건강에 대한 올바른 의사결정을 할 수 있는 능력을 향상시킴으로써 학령기, 청소년기를 통해 건강증진 행위를 확립하도록 해야 할 것이다.

2. 의료기관

1) 의료기관의 보건교육 현황

보건의료기관은 의료법에 명시된 의료기관과 지역보건법에 명시된 보건소, 보건지소와 농어촌 등 보건의료를 위한 특별조치법에 의한 보건진료소 그리고 약사법에 의한 약국 등이 포함되며, 국민들에게 보건의료 서비스를 제공하는 장소라고 정의할 수 있다. 이들 보건의료기관은 국민들의 알권리를 존중하고 보건의료 서비스의 주요한 직무 중의 하나인 보건교육을 수행하는 기관들이다.

그중에서도 의료기관은 환자의 전반적인 치료와 함께 통합된 보건교육이 제공되어야 할 대표적인 보건교육 현장이며, 의료기관의 특성상 조직, 시설, 전문인력 등 교육적 자원이 비교적 충분히 갖추어져 있어서 기관의 정책 방향에 따라 질적으로 우수한 보건교육 프로그램이 개발되고 수행될 수 있는 현장이다.

의료기관의 교육 전문가인 간호사는 병원에 내원한 환자들에게 건강문제, 치료방법, 자가간호에 대한 정보제공 등 다양한 보건교육을 제공하고 있다. 간호사를 비롯한 의료 서비스 제공자들의 보건교육에 대한 신념과 능력에 따라 성과가 달라질 수 있기 때문에 이들의 역할 인식이 중요한 관건이며, 일관성있고 통합된 보건교육을 수행할 수 있도록 보건교육 능력이 요구된다. 하지만 의료기관에서는 현실적으로 시간과 교육 여건 등 교육 제공자로서 많은 제한점을 가지고 있는 실정이다.

2) 의료기관의 보건교육 발전전략

그럼에도 불구하고 의료기관에서는 환자와 보호자를 대상으로 각종 질환에 대한 소개 및 진단과 치료방법, 약물관리, 영양관리, 응급처치 등 다양한 교육 주제를 환자 개별 보건교육, 오프라인 건강강좌, 온라인 건강강좌 및 건강상담으로 실시하고 있다. 이러한 업무를 보건교육 전문가가 수행한다면 교육대상자의 자가건강관리능력을 향상시킴으로써 삶의 질을 개선하고, 환자의 재원기간을 줄이거나 조기퇴원을 가능하게 하여 경제적 부담을 줄이고 치료 면에서도 상당히 긍정적인 효과를 가져올 수 있을 것이다.

환자와 가족의 교육목적은 질병회복, 기능회복 및 건강행위를 증가시키고 환자가 적절한 의사결정에 참여할 수 있도록 함으로써 환자의 건강 수준을 향상시키기 위함이다. 그러기 위해서는 환자와 가족의 지속적인 건강관리 요구를 파악하고, 필요한 구체적인 지식이나 기술을 제공해야 할 것이다. 또한 환자의 지속적인 관리가 이루어질 수 있도록 퇴원교육도 이루어져야 한다.

의료기관에서 실시되는 환자교육의 형태로는 개인 대상의 보건교육과 집단교육이 있으며, 대상자의 적극적인 참여를 유도하는 자조집단 형태가 있다. 환자 개개인의 요구에 초점을 맞춘 개별교육과 동일한 진단이나 유사한 건강문제를 가지고 있는 대상자를 함께 교육하는 집단교육이 있다. 자조집단교육은 보건의료인이 제공하는 교육 이상의 것을 얻을 수 있다는 것이 큰 장점이다. 소그룹으로 교육을 실시할 경우에 환자들은 많은 시간을 교육받을 수 있다. 전체적으로 볼 때 교육 시간이 절약되어 더 많은 내용을 깊이 있게 다룰 수 있어서 교육이 체계적으로 이루어질 수 있으며, 환자들이 적극적으로 교육과정에 참여하게 되어 긍정적 상호작용이 이루어질 수 있다.

3. 산업장

1) 산업장의 보건교육 현황

급격한 산업의 발달과 다양한 직종 개발로 산업장 노동 인구가 증가하고, 산업의 고도화로 노동력의 확보와 인력관리를 통한 생산성과 품질향상이 중요시 되고 있다. 최근 산업장에서는 근로자의 전인적이고 포괄적인 관리를 위해 보건교육의 중요성이 대두되고 있으며, 근로자의 건강증진을 위한 다양한 프로그램들이 운영되고 있다. 1953년 근로기준법에는 보건관리자를 의사로 규정하고, 1962년 근로보건관리규칙에서 보건관리요원의 자격에 의료업자를 규정함으로써 산업간호사 배치가 시작되었다. 1981년 노동청이 노동부로 승격되고, 산업안전보건법이 제정되어 1982년부터 시행되면서 산업보건교육이 활성화되었다. 1990년 산업안전보건법의 전면개정으로 보건관리자를 간호사, 의사, 산업위생사로 규정하고 있어서 간호사는 합법적으로 보건관리자로서의 역할을 수행하게 되었다.

2) 산업장의 보건교육 발전전략

산업장 보건관리자는 근로자에게 건강정보 및 건강프로그램 운영, 의사소통, 건강증진 프로그램 기획 및 수행에 관한 역할을 수행한다. 즉, 근로자를 대상으로 건강증진 프로그램을 수행함으로써 건강에 대한 동기유발을 촉진하고, 건강검진을 통하여 근로자 개개인에게 필요한 맞춤형 건강관리 능력을 함양시키는 보건교육 전문가라고 할 수 있다.

산업장 보건교육내용으로는 근로자의 건강검진, 직업병의 조기발견, 직업병의 예방과 관리, 안전사고 예방, 작업환경관리, 약물 오 · 남용 예방, 금연, 절주, 운동, 영양, 스트레스 관리 등이 포함되어야 한다. 따라서 산업장 보건관리자는 일차보건의료의 제공자로서 독자적인 교육 제공자의 역할을 수행하며, 근로자들이 건강증진프로그램에 적극적으로 참여할 수 있도록 산업장 특성에 맞는 맞춤형 보건교육 프로그램을 개발하고 실시해 나가도록 해야 한다.

4. 지역사회

1) 지역사회의 보건교육 현황

지역사회 보건교육은 평생교육의 의미가 있는 교육활동으로 질병예방을 통한 건강증진 측면이 점차 강조되고 있다. 국민건강증진법에서는 국가 및 지방자치단체는 모든 국민이 올바른 보건의료 이용과 건강한 생활습관을 실천할 수 있도록 개인 또는 집단의 특성, 건강상태, 건강의식 수준 등에 따라 적절한 보건교육을 실시하도혹 하고 있다.

보건소는 지역 주민의 건강 향상을 위한 중추적인 공공 보건의료기관으로서 지역적 특성에 맞는 체계적인 보건교육계획을 수립하고 추진하는 역할을 수행하고 있다. 지역보건법에 의하면 국민건강증진 및 보건교육사업을 보건소의 업무로 규정하여 보건소를 중심으로 지역사회 보건교육을 실시하고 있다. 지역 주민이나 특정 보건사업 대상자에게 금연 · 절주 · 운동 · 영양 · 비만관리 등 건강생활 실천을 위한 교육, 모자보건 · 구강보건 · 생식보건 · 정신보건 등 질병예방, 건강관리 · 감염병 예방 및 관리 · 만성퇴행성 질환 · 심뇌혈관징환 등 질병관리를 위한 다양한 보건교육이 이루어지고 있다.

또한 2008년 7월부터는 노인 장기요양보험의 전면 실시로 노인 요양시설을 중심으로 한 보건교육 요구도가 날로 증가하고 있는 실정이다. 요양시설의 기능에 따라 대상자의 건강문제는 대체적으로 장기적인 건강관리가 요구되는 특징을 가지고 있으므로 일상생활 수행능력과 자가간호 능력의 향상이 주요 교육목표가 되며, 건강문제에 따라 대상자별 맞춤형 건강증진프로그램이 실시될 수 있다.

2) 지역사회의 보건교육 발전전략

노인 요양시설의 경우 노화에 따른 인지능력의 저하와 신체적 기능장애가 동반되므로 이들에 대한 교육방법과 교육수준은 보다 세심하게 계획되어야 할 것이다. 또한 노인 대상자들은 건강행위의 이행이 잘 이루어지지 않고 건강습관의 변화가 쉽지 않기 때문에 인내심을 가지고 지속적이고 체계적으로 교육을 제공하여야 한다. 단순하고 이해하기 쉬운 교육방법과 반복 교육이 필요하며, 가족을 비롯한 보호자 교육이 함께 이루어져야 한다. 노인 대상자의 특성에 맞는 운동, 영양, 생활습관의 변화를 위한 보건교육 프로그램을 개발하고, 보건교육 전문가에 의한 전문적이고 체계적인 교육이 이루어지는 것이 바람직하다고 할 수 있다.

지역사회 보건교육의 목적은 대상자 스스로가 자신의 건강에 대하여 더 많은 관심과 책임을 갖고, 행동변화에 적극적이고 능동적으로 참여하게 하여 지역주민들 스스로 자가 건강관리 능력을 증대시켜주는 데 있다. 따라서 지역사회 보건교육 전문가는 대상자들이 건강한 생활습관을 실천하도록 동기를 유발하고, 잘못된 생활습관을 교정하도록 지지해 줄 수 있는 다양한 역할이 요구되며, 사회적 · 시대적 요구에 따라 지역사회 보건교육 전문가에 대한 역할이 어느 때보다 더욱 중요시되고 있다.

>> 참고문헌

- 공은숙 외(2016). 보건교육학, 정담미디어.
- 국가교육과정정보센터 (2022). 우리나라 교육과정. Available at http://ncic.re.kr/mobile.index2.do
- 남은우(2008), 보건교육과 건강증진의 국제적인 동향: 우선순위 사업에 대한 검토, 보건교육건강증진학회지, 25, 105-115.
- 박윤형 (2016). 제9차 건강증진 국제회의와 상하이 선언. 보건행정학회지, 26(4), 243-245.
- 보건복지부(2011), 제3차 국민건강증진종합계획, http://www.mw.go.kr/front/al/
- 보건복지부(2015), 2015 지역사회 통합건강증진 사업안내, http://www.mohw.go.kr/
- 보건복지부(2015), 제4차 국민건강증진종합계획, http://www.mw.go.kr/front/al/
- 보건복지부, 한국건강증진개발원 (2022). 제 5차 국민건강증진종합계획(Health plan 2030, 2021~2030), 서울.
- 안양희 외(2017), 보건교육학, 현문사.
- 이경희 외(2017), 보건교육학, 수문사.
- 이상영 외(2009), 국민건강증진종합계획2020 총괄전략수립연구, 한국보건사회연구원.
- 이영란 외(2017), 보건교육학, 수문사.
- 정영호 외(2006), 우리나라 국민의 건강결정요인분석, 한국보건사회연구원.
- 최은진 외(2006), 건강증진: 계획과 전략, 계축문화사.
- Durch, J. S., Bailey, L. A., & Stoto, M. A.(1997), Improving health in the community: a role for performance monitoring, National Academy Press.
- Glanz, K., Rimer, B.K., & Viswanath, K.(2008), Health Behavior and Health Education, CA: Jossey-Bass Publishers.
- McLeroy K. R.(1988), An ecological perspective on health promotion programs, Health Education, 15(4), 351.
- Nieger, B. L, Thackeray, R., & Fagen, M. C.(2011), Basic priority rating model 2.0: current applications for priority setting in health promotion practice. Health Promotion Practice, 12(2), 166-171.
- Stanhope M., Lancaster J.(2015), Public Health Nursing: Population-centerd Health Care in the Community 9thedi., Elsvier.
- WHO(1986), http://www.who.int/health promotion/conferences/previous/ottawa/en/index4.html
- WHO(1998), Health promotion glossary, Geneva: WHO.
- WHO(2008), Closing the gap in a generation: Health equity through action on the social determinants of health, Available at http://www.who.int/social_determinants/
- WHO(2013), 8th global conference on health promotion, Available at http://www.who.int/health promotion/conference/8gchp/en/.

CHAPTER

02 교수학습이론

학습목표

1. 보건교육에서 학습이론의 필요성을 설명한다.
2. 행동주의 학습이론을 설명한다.
3. 인지주의 학습이론을 설명한다.
4. 인본주의 학습이론을 설명한다.
5. 구성주의 학습이론을 설명한다.

보건교육은 학습경험을 통하여 지역사회 건강과 관련된 지식, 태도, 실천에 영향을 주고, 나아가 개인 · 가족 · 지역사회의 건강을 증진시키며 삶의 질을 향상시키는 활동이고 수단이며, 과정이다. 따라서 보건교육을 통해 개인 및 지역사회가 스스로의 책임의식을 고취시키고, 건강 및 건강행위에 대한 결정을 하도록 하며, 건강행위를 습득하게 하고 바람직한 건강 결과를 가져올 수 있도록 해야 한다. 이러한 보건교육을 효과적으로 개발하고 지도하기 위해서는 학습원리에 바탕을 둔 교수학습이론과 보건교육 관련 이론들에 대한 이해가 선행되어야 한다. 또한 대상자의 다양한 건강상황과 건강상태가 고려되어야 하며, 교육자와 대상자의 건강철학의 입장을 정확히 파악하여 실무상황에 적용시켜야 한다.

학습(learning)이란 새로운 것을 알게 되거나 더 나은 행위를 하도록 '배우는 것'이다. 우리는 학습을 통해 새로운 것을 알게 되고 더욱 능숙해지게 된다. 이러한 학습은 경험이나 연습의 결과로 일어나는 비교적 영속적인 행위의 변화 또는 행위 잠재력의 변화라고 정의된다. 학습이론은 학습과정을 설명하는 법칙이나 이론적 체계를 말하는데, 인간이 어떻게 학습을 하는가, 즉 인간이 어떤 과정을 통해 행동변화를 일으키고 주어진 환경 내에서 어떻게 적응해 가는가를 설명한다. 학습이론은 실제로 보건교육을 실시할 때 많은 영향을 준다. 학습이론에 따라 학습을 어떻게 규정하고, 보건교육의 내용을 어떻게 선정하고 구성할 것이며 어떠한 수업방법을 활용할 것인가가 달라지기 때문이다. 따라서 보건교육자는 대상자에게 보건교육을 수행하기 위해 기본적으로 학습이론을 이해하고 이들을 조화시켜 장점을 살리고 단점을 보완할 수 있어야 한다.

현재 학습이론은 학습의 정의를 인간의 어떤 측면을 중심으로 설명하는가에 따라 몇 가지 관점으로 분류할 수 있다. 즉, 학습과정을 인간행동의 객관적인 변화를 중심으로 보는 행동주의적 정의, 인간의 내재적인 의식의 변화를 중심으로 보는 인지주의적 정의, 인간의 내적 잠재력을 개발하고 성장하는 과정으로 설명하는 인본주의적 정의, 학습자 스스로 지식을 구성한다고 보는 구성주의적 정의가 있다.

행동주의적 관점에서 보는 학습은 경험을 통해 일어나는 관찰가능한 지속적 행동의 변화로 보고 있다. 반면 인지주의적 관점에서 볼 때 학습은 내적 과정이며, 관찰이 필수적이지 않고 정보는 개인의 인지구조(지적)에서 통합된다고 본다. 인본주의적 관점에서 학습은 자아지시적 과정으로 인지뿐 아니라 태도, 감정, 관심 등의 정서적 영역의 변화를 강조하고 있다. 마지막으로 구성주의적 관점에서는 학습을 개인의 사회적 경험을 통해 구성되는 인지과정의 결과로 본다.

교육자가 일방적으로 전달하는 방식에서 벗어나 적극적인 자세로 교육의 여러 가지 목적을 충족시키기 위해서는 다양한 종류의 학습이론들을 참고해야 한다. 이 장에서는 여러 학습이론들 중에서 행동주의 학습이론, 인지주의 학습이론, 인본주의 학습이론, 구성주의 학습이론의 기본 개념과 그 의미를 개괄적으로 파악하고자 한다.

제 1 절 행동주의 학습이론

행동주의적 관점에서 학습은 어떤 대상이나 사건과 같은 특정한 자극에 대해 새로운 반응을 형성하는 것으로, 조건화(conditioning)의 결과로 이루어지므로 자극(stimulus)과 반응(response)으로 설명하고 있다. 행동주의 학습이론에서는 특정한 반응은 특정한 자극에 의해서 이루어진다고 보고 있다. 파블로프(Pavlov; 1849~1936)의 고전적 조건화로부터 시작하여 다양한 자극-반응 연합이론들이 개발되었다. 행동주의적 학습이론들의 특징은 사고과정이나 망각, 개인의 요구 등을 고려하고 있지 않는다는 특징이 있다. 행동주의자들은 관찰을 통해 얻은 개인의 경험에 가치를 두며 환경에 중점을 두고 있다.

행동주의 관점에서 보는 학습은 조건에 의해 좌우되며 세세한 환경조직을 통해 변화될 수 있다는 것을 전제로 한다. 즉, 학습을 자극과 반응의 새로운 연합관계로 설명하고 있기 때문에 이를 자극-반응 연합설이라고 한다. 그러나 행동주의 이론은 동물실험을 통해 확실하고 분명하게 학습의 효과를 검증해 낼 수 있었지만, 인간의 학습과정의 경우 내면적인 변화를 확실하게 설명하는 데 한계가 있다. 그러므로 행동주의 학습이론에서는 인간의 행동변화를 위해 자극조건을 바꾸거나 상황을 변화시키는 데 초점을 두고 있다.

행동주의 학습이론을 통한 보건교육의 접근방법은 주위 환경이 학습자의 학습 및 행동과 밀접하게 관련되어 있다는 데 의미를 두므로 환경론적이며 결정론적이다. 즉 특정한 학습내용을 보건교육 학습자에게 부과하면 거기에는 명확하고 예측할 수 있는 결과가 반드시 있을 것이라고 가정하고 있다.

행동주의적 접근에서 제안된 학습의 원리는 주로 통제된 동물실험을 통해 밝혀진 것들로써 대표적인 이론으로는 파블로프(Pavlov)의 '고전적 조건화 이론(S-R 이론)', 손다이크(Thorndike)의 '시행착오설', 스키너(Skinner)의 '조작적 조건화 이론(S-O-R 이론)' 등이 있다.

1. 고전적 조건화 이론

이 이론은 파블로프에 의해 처음 자극-반응 연합설로 이론화되었고, 왓슨(Watson)에 의해 행동주의적 학습이론의 기초가 되었다.

파블로프는 생리학자로 개를 대상으로 음식물을 소화시키는 소화액 분비를 객관적으로 측정하는 실험을 하였다. 이 연구를 통해 개는 벨(조건자극)을 울릴 때 고기(무조건 자극)를 주면 침이 분비되며, 나중에는 고기를 주지 않아도 벨만 울리면 침(무조건 반응)을 흘리고 더욱이 실험자의 모습만 보여도 침을 흘리는 반응을 발견하였다. 이러한 조건형성 과정을 고전적 조건형성이라 한다. 이는 반응을 일으키는 무조건자극과 조건자극을 반복하여 제시함으로써 조건자극에 대한 반응이 무조건자극에 대한 반응과 같은 반응을 얻게 되는 새로운 행동의 연합적 형성과정을 말한다. 파블로프의 실험에서 학습은 학습자가 자극과 반응을 연결하여 발생한다는 것을 증명하였다. 고전적 조건화를 실험한 또 다른 예로 왓슨(Watson)의 어린 앨버트(Albert) 실험이 있다. 실험 전 아이는 흰 쥐에 공포를 느끼지 않았지만 아이가 흰 쥐(조건자극)에게 다가가거나 만질 때마다 갑작스런 큰 소리(무조건 자극)를 들려주었고, 결국 앨버트는 흰 쥐를 무서워(무조건 반응)하게 되었다. 이 실험 또한 고전적 조건화로 동물을 대상으로 실시한 조건형성이 인간에게도 적용될 수 있음을 보여주었다.

이러한 고전적 조건형성은 환경을 어떻게 통제, 조절, 조작하느냐에 따라 학습이 바람직한 방향으로 일어나게 할 수 있다는 것을 의미하여, 교수-학습 상황에서는 교수가 의도한 학습이 가능하다는 것을 제시하였다. 그러나 고전적 조건형성은 자극과 연결된 본능적인 반사적 행동만 다루었다는 한계가 있다.

2. 시행착오설

1) 주요 개념

이 이론은 파블로프의 실험에서의 자극에 대한 반사적 행동반응이 아닌 자발적이고 자기주도적 행동반응에 관심을 두고 시행착오를 통해 학습이 이루어짐을 설명하였다.

손다이크는 안쪽에 빗장 문이 설치되어 있는 나무로 만든 상자 안에 굶주린 고양이를 넣고 상자 바깥에 먹이를 두어 문제상자에서 고양이가 탈출하는데 걸린 시간을 측정하여 '시행착오 학습(trial and error learning)'이라는 개념을 제시하였다. 시행착오 학습은 여러 가지 반응을 임의적으로 해 보다가 그 중 어느 하나가 문제를 해결하게 되면 그 반응이 여러 시행에 걸쳐 점진적으로 습득된다는 것이다. 고양이는 빗장 문을 여는 올바른 반응(정반응)을 하여 문을 열고 밖으로 나갈 수 있게 되었고, 이 과정을 반복하게 함에 따라 고양이는 점점 더 빠른 시간 안에 빗장 문을 열 수 있었다. 탈출에 선행하는 반응과 반복되는 탈출을 연합시킴으로써 오반응을 줄이고 정반응에 접근해 간 것이다.

2) 교육실제의 적용

손다이크는 시행착오설을 근거로 학습과정에서 성공적인 결과를 가져오기 위한 학습법칙으로 효과의 법칙, 연습의 법칙, 준비성의 법칙을 제시하였다. 이러한 법칙이 실제 학습지도 측면에서 어떻게 적용될 수 있는지를 살펴보고자 한다.

(1) 효과의 법칙(law of effectiveness)

손다이크의 법칙 중에서 가장 중요한 법칙이다. 행동의 결과에 대해 만족한 보상을 받을 때 비로소 학습이 성립된다는 것이며, 반대로 불만족스러울 때에는 학습이 약화된다. 벌이나 질책은 불쾌감을 유발시켜 기대되는 바람직한 행동 발생을 감소시킨다. 따라서 학습의 효과를 높이기 위한 보상으로는 행동의 결과에 상응하는 가치가 있는 것을 준다(그림 2-1).

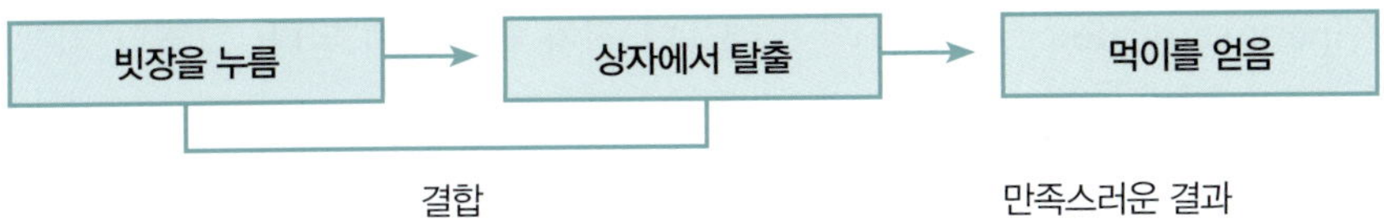

그림 2-1 효과의 법칙

※ 출처: 이주열(2021). 보건교육학

(2) 연습의 법칙(law of exercise)

자극과 반응의 결합은 반복되는 연습을 통해 견고해진다는 원리로서 빈도의 법칙(law of frequency)이라고도 한다. 연습 횟수가 적으면 학습의 효과가 약하지만, 연습 횟수가 많을수록 학습의 효과는 강화된다. 그러나 보상이 수반되지 않은 단순한 반복은 피로, 분노 등의 부정적인 정서를 유발시킬 수 있으므로 맹목적인 반복은 의미가 없다. 따라서 적절한 보상으로 충분한 연습이 이루어지도록 한다.

(3) 준비의 법칙(law of readiness)

학습자는 심신이 학습하기에 적합한 조건으로 준비되어 있어야 만족을 느끼나 적절한 준비가 안된 경우에는 학습효과가 약해진다. 효과적인 학습이 이루어지기 위해서는 사전에 적절한 성숙과 발달과정 및 경험이 선행되어야 한다. 따라서 현재 능력이 수행해야 할 과업에 미치지 못하는 수준이면 훈련을 시키지 말고, 능력이 일정 수준에 도달될 때까지 준비하면서 기다려 준다.

3. 조작적 조건화 이론(강화이론)

1) 주요 개념

미국의 심리학자인 스키너가 고전적 조건형성 이론과는 달리 인간을 스스로의 의지를 가진 자발적인 존재로 전제하고 손다이크의 효과의 법칙을 발전시켜 체계화한 이론이다. 스키너의 이론을 조작적 또는 도구적 조건형성(operant or instrumental conditioning)이라고 한다.

그는 스키너 상자(Skinner box)라고 알려진 실험상자를 고안하여 학습과 행위에 관한 연구를 하였다. 흰쥐를 사용한 실험에서 배고픈 쥐가 지렛대를 누를 때마다 전깃불이 켜지면서 먹이가 나오도록 장치하였다. 먹이를 먹게 되는 이러한 조건에서 흰쥐가 지렛대를 누르는 횟수가 점차 증가하게 된다. 지렛대를 누름으로써 먹이를 먹게 되면 먹이가 긍정적 강화인자(positive reinforcement)가 되어 행동이 점차 늘어나게 된다. 그러나 지렛대를 누를 때 먹이는 나오지 않고 혐오스런 효과를 일으키는 전기 쇼크와 같은 부정적 강화인자(negative reinforcement)가 나오면 지렛대 누르기는 극적으로 감소하였다.

스키너는 이러한 행동은 쥐가 환경에 스스로 작용하여 어떤 결과를 만들어낸다고 하여 조작(operant)이라고 하고, 이러한 절차로 학습되는 과정을 '조작적 조건화'라고 하였다. 조작적 조건형성의 특징은 강화자극이 반응과 동시에 일어나거나 반응에 앞서는 것이 아니라 반응에 뒤따라 일어난다는 것이다. 조작적 조건형성을 일으키는 데는 강화가 결정적인 역할을 한다. 즉, 보상을 주면 반응은 강화되는 것이다.

2) 교육실제의 적용

스키너의 학습장면에 대한 기본적인 견해 중 몇 가지를 학습지도와 관련지어 보고자 한다.

(1) 강화와 벌(reinforcement and punishment)

강화개념은 스키너 학습이론의 가장 중요한 개념이다. 강화는 긍정적 강화(보상)와 부정적 강화(벌)가 있으며, 부정적 강화의 비효과성을 특히 강조하였다. 흔히 우리는 학습자의 바람직하지 못한 행동을 없애기 위하여 벌을 주는데, 벌이란 일시적으로 행위를 억제할 뿐 효과가 없다. 따라서 강화효과에 대한 기본 개념을 보건교육에 적용하여 학습을 조성하기 위해서는 바람직하지 못한 행위에 벌을 주지 말고 바람직한 행위에 대해서는 즉각적으로 상을 주어 강화해 주는 것이 효과적이다. 교육자는 학습자가 보건교육을 통해 얻는 실제적인 이득을 제시한다.

(2) 부분적 강화(partial reinforcement)

스키너에 의하면, 학습자의 반응이 일어날 때 적절히 강화해줌으로써 학습이 이루어진다고 보기 때문에 강화계획을 상당히 중요하게 다룬다. 매 반응마다 100% 강화를 주는 연속강화보다는 적당한 비율로 간헐적으로 강화해 주는 부분적 강화가 실제로 효과가 크다. 학습의 초기 단계에서는 바람직한 반응이 일어날 때마다 연속강화를 사용하는 것이 중요하지만, 일단 학습이 이루어진 다음에는 가끔씩 부분적 강화를 사용하는 것이 적합하다고 보는 견해이다. 따라서 보건교육 시 교육자는 단계별 수준을 정하거나 세부적인 학습효과를 제시하면서 시간 간격을 두고 격려하거나 이득을 제시하여 학습의 효과를 증대시킨다.

(3) 이차적 강화(secondary reinforcement)

일차적 강화는 생리적 요구를 충족시켜주는 것으로 배고플 때 음식물의 제공이나 갈증을 해결해주는 물 등이 있다. 이차적 강화는 칭찬, 공감, 명예 등이 해당되며 보건교육에서는 일차적 강화물보다 이차적 강화물이 더 효과적일 경우가 많다. 이차적 강화는 교육자가 관심을 갖거나 공감반응을 보내며 미소를 짓고 칭찬하는 교육자의 행위가 효과적인 강화작용을 하는 것이다. 따라서 학습자가 능동적으로 학습활동에 참여할 수 있도록 학습단계에 따라 교육자가 공감반응을 해주며 진심으로 지지하는 태도를 보임으로써 적절한 이차적 강화를 사용한다.

4. 행동주의 학습원리

① 반복되는 연습은 학습을 증진시킨다.
② 행동 직후 즉각적인 피드백이 효과적이다.
③ 새로움, 신기함은 주의집중에 영향을 준다.
④ 과제는 단계적(하위→상위)으로 성취할 수 있도록 하며, 적절한 분량과 간격으로 제시한다.

5. 행동주의 학습이론과 보건교육

보건교육에서 행동주의 학습이론의 적용은 반복연습과 강화를 함으로써 학습효과를 최대화하기 위한 이론적 배경을 제공한다. 행동주의 학습이론을 보건교육에 응용하는 원리는 다음과 같다.

① 행동목표 제시

수업 초기에 학습을 통해서 수행해야 할 내용을 미리 제시하는 것이 바람직한 학습을 유도하는데 중요하다. 행동주의 원리에 따르면, 교육결과는 학습자의 최종 산출물을 근거로 판단하기 때문에 교육목표는 학습자가 성취해야 하는 결과로 진술되어야 한다. 즉 교육목표는 교육이 끝났을 때에 학습자가 성취해야 하는 결과를 관찰 가능하고 평가 가능한 행동목표로 진술해야 한다.

② 외재적 동기의 강화

학습자로 하여금 바람직한 행동을 유발하기 위해서는 행동결과로 주어지는 외적인 강화가 중요하다. 칭찬, 미소 등 보상의 긍정적인 결과가 주어져야 하며 부정적인 통제보다는 긍정적인 강화를 사용하는 것이 더 효과적이다. 또한 학습의 초기에는 연속적인 강화를, 후기에는 간헐적인 강화를 활용하는 것이 효과적이다.

③ 수업 내용 구성

보건교육 내용은 쉬운 것에서부터 어려운 것으로 점진적으로 제시하여야 하고, 복잡하고 어려운 문제를 단순한 것으로 세분화해서 제시해야 한다. 내용을 작은 단위로 나누고 계열화함으로써 잘못된 반응의 가능성을 최소화하고 성공의 기회를 높여 바람직한 행동목표를 달성하도록 유도한다.

제 2 절 인지주의 학습이론

인지주의는 관심의 초점이 외부적인 행동이 아니라 학습자 내부에서 일어나는 인지과정, 즉 학습자들이 어떻게 정보를 받아들이고, 해석하고, 생각하고, 문제를 해결하는지에 관심이 있다. 즉 인지주의에서는 인간을 자극-반응에 의해 학습하고 행동하는 수동적 존재가 아니라, 외부의 자극을 재조직하고 의미를 구성함으로써 새로운 학습을 성취하는 능동적이고 적극적인 존재로 간주한다.

인지주의 학습이론에 기여한 중요한 개념은 지각(Cognitivisim), 통찰력(insight), 의미(meaning)이다. 인간에게 자극(stimulus)이 들어오면 유기체(organism) 내부에서 사고를 통해 지각(Cognitivisim)하고 통찰력(insight)과 의미부여(meaning)를 통해서 반응(response)하는 것을 행위라고 표현하는 자극-유기체-반응(S-O-R)모형으로 설명하고 유기체인 인간의 내적 특징을 강조한다.

인지주의 주요 초점은 수천 년 동안 연구되어 온 주제인 기억력이며, 정보처리 과정을 통해 학습을 설명한다. 이는 학습자의 인지구조에 기초하여 학습이 운영되어야 함을 강조하며 학습자가 새 정보를 기존 지식에 의미 있게 연결할 수 있도록 학습 내용이 조직화되어야 한다고 주장한다.

고전적 인지주의 이론으로는 쾰러(Köhler)의 '통찰이론(insight theory)', 레빈(Lewin)의 '장이론(field theory)', 피아제(Piajet)의 '인지발달이론(Cognitive development theory)'등이 있으며 대표적인 교육학자의 이론으로는 브루너(Bruner)의 '발견학습', 가네(Gagne)의 '처방적 교수이론'등이 있다.

1. 쾰러(Köhler)의 통찰이론

쾰러의 통찰이론은 형태주의 심리학에 근거한다. 형태주의 심리학자들은 인간의 지각에 관한 연구를 통해 학습자는 학습상황에서 부분을 보는 것이 아니라 각 부분의 상호관계의 맥락에서 전체를 지각한다고 보고 있다. 이에 대한 연구가 인지이론의 시초가 된다. 지각의 조직 및 연결에 나타나는 경향성 등은 인간의 모든 형태에 적용되는데, 문제 상황 속에서 개인이 이해하고 경험하는 장(field) 속에서 부분과 부분 간의 관계에 작용되는 것이 통찰(insight)이며, 학습은 통찰에 의해 이루어진다고 보았다.

쾰러는 아프리카의 유인원 연구소의 원장이 되어 그곳에서 원숭이를 대상으로 동물실험을 하고, 이 결과를 1917년 발표하게 되는데 이것이 유인원의 지각실험이다. 그는 굶주린 원숭이를 우리에 집어넣었다. 그 우리 속에는 높은 천장에 바나나가 매달려 있고 두 개의 상자와 막대기가 있었다. 원숭이는 우리 안에서 웅크리고 앉아 바나나와 나무상자, 막대기 등을 한참 동안 우두커니 바라보고 있었다. 원숭이는 갑자기 상자를 쌓아 올려 막대기를 들고 올라가 바나나를 탁 쳐서 떨어트렸다. 이는 문제를 해결하는 과정으로 전체 장면에 대한 통찰이 생겼기 때문에 가능했고, 이 순간 원숭이는 시행착오가 아닌 '아하' 경험(aha! experience)을 통해 인지구조의 변화가 이루어진 것이며, 이것이 학습이라고 보았다.

통찰이란 문제 장면의 전체적 구조를 파악하는 것이다. 통찰학습의 특징은 문제를 해결하는 데 필수적인 것은 문제 상황을 어떻게 지각하여 통찰하는가에 달려 있고 이러한 문제의 해결은 즉시적이며 완전한 것이다. 또한 통찰에 의한 문제해결은 시행착오와 달리 반복이 가능하고 상당 기간 유지되며 새로운 사태에 적용이 가능하다는 것이다(그림 2-1).

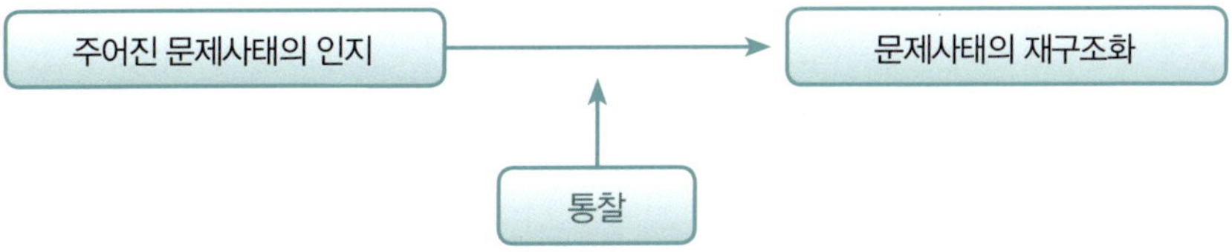

그림 2-2 **통찰학습의 과정**

※ 출처: 박영임 외(2006). 건강증진과 보건교육.

2. 레빈(Lewin)의 장이론

레빈은 인간의 행동은 그 당시 경험하는 모든 심리적 사실에 영향을 받으며, 이러한 모든 심리적 사실이 한 개인의 전체적 상황으로서 생활공간(life space)을 이룬다고 본다. 따라서 행동의 원인은 계속 역동적으로 변화하게 된다. 이러한 현상을 레빈은 심리학적 장이론(field theory)이라 불렀다.

레빈은 학습을 생활공간에 대한 인지구조의 변화과정이라고 정의하였다. 생활공간이란 장(field)을 의미하며, 장은 유기체의 행위를 결정하는 복합적인 모든 상황이다. 즉, 장 또는 생활공간이란 유기체를 둘러싸고 있는 환경뿐만 아니라 사람도 장의 일부가 된다. 장은 환경과 사람 간의 동시적 상호작용에 의해 결정된다. 따라서 객관적으로 동일한 환경에 처해 있더라도 심리적 장은 개인의 욕구에 따라 전혀 다를 수 있다.

인지(cognition)는 통찰, 이해와 같은 의미로서 장을 이해하고 있는 상태 또는 사태를 지각하는 방식을 의미한다. 생활공간을 인지하는 구조는 언어 · 정서 · 활동 · 사회적 교호관계의 발달에 따라 달라진다. 이처럼 레빈은 장 이론을 도입하여 학습을 개인과 환경과의 역동적 관계로 형성되는 장에서 인지구조가 성립되는 과정, 기존의 인지구조가 재구조화되는 과정으로 설명하고 있다.

3. 정보처리 이론

정보처리이론은 인간의 내적인 정신 과정, 즉 인간이 외부세계로부터 획득한 정보를 어떻게 처리하는가와 학습자가 중요한 정보나 기술을 습득할 수 있도록 돕기 위해 해당 과정을 어떻게 이용할 수 있는가에 초점을 두고 정보를 받아들이는 과정을 학습의 과정으로 설명하고 있다.

정보를 습득하고 저장하고 인출하여 사용하는데 여러 독립적인 단계들이 있고, 그 단계는 감각등록기 → 형태제인 → 여과 및 선택 → 단기기억 → 장기기억 저장의 단계로 학습은 단기기억의 정보가 장기기억으로 전이되어 가는 것이다.

정보처리 이론에서 기억을 증진시키는 원리는 다음과 같으며, 이와 같은 원리는 교육 시 기억을 향상하기 위한 방법으로 활용할 수 있다.

① 정보에 대한 이해가 잘 되었을 때

② 추상적인 단어보다 구체적인 단어를 제시했을 때

③ 언어보다 시각적 이미지를 제시했을 때, 직접 행위를 수행했을 때, 다른 사람에게 알

려줄 때

④ 정보를 범주화하여 집단화하고, 위계화하였을 때

⑤ 주제나 목표를 먼저 제시 후 교육했을 때

⑥ 새로운 정보를 기존의 정보와 결합시켰을 때

4. 브루너(Bruner)의 발견학습이론

브루너는 지식이란 기본적이고 보편적인 아이디어이며, 지식이 계속 확장되고 심화되기 위해서는 지식의 전이가 이루어져야 한다고 하였다. 지식의 전이란 보건교육에 있어서도 핵심적 개념이다.

브루너는 교수과정의 한 형태로서 발견학습 과정을 제안하였다. 발견학습이란 교수과정에서 교육자의 지시를 최소한으로 줄이고 학습자 스스로 하는 자발적인 학습에 호소함으로써 학습의 목표를 달성하게 하는 교수의 형태이다. 이러한 발견학습은 지식의 기본개념이나 원리를 의미 있게 이해하는 데 도움이 되며 탐구정신과 탐구기능을 학습하도록 함으로써 나아가서 자아발견과 자아실현의 방법을 터득하게 할 수 있다는 교육적인 의의를 가지고 있다.

발견적 학습의 과정은 ① 문제의식을 갖도록 하고, ② 예상 또는 가설을 세우도록 유도하고, ③ 객관적인 개념을 확인시키고, ④ 현실장면에 적응하도록 하는 것이다. 인지적 이론을 대표하는 브루너의 이론은 학습형성의 자극, 지식의 구조화, 학습의 계열화, 강화, 학습자 사고의 자극이라는 5가지 요소를 포함하여 구성되었다.

1) 학습형성의 자극

학습자가 학습하고자 하는 의욕 또는 도전의식을 갖도록 자극하는 것으로 이는 문화의 특성, 동기 체계 및 학습자의 개인적 요인들에 의해 영향 받는다. 학습자가 의욕을 갖게 하려면 과제 수행에 있어 위험성을 최소화시키고 교육적 유익성을 최대화시키며 최적의 수준으로 불확실성을 부여해야 한다. 또한 교육자가 학습자를 수용하는 태도와 실수를 허용하는 학습 분위기도 필요하다.

2) 지식의 구조화

브루너는 특정 영역의 지식구조를 알면 정보를 단순화시키고 새로운 명제를 산출하며 지식의 조작능력을 증진시킬 수 있다고 보고 지식의 구조화를 제안하였다.

우선, 어떤 관념이나 지식이라도 학습자에 따라 충분히 이해할 수 있도록 단순화시켜 제시할 수 있다는 것이다. 어떤 교과라도 발달단계에 맞게 적절한 형태로 제시하면 모든 발달단계의 학생들에게 효과적으로 가르칠 수 있다고 보았다.

다음으로, 지식구조의 특성은 표상양식(mode of representation), 표상의 경제성, 표상의 생성력으로 나타난다. 표상양식은 사물의 활동을 통해 나타나는 작동적 표상(enactive representation), 그림이나 심상으로 표상하는 영상적 표상(iconic representation), 상징적 언어체계를 통해 표상하는 상징적 표상(symbolic representation)으로 구분된다. 유아기에는 작동적 표상, 아동기에는 영상적 표상, 성인기에는 상징적 표상이 효과적이다. 표상의 경제성은 어떤 문제를 해결하기 위해 학습자가 가져야 할 정보의 양을 말한다. 물리학에 비해 사회과학 교과들은 간단하게 설명하기 힘들다. 또한 작동적 표상보다 상징적 표상이 보다 경제적이라고 할 수 있다. 표상의 생성력(power)은 일련의 지식이 그와 관계된 다른 지식을 찾아내기 쉬운 정도를 말한다. 구조화된 교과지식을 학습할 때 경제성과 생성력이 극대화될 수 있다.

3) 학습의 계열화

학습자의 지적 수준에 맞도록 지식을 제공하여야 하며 적절한 학습계열에 대한 가정은 다음과 같다.

첫째, 모든 학습자에게 적용되는 최적의 계열은 없다. 학습의 계열은 학습자의 학습경험, 발달단계, 학습 자료의 특성, 개인차 등에 따라 달라진다.

둘째, 학습자의 지적 발달단계에 맞는 적절한 표상양식을 제공하는 것이 좋다.

셋째, 여러 가지 가능한 행동탐구는 학습자료의 계열에 따라 영향을 받는다.

넷째, 학습의 최적 계열은 학습속도 망각에 대한 저항력, 사전 학습의 전이성, 표상양식, 학습내용의 경제성, 새로운 가설의 일반화, 학습내용의 효과성 등 여러 가지 준거에 의해 조직되어야 한다.

4) 강화

학습증진을 위해 필요한 강화에 대해 브루너는 다음과 같이 설명하고 있다.

첫째, 외적 보상이 강하면 성취 자체로부터 받는 보상은 줄어든다.

둘째, 실패는 다음 성공을 위한 기초가 된다.

셋째, 성공에 대한 외적 보상은 성공한 수준의 행동만 되풀이하게 할 가능성이 있다.

넷째, 외적 처벌은 행동을 와해시킬 수 있으므로 시정과 향상의 기반으로 작용하기 어렵다.

다섯째, 외적 보상과 내적 보상은 균형을 유지해야 한다.

5) 학습자 사고의 자극

브루너는 인간을 스스로 무엇인가 발견하려는 욕구를 가진 능동적 존재로 가정한다. 학습자들이 자발적으로 자신의 추진력에 의해 사고하는 태도를 갖도록 지도해야 할 것이다. 다시 말해, 교육자는 탐구적 사고 절차를 가르쳐야 한다.

5. 인지주의 학습원리

① 정보를 조직화하면 학습이 증진된다.

② 새로운 정보를 기존 지식이나 경험과 연결하면 학습이 증진된다.

③ 학습자들은 학습의 처음과 끝부분에 있는 내용을 더 잘 기억한다.

④ 기억에는 개인차가 존재하며 정보를 구성하는 능력에 따라 학습은 다양하게 나타난다.

유기체가 직접 경험을 하지 않고 다른 개체들의 반응을 보고 학습하는 관찰학습(observational learning) 또는 대리학습(vicarious learning)을 통해서도 학습은 증진된다.

6. 인지주의 학습이론과 보건교육

① 탐구 기능 교육

보건교육은 학습자의 내적인 인지과정을 촉진할 수 있도록 설계되어야 하며 학습자가 스스로 문제를 해결하고 탐구해 나갈 수 있는 문제 해결력이나 창의력을 촉진하도록 설계되어야 한다. 단순한 정보 제시보다는 발견식, 탐구식, 문제 중심의 방법이 강조되며, 필요시 적절한 정보를 활용할 수 있도록 구체적 기술을 가르치는 것이 보건교육의 목적이 되어야 한다.

② 내재적 학습동기 강조

의미 있는 학습을 위해서는 학습자가 학습 내용 자체에 갖는 흥미, 학습내용과 학습자의 필요와 부합, 학습자의 자발적 의지 등이 중요한 요인이며 이러한 학습의 내재적 동기를 유발하기 위한 보건교육 전략이 모색되어야 한다.

③ 과정중심의 평가

인지주의는 수업의 과정적 측면과 학습자의 인지 활동, 사고의 측면을 강조하며 평가 대상도 행동의 결과가 아닌 인지과정이다. 평가의 중요한 대상은 기억력이 아닌 문제를 탐구하고 발견하는 능력이 된다.

제 3 절 인본주의 학습이론

인본주의 학습이론에서는 학습을 이해하는 데 있어 인간 행동의 변화를 관찰하는 것이 아니라, 행동하는 사람의 입장에서 이해하려는 관점에서 시작되었다. 인본주의는 인간이 자신의 삶을 스스로 결정할 수 있고 자신의 잠재력을 충분히 발달시킬 수 있는 자아를 실현하는 존재라는 것을 전제로 한다. 인본주의에서 인간은 환경의 산물이 아닌 인간으로서 자신의 독특한 잠재력을 실현시키려는 욕구에 의해 동기화되고 자유선택과 자유의지를 가지고 있다고 주장한다.

인본주의가 가장 중요하게 고려하는 점은 자율성(autonomy)이다. 자율성은 자기결정에 대한 개인의 능력으로 따라서 개인은 개인 자신의 선택에 따라 행위하며, 개인은 환경의 자극에 반응하는 방법을 결정할 자유가 있는 것이다.

인본주의 이론에서 학습은 인간이 총체적 인간으로 기능하는 것으로 보며, 행동주의와는 달리 인간을 환경의 통제로부터 완전한 지배를 받는 것은 아니고, 자기창조적(self-initiative), 자가평가적(self-evaluative) 과정으로 본다. 따라서 학습은 학습자의 판단에 따라 학습자 중심으로 이루어져야 하며, 학습자 개개인의 특성에 적합한 개별화된 형태의 수업이 필요하다. 가장 널리 알려진 인본주의 학자로는 로저스(Carl Rogers)와 매슬로우(Maslow)를 들 수 있다.

1. 로저스(Rogers)의 이론

심리학자인 로저스는 비지시적 상담으로부터 발전시킨 자기지시적 모형이 대상자 교육에서 적용될 수 있다고 하였다. 그는 자기지시적 학습을 촉진자로서 교사가 신뢰와 개방적인 환경을 조성하고 학습자가 자기지시적 계획을 실행하는 2단계로 설명하였다.

그는 심리치료에서 치료자가 학습자의 잘못을 지적하기보다는 따뜻하고 긍정적이며, 수용적인 태도로 환자의 느낌과 생각을 감지하고 공감할 수 있을 때 치료가 가장 잘 일어난다고 하였다. 이러한 상황에서 환자는 자신을 더 잘 수용할 수 있게 되고 자신에 대해서 더 잘 알게 되기 때문이다. 로저스는 자신의 경험을 통하여 이러한 비지시적 또는 인간 중심의 상담이 보건교육에서도 성공할 수 있다고 하였다. 즉, 교육자는 학습자의 잘못을 지적하기보다는 학습자를 있는 그대로 무비판적으로 수용하여 그들의 느낌과 생각을 이해함으로써 학습자의 학습을 동기화시키거나 문제행동을 줄일 수 있다는 것이다.

로저스는 사람들이 원하는 것은 무조건적으로 긍정적인 자기관심(unconditional positive self-regard)이라고 하였다. 또한 학습자는 자율적인 능력을 가지고 있기 때문에 스스로 생리적인 욕구와 지적 호기심을 통해 독립성, 창의력 또는 자존심을 갖도록 해야 한다고 하였다. 따라서 비지시적 상담에서 교사는 전통적인 의사결정자로서의 역할 대신 대상자가 느끼는 감정에 초점을 두는 촉진자로서의 역할을 하게 된다. 또한 교사는 학습자가 감정표출, 통찰, 행동, 새로운 방향으로의 통합과정을 경험하도록 함으로써 대상자 자신이 문제를 해결해 나가도록 도울 수 있다.

2. 매슬로우(Maslow)의 이론

매슬로우는 인간의 동기이론(motivation theory)을 주장하면서 인간의 요구를 기본적 요구(basic needs)와 상위의 요구(meta needs)로 구별하였고, 기본적 요구는 결핍의 요구이며, 상위의 요구는 성장의 요구라고 설명하였다. 인간은 요구를 만족시키기 위해 노력하는데 이는 단순히 생물학적 만족이나 긴장의 감소가 목적이 아니라 궁극적으로 자아실현을 위한다는 점이다. 인간이란 자아실현을 위해 노력하는 존재로서, 자아를 실현하는 힘을 갖기 위해서는 '요구의 단계(hierarchy of needs)'에서 하위에 속하는 개인의 기본 생물학적 및 사회적 요구가 먼저 충족되어야 한다고 하였다.

따라서 학습을 최대한 자발적인 자아실현을 위한 경험이라고 보았으며, 교육자는 학습내용을 학습자들이 스스로 학습할 수 있는 것으로 설정하여, 학습은 즐거운 경험이 되도록 친근하고 개방적으로 구성해야 한다. 또한 교사는 자아실현을 위한 경험을 촉진하는 역할을 하여야 한다.

3. 인본주의 학습원리

① 학습자의 긍정적인 자아개념을 고취시키며 개인의 자아실현을 촉진시킨다.

② 학습 환경은 편안하고 개방적이며, 수용적이고 신뢰가 바탕이 되어야 한다.

③ 학습자가 학습을 주도하고 교육자는 촉진자의 역할을 할 때 학습이 잘 이루어진다.

④ 학습자의 지능, 태도, 정의와 같은 지적, 정서적 특성을 충분히 고려해서 계획한다.

4. 인본주의 학습이론과 보건교육

① 자기주도적 학습

보건교육에서 인본주의 학습이론은 학습자의 적극적인 참여와 자기주도적 학습을 강조하며 스스로 학습목표를 설정하여 학습효과를 최대화한다.

② 개인의 경험에 의미 부여

학습내용은 학습자의 경험을 촉진시킬 수 있는 것들로 구성되어야 한다. 즉 학습내용은 학습자 개인의 경험에 의미를 두어야 한다.

제 4 절 구성주의

구성주의(constructivism)는 학습자가 지식을 스스로 구성한다는 점을 강조한 학습이론이다. 지식은 외부에 객관적으로 존재한다는 객관주의와는 상반되는 이론으로 구성주의에서 지식은 개인이 처한 상황의 맥락 안에서 경험을 통해 재구성되는 것으로 절대적인 것이 아니라 개인의 사회적 경험에 통해 구성되는 인지과정의 결과로 보고 있다. 구성주의는 산업화 사회에서 정보화 사회로의 변화로 수많은 정보 속에서 개인이 필요한 지식을 스스로 선택하고 조합하여 생성할 수 있는 능력을 필요로 하는 시대적 변화 속에서 발전하였다. 기존의 주입식 교육에서 단순히 주입된 지식을 비판적 사고 없이 수용하는 것과는 달리 구성주의 학습에서는 학습자가 스스로 지식을 활용할 수 있는 자기주도적인 학습과 고차원적 사고능력이 요구된다. 그러므로 구성주의 학습이론은 학습자가 지식을 능동적으로 구성하는 학습자 중심의 교육을 강조하고 있다.

구성주의 학습원리는 첫째, 학습상황에서 학습자 스스로 자율적이며, 능동적으로 지식을 형성하고 발전시키므로 자기주도적 학습원리를 강조한다. 둘째, 기존에 학습자가 가지고 있던 인지구조에 대한 갈등을 통해 학습동기를 유발한다. 셋째, 지식은 실제로 사용되는 상황의 맥락 내에서 제공되어야 의미 있는 학습이 이루어진다. 넷째, 구성주의 학습은 사회구성원간의 상호작용이 가능하도록 협동적인 학습환경을 조성해야 한다.

구성주의 학습원리는 여러 교육영역에서 적용되고 있으며 간호학에서도 실제 문제 상황을 중심으로 수행하는 구조화한 문제해결학습(Problem-Based Learning; PBL)이 구성주의 이론을 적용하고 있다.

구성주의는 인지적 구성주의와 사회적 구성주의로 구분된다. 인지적 구성주의는 개인의 인지적 과정을 중요시하는 반면에 사회적 구성주의는 사회적 상호작용과 문화적 상황을 강조하고 있다.

1. 인지적 구성주의

인지적 구성주의는 피아제(Piaget)의 인지발달이론에 기초하여 발전하였다. 인지적 구성주의에 의하면 인지구조는 개인의 경험을 통해 구성되므로 개인의 내적 인지구조의 변화에 중점을 두고 있으며 개인이 지식을 구성하므로 개인적 구성주의라고도 한다. 학습자가 자신의 사고 안에서 한계와 모순점을 깨닫고 인지적 갈등을 통해 지식을 재통합함으로써 학습이 이루어진다. 교육자는 학습자가 자신의 생각을 실현하고 점검해볼 수 있는 교육환경을 제공하는 안내자, 촉진자, 환경제공자의 역할을 하게 된다.

2. 사회적 구성주의

사회적 구성주의는 비고스키(Vygotsky)의 사회문화적 인지발달이론에 기초하여 발전하였다. 사회적 구성주의에 의하면 인지구조는 사회문화적 환경과의 상호작용을 통해서 형성된다. 지식의 구성은 개인의 내적 인지과정과 더불어 사회문화적 상호작용이 통합적으로 이루어지는 역동적 과정으로 개인의 사회적 상호작용이 인지발달에 있어 중요한 요소가 된다. 지식은 사회적 맥락 안에서 구성된 후 내면화되므로 사회적 상호작용을 통해 지식과 가치의 의미를 구성해가는 과정을 통해 학습이 이루어진다. 교육자는 학습자가 사회적 상호작용을 통해 지식을 구성하는 과정에서의 공동참여자, 촉진자, 안내자의 역할을 하게 된다.

3. 구성주의 학습원리

① 학습자에게 생각하고, 탐색하고, 성찰할 수 있는 체험적 학습을 제공한다.
② 학습자는 학습의 주체로서 자아 성찰적 사고와 학습자 중심의 학습을 강조한다.
③ 학습자들이 서로 아이디어를 공유하고 다양한 관점에서 문제에 접근할 수 있는 협동학습을 활용한다.

④ 실생활에서 부딪히는 실제의 문제에 지식을 적용할 수 있는 능력을 함양한다.

⑤ 교육자는 학습자 개개인의 경험적 지식의 가치를 인정한다.

4. 구성주의 학습이론과 보건교육

① 학습자 중심의 환경 강조

학습의 문제규명, 문제해결과정과 방안모색 등 학습의 전 과정을 학습자 스스로 주도적으로 수행하도록 학습자에 대한 자율성과 주인의식을 강화한다.

② 문제해결 중심의 학습

지식이 적용될 수 있는 문제를 중심으로 학습을 제공하여 문제 상황에 대한 이해와 관련된 정보를 활용하여 문제를 해결해 나가는 다양한 전략들이 돌출될 수 있도록 한다.

③ 학습의 안내자, 동료 학습자로의 역할 전환

교육자가 지식의 전수자, 정보 제공자에서 학습의 안내자, 촉진자, 멘토, 동료 학습자로의 역할로 전환한다.

④ 평가의 개념 및 원리의 변화

학습의 성과나 결과가 아닌 학습하는 과정을 중심으로 평가한다. 학습내용, 학습과정 및 학습성과에 대해 스스로 성찰하고 반성하도록 하여 다양한 관점에서 경험하고 평가할 수 있는 기회를 제공한다.

⑤ 비위협적이고 안전한 학습환경 제공

학습자 스스로 인식하고 개선하도록 긍정적인 회환(feedback)과 격려를 통해 도전의식과 자신감을 고취한다.

지금까지 살펴본 행동주의 학습이론, 인지주의 학습이론, 인본주의 학습이론 및 구성주의 학습이론을 비교 · 정리해 보면 표 2-1과 같다.

표 2-1 행동주의 · 인지주의 · 인본주의 · 구성주의 학습이론의 비교

비교기준 \ 이론	행동주의 학습이론	인지주의 학습이론	인본주의 학습이론	구성주의 학습이론
교육목적	• 지식과 기능에 중점을 둔 능력의 습득	• 인지기능의 최적 발달	• 자아성장 · 자아실현	• 의미 있는 지식의 구성
교육내용	• 교과의 지식 및 기능을 습득시킬 수 있는 내용	• 감각운동 · 언어 · 인지적 발달을 촉진할 수 있는 내용	• 의사소통 기술, 집단 및 개인의 요구에 대한 민감성 등 사회적 발달을 촉진시킬 수 있는 통합적 내용	• 다양한 학습자료에 근거하여 지식을 구성할 수 있는 실제적인 내용
교육방법	• 지식 및 기능의 발달을 위한 구체적 방법과 교육공학의 활용 • 교사 중심 • 외적 보상에 의한 동기유발 • 과제 · 훈련 · 보상의 개별화 강조함 • 학생의 수동적 참여(기계적 학습)를 강조함	• 인지기능 발달을 촉진 • 학생 중심 • 내적 보상에 의한 동기유발(지적 호기심의 만족) • 학생의 발달수준에 토대를 둔 개별화 강조 • 학생의 능동적 참여(통찰과 이해)를 강조	• 통합된 프로젝트에 의한 접근방법 • 학생 중심 • 내적 보상에 의한 동기유발(내적 욕구의 만족) • 학생의 개성 · 욕구에 기초한 개별화 강조 • 학생의 능동적 참여(자기주도적 학습) 강조	• 협동수업, 소집단 활동, 문제해결 학습, 시뮬레이션 교육 • 학생 중심 • 내적 보상에 의한 동기유발 • 고차원적 사고능력(문제해결력, 비판적 사고, 창의적 사고) 강조 • 학생의 능동적 참여(자기주도적 학습) 강조

>> 참고문헌

- 나승일(2004), 교수법 가이드, 서울대학교 출판부.
- 변영계(2005), 교수학습이론의 이해, 학지사.
- 보건교육 건강증진 연구회(2021). 건강증진을 위한 보건교육학. 현문사.
- 서문자 · 박영임 · 유재순 · 김인자(2000), 건강증진과 보건교육, 현문사.
- 오미성 외(2020). 성과기반 지역사회간호학. 퍼시픽.
- 이갑순 · 문혜리 · 장효순 · 김현리 · 이경민(2006), 간호과정을 적용한 보건교육, 현문사.
- 이종숙 · 류영숙 · 조안나(2006), 보건교육방법론, 학이당.
- 이주열(2016), 보건교육학, 계축문화사.
- 이주열(2021). 보건교육학. 계축문화사.
- 조규판 · 주희진 · 양수민(2016), 교육심리학, 학지사.
- 한정선 · 김영수 · 주영주 · 강명희 · 정재삼 · 박성희(2008), 보건교육방법 및 교육공학, 교육과학사.
- Kingsler, A. M.(1995), Teaching for health(2nd ed.). Churchill, Livingstone.
- Rash, J. K., Pigg. R. M.(1979), The Health education curriculum. A guide for curriculum development in health education. John Wiley & Sons.
- Redman, B. K.(1988), The process of patient education(6th ed.). St. Louis MI: The C. V. Mosy Co.
- WHO(1985), Education for Health: A manual on health education in primary healthcare

CHAPTER 03

보건교육 관련 이론

학습목표

1. 보건교육 이론의 필요성을 설명한다.
2. 보건교육 이론의 종류를 나열하고, 주요 개념을 설명한다.
3. 보건교육 이론을 실제 보건교육에 적용한다.

이론은 건강관리와 관련하여 바람직한 행위나 태도, 습관, 의식, 신념, 가치관 등을 어떻게 형성하고 변화시켜 가는가를 설명하기 위해 필요하다. 이론이란 어떤 현상의 특성을 묘사하거나 설명하기 위한 목적으로 쓰인 진술이다. 건강관련 이론은 건강행위를 묘사하고, 설명하는 진술과 개념으로 구성되어 있다. 따라서 건강관련 이론은 급변하는 환경 속에서 인간의 건강행위 변화에 영향을 미치는 요인과 과정을 이해하고 예측할 수 있게 하며, 바람직한 건강행위의 선택과 효과적인 실행능력을 함양하게 하여 스스로 건강관리를 가치 있게 하는데 유용하다.

그러므로 보건교육 현장에서 다양한 상황에 직면하게 되는 보건교육자는 가장 높은 효과를 가져올 수 있는 적절한 건강관련 이론을 선택하여 적용할 수 있는 능력을 갖추어야 한다.

이 장에서는 사회인지 이론, 건강신념 모형, 건강증진 모형, 행위이론, 프리시드-프로시드 모형, 범이론적 모형에 대해 알아보고자 한다.

제 1 절 사회인지 이론(Social Cognitive Theory)

반두라(Bandura, 1977)의 사회학습이론에서 발전된 모형으로 인간의 행동은 개인, 환경 그리고 행동의 역동적 상호작용에 의해 학습된다는 이론이다(그림 3-1). 사회인지이론은 사람들이 어떻게 특정한 행동을 취하고 이를 유지하는가를 설명해주며 이러한 행동을 습득하도록 돕는 중재방법과 전략을 설명한다.

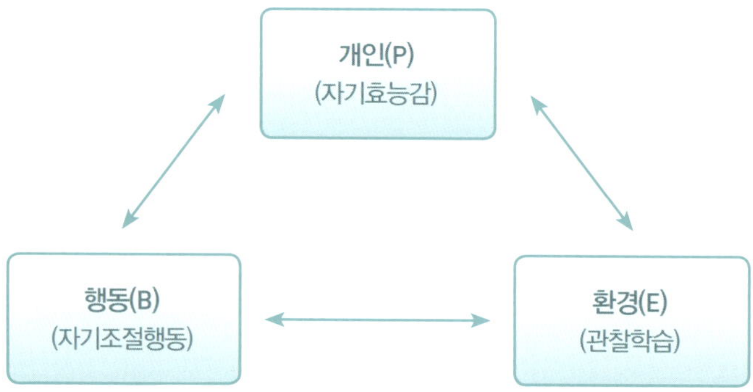

그림 3-1 사회인지이론의 개념틀

출처: 지역사회보건간호학 편찬위원회, 최신 지역사회보건간호학2. 수문사; 2019

1. 주요 개념

1) 상호결정론(reciprocal determinism)

개인의 특성, 행동, 그리고 환경의 지속적인 상호작용이 일어나는 것을 상호결정론이라고 한다. 행동이란 환경이나 개인의 영향에 따른 상호작용의 결과가 아니라 상호작용 과정에 있으므로 이 세 가지 구성 요소의 계속적인 영향으로 변화가 일어난다고 가정하는 것이다.

2) 환경과 상황(environment and situation)

환경은 개인의 행동에 영향을 줄 수 있는 객관적인 요소를 말하며, 상황은 개인의 행동에 영향을 줄 수 있는 환경에 대한 인식이나 정신적 표현을 말한다. 사회인지 이론에서 환경과 상황을 중요시 하는 이유는 행동 변화에 대한 모델을 제공하기 때문이다.

강화는 행동 결정에 중심적인 역할을 하며, 행동결과에 대한 해석과 관찰을 통한 대리경험 및 성격의 한 단면을 통해 강화된다고 한다.

3) 관찰학습(observational learning)

반두라는 인간행동의 대부분은 다른 사람 혹은 모델의 행동을 관찰함으로써 학습이 된다고 하였다. 관찰학습은 대리경험 또는 대리보상이라고도 불리며, 대리학습(vicarious learning)은 환경 속에 속해있는 다른 사람의 행동을 관찰하거나 다른 사람들로부터의 격려나 칭찬 등의 강화를 통하여 배우는 것을 말한다. 즉, 관찰학습은 대리경험이나 대리보상을 관찰할 수 있을 때 효과적으로 배우게 되며, 주의집중 → 기억 → 운동재생 → 습득의 과정을 통해 이루어진다.

4) 행동능력(behavioral capability)

개인이 행동변화를 유도하기 위해서는 특정행동을 수행하기 위해 무슨 행동을 해야 하는지(지식)와 어떻게 해야 하는지(기술)에 대한 목표 행동을 구체화해야 하는데 이를 행동능력이라고 한다. 이는 행동을 위한 지식을 완전히 익힐 뿐만 아니라 행동에 대한 기술훈련을 위해 무엇을 수행해야 하는지에 대한 인지적 지식, 활동 수행을 위한 연습, 성공적인 수행을 위한 피드백이 제공되어야 한다.

5) 자기효능감(self-efficacy)

반두라는 행위 변화에 가장 큰 영향을 미치는 인지활동을 자기효능감(self-efficacy)과 결과기대(outcome expectation)로 보고, 특정 행위에 대한 자기효능감이 높고 결과기대가 긍정적일수록 행위를 취할 가능성이 커진다고 주장한다. 자기효능감이란 주어진 상황에서 필요한 행동을 잘 수행해 낼 수 있는 주관적인 판단이며, 성공적으로 행동을 수행할 수 있느냐는 개인의 기대, 즉 효능기대는 사건과 행동을 정확하게 예측해 준다. 결과기대는 주어진 행동 후에 나타날 결과에 대한 개인의 기대를 의미하며 과거의 경험, 타인의 관찰, 관련 정보로부터 획득한다. 자기효능감을 높이는 방법으로 직접 체험하는 수행경험, 관찰을 통한 대리경험, 격려나 비판 또는 설득 등이 있다.

6) 결과기대(outcome expectation)

어떤 행동으로 특정한 결과가 초래될 것이라고 믿는 것을 말하며, 반두라는 기대를 선행

결정인자라고 정의하였다. 개인은 특정한 상황에서 특정한 행동의 결과로 특정한 사건을 경험한 후 동일한 상황이 다시 발생하면 그 결과에 따른 사건과 행동을 예측하고, 전략을 세워 검증할 수 있으며, 행동의 결과로 어떤 일이 일어날지 예측할 수 있게 된다.

7) 강화(reinforcement)

사회인지 이론을 조직화하는 데 가장 핵심적 개념으로 특정행동에 대한 보상으로 칭찬을 받아 그 행동을 반복하게 하는 긍정적 강화와 처벌에 의한 부정적 강화가 있다. 사회인지 이론에서는 관찰학습을 통한 대리강화, 관찰자인 개인이 모델의 행동을 성공적으로 재생하고 직접적으로 강화를 받는 조작적인 직접강화 및 관찰자인 개인이 스스로에게 강화를 주거나 통제하는 것을 의미하는 자기강화가 있다.

8) 결과기대 가치(outcome expectancies)

개인이 특별한 결과에 대해 가치를 두는 기대를 말한다. 결과기대 가치 또는 유인이라고도 하며, 결과기대 가치가 크고 긍정적인 큰 행동이 적은 행동보다 동기화되기 쉽다.

9) 자기통제(self-control)

자신의 행동을 다양한 측면에서 관찰하고 감시한 후 자신의 평가기준과 비교해 보고, 판단하여 그에 따른 보상과 처벌을 행하는 일련의 과정에 따라 행동을 조절하는 것이다. 자기 스스로의 통제하에서 건강한 행동을 실천하는 것이 보건교육의 최종적인 목표라고 볼 때 행동의 자기통제는 보건교육에서 매우 중요하다. 개인마다 행동에 일관성을 나타내는 것은 나름대로 내재되어 있는 기준과 도덕률에 근거한다고 본다. 자기관찰(self-observation), 자가평가(self-judgement), 자기반응(self-reaction)이 수행의 근거 기전이다. 자기관찰은 자신의 안과 밖에서 발생하는 사건에 관심을 기울이는 과정으로 관찰의 객관성과 정확성 및 강도는 개인차가 있고, 감정은 왜곡을 초래하기도 한다. 자가평가는 행동의 완성도, 사회윤리적 적합성 등을 관찰하여 명백하게 하는 과정이며, 자기반응은 특정한 행위수행 후 판단에 따라 스스로 상과 벌을 주는 과정이다.

2. 적용

1) 모델링

학습자와 나이, 성, 능력이 비슷한 사람으로 역할모델을 선정하여 꾸준히 연습하게 한다.

2) 기술훈련

필요한 기술은 설명하면서 시범한다. 학습자는 교육자에게 재시범해 보이며, 교정받은 후 반복해 본다.

3) 자기감시(self-monitoring)

필요한 변화에 대하여 스스로 감시하게 한다. 생각해 보게 하며 목적을 세우는 데 사용된다. 예를 들어, 일주일간 금연 빈도를 기록하게 한 후 목표빈도에 도달하면 직장 게시판에 등재시켜 시각적으로 감시역할을 수행하게 한다.

4) 계약(contracting)

여럿이 계약에 동의한다. → 수행할 행동을 상세하게 명시한다. → 측정방법과 기준을 설정한다. → 성공에 대한 보상내용을 밝힌다. → 계약서를 작성하고 서명한다. 예를 들어, 직장에서 동료 간 짝을 지어 직장체조를 하기로 동의하고, 서로 간 계약서에 서명 · 날인하고 체조 내용을 구체적으로 서술하게 한다. 성공 여부는 짝이 된 동료가 판정하며, 보상으로 제주도 왕복 비행기표를 주게 한다.

제 2 절 건강신념 모형(Health Belief Model)

건강관련 행동을 사회심리학적으로 설명한 이론으로 Becker(1974) 등이 체계화시켰으며, 보건의료 분야에서 비교적 널리 사용되고 있다. 건강행위를 취하거나 취하지 않는 것은 물리적 환경보다는 건강과 관련된 객관적인 사실을 어떻게 보고 인식하느냐에 따라 결정된다는 것이 건강신념이다. 사람에 따라 인식된 세계는 다를 수 있으므로 건강행동은 개인의 주관적인 인식에 지배받아 각기 다른 행동으로 표출된다. 즉 인식이 의사결정에 가장 중요하다고 본다. 질병의 예방행위를 예측할 수 있으며, 환자 역할행위에도 적용

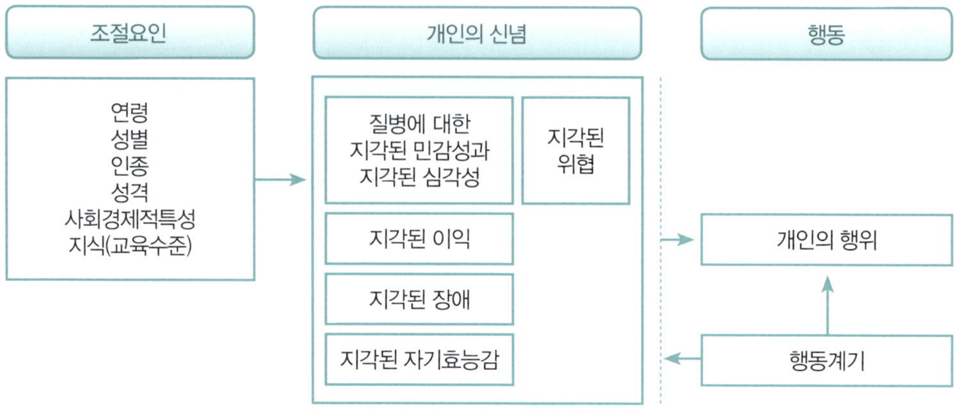

그림 3-2 건강신념모형

※ 출처: Glanz K, Rimer BK, Viswanath, K. Health behavior and health education: Theory, research, and practice(5th ed). california: Jossey-Bass; 2015.

가능하다. 초기모델에서는 지각된 민감성, 지각된 심각성, 지각된 이익, 지각된 장애, 행위의 계기를 제시하였으나 이후 자기효능감이 추가로 구성되었다(그림 3-2).

1. 주요 개념

이 모형을 구성하는 핵심 개념은 다음과 같다.

1) 지각된 민감성(perceived susceptibility)

본인이 어떤 질병에 걸릴 위험에 얼마나 노출되어 있는지 알고, 병에 걸릴 가능성이 있음을 지각하는 주관적 인식이나 신념 정도를 말한다.

2) 지각된 심각성(perceived severity)

어떤 병에 본인이 걸린다면 그 정도는 얼마나 심각할 것인가를 주관적으로 인식하는 정도를 말한다. 즉 자신이 겪게 될 신체적 영향(죽음, 불구, 통증, 고통, 불쾌감 등)과 사회적 영향(직업, 사회생활, 가정생활, 결근, 경제적 손해 등)이 얼마나 끔찍할 것인가에 대한 평가이다.

3) 지각된 이익(perceived benefit)

건강관련 행위를 수행한다면 본인에게 이익이 얼마나 되는가를 기대하는 정도를 말한다. 즉 행동을 취할 때 심각성과 민감성이 감소되어 얻을 수 있는 이익을 따져 행동을 취할 수 있음을 뜻한다.

4) 지각된 장애(perceived barrier)

건강관련 행위를 수행할 때 겪게 되는 장애나 어려움이 얼마나 되는지를 인식하는 정도를 말한다. 제 아무리 건강관련 행위의 유익성이 크다고 해도 행위 수행에 뒤따르는 장애나 어려움이 더 부담스럽다고 판단되면 장애나 어려움은 결국 그 행동을 피하는 계기가 된다.

5) 행동계기(cue to action)

건강행위를 일어나게 하는 구체적이고 직접적인 자극을 말한다. 교육이나 상담은 내적 행동계기이며 범사회적인 운동은 외적 행동계기로 작용할 수 있다.

2. 적 용

사무직 근로자의 근골격계 질환 예방 프로그램 요구도 연구에서 조사 대상 사무직 근로자 339명 중 절반에 가까운 44%에서 근골격계 이상 증상을 보였다. 사무직에서도 근골격계 질환이 심각한 문제가 되고 있음을 알게 된 연구자가 대상자의 근골격계 질환에 대한 인식도와 건강신념을 조사한 결과, 인식도에 영향을 미치는 요인은 지각된 심각성, 지각된 장애, 건강동기, 결혼상태, 규칙적 운동 여부, 연령으로 나타났고, 건강신념의 세부영역 중 지각된 이익이 가장 높았으며, 지각된 장애가 가장 낮은 것으로 나타났다. 따라서 대상자들에게 근골격계 질환의 인식도를 높이기 위해서는 예방교육 시 심각성을 강조하고, 장애를 없애기 위해서는 환경을 조절하고, 예방활동을 위한 동기유발을 위해서는 주변의 지지나 정보제공이 효과적인 것으로 나타났다.

건강신념 모형은 건강행위를 이행함에 있어서 발생하는 유익성이 장애성보다 높게 인식될 때 행위를 수행할 일이 높으며(Rosenstock, 1975), 건강신념은 교육과 같은 간호중재 후에 더 높아지므로(Rose, 1996) 건강신념을 높일 수 있는 교육 프로그램이 마련되어야 한다. 즉, 대상자들이 유익성을 높게 인지한다는 것은 스트레칭 체조, 바른 자세, 조기치료 등의 근골격계 질환예방 활동을 실천할 경우 이러한 예방행위가 민감성과 심각성을 감소시켜주므로 자신에게 이익이 된다는 것을 알고 있음을 뜻한다. 따라서 지각된 이익이 증가하게 되면 지각된 장애가 상대적으로 낮아지게 되므로 근골격계 질환예방 프로그램에는 지각된 이익을 강조한 교육이 효과적임을 알 수 있다(박상순, 2005).

제 3 절 건강증진 모형(Health Promotion Model)

Pender가 1982년 발표한 후 1987년 개정된 모형을 제시했고, 2006년에 5차 개정이 이루어졌다(그림 3-3). 건강신념 모형을 근거로 구조화하였고, 각 구성요소는 사회학습이론으로부터 유도하여, 인지-지각 요인은 건강증진에 직접적인 영향을 미치고, 수정요인은 건강행위에 간접적으로 영향을 미치며, 건강증진 행위는 행동의 계기에 영향을 받는다고 하는 포괄적인 모형이다. 행위가 유발되는 것은 순간적으로 체험하는 위협감 때문인 것처럼 보일 수는 있으나 긴 안목으로 보면 위협감이 가져다주는 동기화의 힘은 크지 않기 때문에 그 자신이 병에 약하지 않다고 생각하거나 건강한 생활양식을 가진 젊은이들을 동기화시키기에는 한계가 있다. 그렇기 때문에 건강증진 모형은 생애 전 기간에 적용 가능하며 '위협감'이 동기가 되지 않는 어떠한 건강행위에도 적용 가능하다.

이 모형에서 건강증진 행위란 생활양식의 일부로 개인이나 집단의 안녕 수준을 높이고자 환경에 능동적으로 꾸준히 반응하는 것을 뜻하며, 자아실현 및 자기성취를 위한 활동이다.

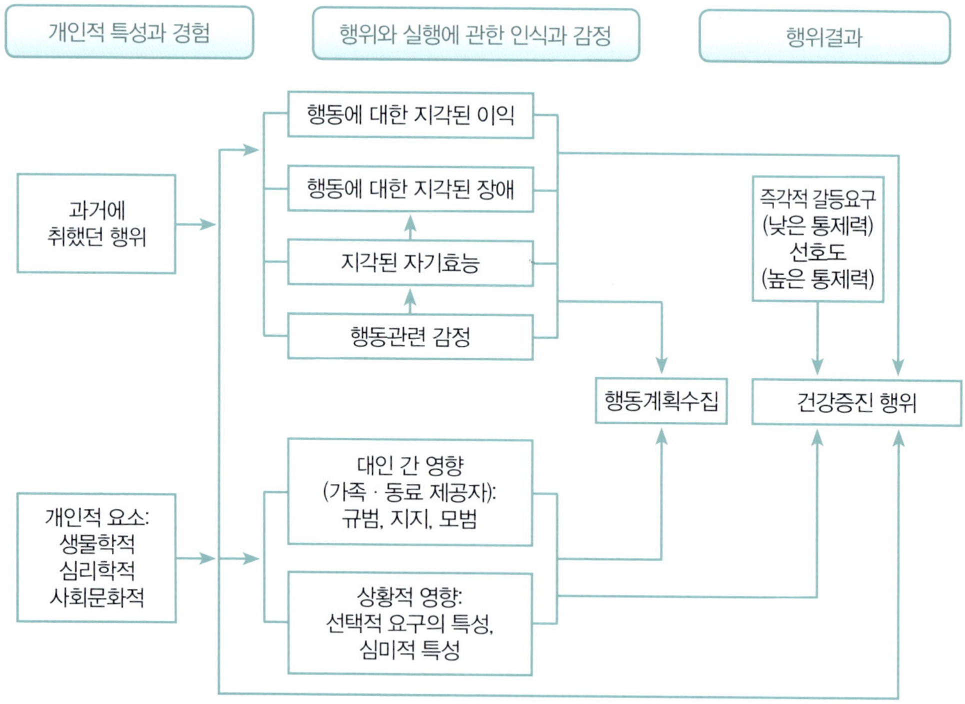

그림 3-3 건강증진 모형

※ 출처: Pender, N.J. (2006). *Health promotion in nursing practice*. 5th ed. Appleton and Lange.

1. 주요 개념

1) 개인 특성과 경험

사람마다 지닌 고유한 특성과 경험이 행동에 영향을 끼친다.

(1) 과거에 취했던 행위(prior related behavior)

과거에 취했던 행위는 자기효능감 또는 유익성, 장애성 등으로 기억 속에 저장이 되어 건강증진 행위에 직접 또는 간접적으로 영향을 미친다. 만약에 행위의 초기과정에서 단기간에 원하는 이익을 경험했다면 그 행위는 더욱 반복될 것이고, 장애를 경험하였다면 극복해야 할 '장애물'로 기억할 것이다. 따라서 교육자는 행위의 이익에 초점을 두고 미래에 대한 긍정적 행동의 모습을 지니도록 도와야 하며, 행동을 취할 때 장애물을 어떻게 극복하는지 교육하여, 성취에 따른 긍정적인 체험으로 자기효능감(self-efficacy)을 지니도록 해야 한다.

(2) 개인적 요소(personal factors)

개인적 요소는 생리적 · 심리적 · 사회문화적 요소로 구분한다. 생리적 요소는 연령 · 성별 · 체중 · 사춘기 · 폐경상태 · 유산소 능력 · 힘 · 민첩성 · 균형과 같은 것이며, 심리적 요소란 자존감 · 자아동기 · 개인적 능력 · 건강상태 인식 · 건강의 정의와 같은 것이며, 사회문화적 요소는 인종 · 민족성 · 문화적 적응 · 교육 · 사회경제적 상태와 같은 것이다. 이 특성들은 건강증진 행위뿐만 아니라 인식과 감정에도 직접적으로 영향을 미친다고 본다. 그러나 일부 요소는 불변하므로 건강행위를 변화시키는 방법으로는 사용하지 않는다.

2) 행위별 인지와 감정(behavior-specific cognitions and affect)

(1) 지각된 이익(perceived benefits of action)

행위를 취하려는 계획은 그 행위가 이익을 줄 것인지 또는 나타날 결과가 어떤 것인지에 따라 결정된다. 이익을 예상하는 것은 그 행위가 이미 긍정적으로 강화되어 있음을 뜻하는 심리의 표현이다. 그것이 동기화되는 것은 타인을 관찰한 경험으로부터 얻는 대리경험에 있다. 따라서 사람들은 자신의 경험에 비추어 긍정적인 결과를 가져올 가능성이 높은 행위에 시간과 자원을 투자하는 경향이 있다.

(2) 지각된 장애(perceived barriers to action)

예상되는 장애는 행위를 취하고자 하는 의지와 실행에 영향을 준다. 장애란 비유용성, 불편감, 지출, 어려움, 시간낭비와 같은 인식을 말하며, 이는 비용으로 간주한다. 건강한 생활양식을 채택하고자 금연하거나 균형식으로 식사하는 것은 흡연이나 고지방식에서 느꼈던 만족감을 포기하는 것이므로 또 다른 장애가 파생된다. 대체로 회피동기를 만들어 주게 되므로 행동에 대한 장애인식은 행동의 실천율을 낮추는 등 건강증진 행위에 영향을 끼친다.

(3) 지각된 자기효능(perceived self-efficacy)

자기효능을 인식하는 것은 행위의 실행이 어느 단계를 성취하는 능력인지를 판단하는 것이다. 어떤 행위에서 효능감과 숙련감을 느낄 수 있다면 부족함과 미숙함을 느끼는 행위보다 더욱 자주 그 행위를 실행한다고 본다.

건강증진 모형에서 자기효능의 인식은 행위와 관련된 감정에 의해 영향을 받는 관계로 긍정적으로 느끼면 자기효능감은 더욱 커지며 부정적으로 느끼면 자기효능감은 줄어든다.

(4) 행동관련 감정(activity-related affect)

행위 도중과 전후에 행동 자체가 지니고 있는 자극에 따라서 생기는 주관적 느낌으로 가벼울 수도 있고, 강할 수도 있고, 적당하다고도 느끼는 감정상의 반응들이 두뇌의 인지구조 속에 마치 이름표를 달듯 저장되어서 그 행위와 관련해 상시 연상된다. 또한 그 행동에 대한 감정 이외에도 본인의 정서와 전후 환경에서 느껴졌던 감정의 인식이 결과적으로 그 행위를 다시 반복하게 하는지, 얼마나 오래 유지하게 하는지에 대한 의지에 영향을 미친다.

(5) 대인 간 영향(interpersonal influences)

대인 간의 영향이란 다른 사람의 행위, 신념, 태도에 대한 인식에 영향을 받음을 말하는데, 실제로 나타나기도 하고 때로는 인식뿐일 수도 있다. 첫 번째 대인 간 자원은 부모나 형제자매, 또래집단, 건강관리자 등이며, 규범, 사회적 지지, 모범(대리학습)을 포함한다.

(6) 상황적 영향(situational influences)

상황의 심미적인 특성에 따라 영향을 받아 선택하기도 하고, 요구하기도 한다. 적합하게 느끼며, 소외되는 것보다는 소속한다고 느끼고, 위협적이기보다는 안전하게 느끼는 상황에 더 흥미를 갖고 실행하게 된다. 따라서 흥미롭고 매력 있는 환경은 건강행위의 실행에 필요하다.

3) 행위의 결과

(1) 행동계획 수립(commitment to a plan of action)

특정 행동에 대한 계획을 수립하고, 행동하고 강화하는 전략 등을 확인하는 인지적 과정이다. 즉, 특정한 시간과 장소에서 혼자서 혹은 누구와 함께 특정한 행위를 수행하거나 강화시키기 위한 전략 등을 확인하는 것이다.

(2) 즉각적 갈등요구와 선호도(immediate competing demands(low contral) and preferences(high contral))

건강행위를 계획하기 이전부터 건강요구가 얼마나 우선적인가, 얼마나 좋아하는 것인가에 따라 행위선택이 좌우된다는 의미이다. 때로는 건강행위를 취하는 것이 의 · 식 · 주 요구에 밀릴 수도 있고, 가족 서열상에서 밀릴 수도 있으며, 마치 우발사고처럼 질병에 이환될 수도 있는 것이어서 통제력 측면에서 보면 가장 낮은 순위의 행동 선택일 수 있다. 더 주목해야 할 점은 이러한 특성이 본인뿐 아니라 본인과 관계를 맺고 있는 의미 있는 타인에게도 영향을 미친다는 사실이다.

따라서 이와 같은 특성은 건강행위 실천율에 직접적으로 영향을 미치며, 계획을 세우는 데는 직접 · 간접적인 면에서 중간 정도로 영향을 미친다.

(3) 건강증진 행위(health promoting behavior)

건강증진 행위는 건강증진 모형에서의 종착점으로 일상생활을 통해 계속하게 될 긍정적인 건강 경험의 결과행동이다.

2. 적 용

1) 사업장 내 귀마개 사용에 대한 예측

사업장에서 고음에 폭로되는 것은 근로자가 직업성 난청을 얻게 되는 중대한 문제이다. 이는 선진국에서도 심각히 고려하는 보건문제로, 일단 발생하면 잃은 청각을 되찾을 수 없는 것이 특징이므로 청각상실이 일어나지 않도록 예방하는 것이 급선무이다. 사업장 보건관리자의 역할로 귀마개 사용률을 높이는 것이 무엇보다 중요한데, 이를 동기화시키기 위한 업무로 보건교육이 동원되고, 동기화 촉진의 방법으로 '고가의 의료비용', '낮은 삶의 질'을 역점으로 하여 개입한 결과 상당한 효과를 얻었다는 연구가 자주 보고되고 있다. 따라서 '귀마개 착용'이라는 건강증진 행위에 관여하는 요인을 이해하고 실무에 적용하는 일은 보건관리자에게는 귀중한 실무관리가 된다.

2) 사업장 신체단련프로그램

Pender 등(1990)은 미국의 중서부지역 6개 사업장에서 건강증진 모델을 적용하여 사업장 신체단련프로그램에 참여하는 근로자들을 대상으로 운동 빈도를 조사하였다. '시작단계'에 있는 근로자는 운동의 효능, 이익, 과거 경험이 22%의 설명력을 나타냈고, '유지단계'에 있는 근로자는 감정의 인식, 운동효능, 장애, 건강통제위, 과거경험이 21%의 설명력을 나타냈다. 이 두 근로자 집단을 결합시켜서 경로분석을 실시한 결과, 성 · 경제 수준 등의 개인특성은 간접효과만을 나타냈다. 운동기록을 중심으로 분석한 바로는 건강증진 모형 변수들의 설명력이 59%로 나타났다.

이 결과의 시사점은 장애, 자기효능감, 나이, 과거경험은 운동이라는 건강증진 행위 실행에 직접적인 효과를 나타냈고, 이 중 가장 강력한 변수가 과거경험이란 점에서 '습관'은 건강증진에 직접효과를 가져온다고 보고하고 있다.

제 4 절 행위이론(Theory of Action)

1. 합리적 행위이론(Theory of Reasoned Action; TRA)

사람들의 태도와 행위와의 관계를 규명하기 위하여 Fishbein and Ajzen(1975)이 가치기대이론을 기초로 하여 개발하였다(그림 3-4). 태도행위 연구에서 가장 성공적이며 많이 논의되고 있는 합리적 행위이론은 인간 의지의 통제하에 있는 행동을 설명하는 데 사용할 수 있다.

이 이론에서는 인간을 환경에 대처하기 위해 정보를 사용하는 합리적인 존재라고 가정한다. 즉 인간의 행위는 그 행위를 수행하고자 하는 의도에 의해 결정되고, 의도는 그 행위에 대해 개인이 갖고 있는 태도나 주관적 규범에 의해 결정되게 된다. 따라서 행위를 예측하기 위해서는 의도를 측정해야 한다. 또한 태도는 신념에 의해 달라지므로 행위에 대한 태도는 행위가 가져오게 될 결과의 가치와 그 결과들이 발생될 가능성에 따라 결정된다. 궁극적으로 행위의 변화는 사람들이 그것을 행하는 것이 좋겠다고 생각하면 그 행위를 할 것이라는 것이라는 신념의 변화에서 초래된다는 것을 강조한다.

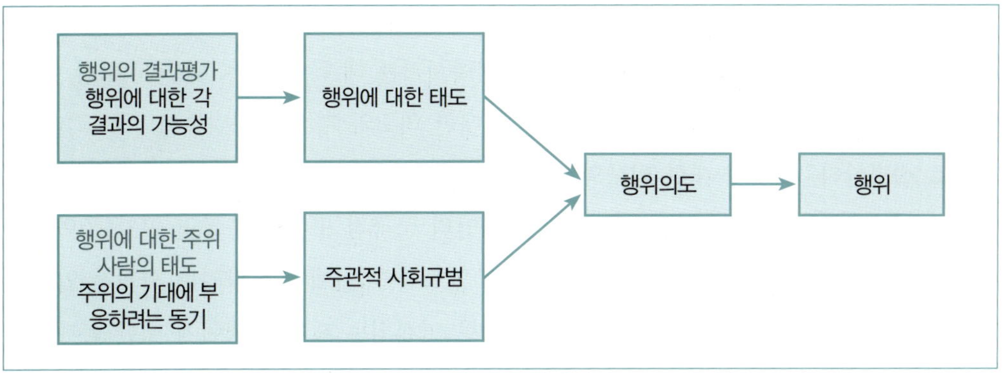

그림 3-4 **합리적 행위이론**

※ 출처: Ajzen(1988). Attitudes, personality, and Behavior. Dorsey Press. Chicago.

■ 적 용

경구피임약 복용 의도를 묻고 1년 후 피임약 복용실태를 파악한 연구의 경우, 피임 신념이 피임 태도에 영향을 주고, 주관적 신념이 주관적 규범에 영향을 주며, 태도와 주관적 규범이 피임 의도에 영향을 주게 되어 1년 후에도 유의하게 행위로 이어지고 있었다(Fishbein et al., 1980).

2. 계획된 행위이론(Theory of Planned Behavior; TPB)

Ajzen(1985)은 합리적 행위이론의 제한점을 보완하여 좀 더 다양한 인간의 행위를 설명하기 위해 합리적 행위이론에 지각된 행위통제 개념을 추가하여 계획적 행위이론으로 발전시켰다(그림 3-5).

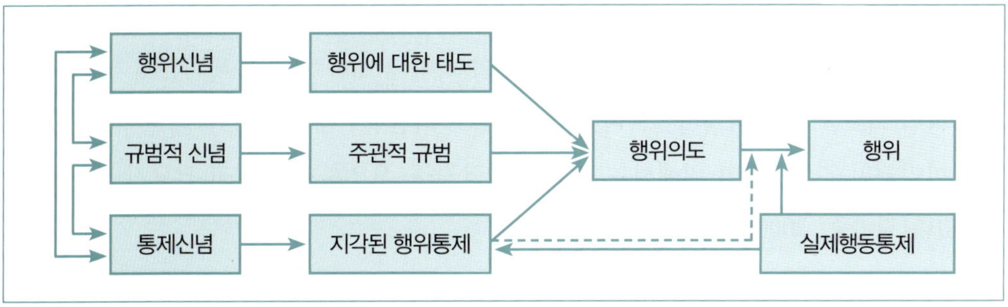

그림 3-5 **계획된 행위이론**

※ 출처: Ajzen, I.(2006). Attitudes, Personality and Behavior. 2nd ed. McGraw-Hill Education. Berkshire.

이 이론은 인간의 사회적 행위를 이해하고 예측하는 데 관심이 있으며, 궁극적으로는 행위에 영향을 주고 바람직한 방향으로 행위를 변화시키는 데 목적을 두고 있다. 또한 이 이론은 인간행위의 직접적인 결정요인을 행위에 대한 의도와 지각된 행위통제의 두 가지 개념으로 설명한다. 행위에 대한 의도의 결정요인은 태도, 주관적 규범 및 지각된 행위통제이며, 행위에 대한 태도는 행위수행에 대한 개인의 긍극적 또는 부정적인 평가를 의미하고, 주관적 규범은 주어진 행위를 하거나 하지 않도록 개인에게 부과되는 사회적 압력에 대한 지각을 의미한다. 즉 행위의 의도가 행위로 연결되는 데에는 행위에 대한 통제감을 가져야 한다는 것이다.

태도, 주관적 규범 및 지각된 행위통제의 선행요인은 행위와 관련된 정보 즉, 신념으로 이는 의도 및 행위에 대한 근본적인 결정요인이 된다. 태도와 주관적 규범은 의도를 결정하게 되며, 태도는 인지된 행위의 결과와 이러한 결과에 대한 평가에 의하여 결정된다. 주관적 규범은 사회적 준거에 대한 신념과 이들 신념과 부합되는 동기에서 야기된다.

예를 들면, 금연을 하고자 하는 의도를 지닌 근로자에게 금연교육을 통해 자신이 금연을 할 수 있다는 믿음이 있을 때 비로소 금연을 실천하게 되고, 그 결과 효과를 거둘 수 있을 것이다.

■ 적 용

「기혼 여성의 피임교육 프로그램이 피임행위에 미치는 영향」 연구(김미종, 2000)를 보면, 80명의 기혼여성 대상자에게서 도출된 피임 신념을 이용한 피임교육 프로그램을 개발한 후, 임신의 기전과 피임에 대한 정보를 비디오로 제공하는 교육 프로그램을 실시하여 효과적인 피임행위를 유도하였다. 피임 중재 프로그램은 피임에 대한 태도와 자각된 행위통제에 영향을 줄 것이고, 영향받은 이 두 변수는 피임을 하고자 하는 의도를 높여 피임행위를 증가시킬 것이라고 변수의 경로를 추정하였다. 그러나 연구결과 중재 프로그램이 피임에 대한 태도나 지각된 행위통제에 영향을 주지 않고, 직접적으로 피임 의도에 영향을 주는 것으로 밝혀졌다. 또한 피임에 대한 태도와 피임에 대한 지각된 행위통제 두 개의 변수가 피임 의도를 20% 설명하였으며, 피임 의도도 피임행위에 대해 35% 설명력을 가지고 있어 피임행위를 설명하기 위해서는 더욱 설명력 높은 요인들이 규명될 필요가 있음을 시사하였다(김미종, 2000).

제 5 절 프리시드-프로시드 모형(PRECEDE-PROCEED Model)

이 모형의 틀은 Green 등(1991)에 의해 개발되어 1990년대 보건사업에 많이 활용되었다(그림 3-6). 약어인 프리시드-프로시드란 용어는 원어로 PRECEDE(Predisposing, Reinforcing and Enabling Constructs in Educational/ Environmental Diagnosis and Evaluation)와 PROCEED(Policy, Regulatory and Organizational Constructs in Educational and Environmental Development)로 표기되는데 전자는 보건교육사업의 우선순위를 설정하고 목표를 수립하는 구조적, 행정적 진단단계이며, 후자는 보건사업의 정책개발 및 사업의 수행과정과 평가과정의 단계로 이루어졌다. 이 모형은 복합적이며, 다차원적인 여러 요인들에 의해 영향을 받는다는 가정하에 9단계로 구성되어 있다.

1. 주요 개념

1) 제1단계: 사회적 진단(social diagnosis)

한 사회에 살고 있는 사람들이 지니고 있는 욕구나 삶의 질이 무엇인지를 집단으로 파악하는 단계로 사업을 실시하는 가장 처음 단계이다. 지역 유지라든가 정부에서 발행한 지역자료라든가 면담이나 관찰로 얻은 자료 등 다양하게 수집한 자료를 통합하여 분석함으로써 지역사회를 충분히 이해한다.

따라서 사회진단으로서 지역사회를 알아야 할 사항은 다음과 같다. ① 사회인구학적 특성(인구구조, 교육수준, 직업, 종교, 사업장, 지역 특성 등), ② 사회복지 혜택(복지시설, 복지기관 및 단체), ③ 교통 및 통신상태, ④ 사회안전(범죄발생, 안전사고), ⑤ 사회단체 및 조직(지역사회 각종 단체, 협회) 등이 주요 항목이다.

2) 제2단계: 역학적 진단(epidemiological diagnosis)

역학적 진단은 지역사회 내 존재하는 건강문제를 파악하는 과정이다. 건강문제에 기여하는 요인을 확인하고, 사회적 진단에서 규명된 '삶의 질'에 영향을 미치는 문제를 규명한다. 또한 지역사회에서 동원하여 사용가능한 재원을 다양한 차원에서 검토해 본다.

다음의 특성을 조사하여 질병이나 건강문제에 대한 우선순위를 결정해야 자원을 활용한 사업을 무리 없이 수행할 수 있다.

① 질병발생, 이환상태 및 분포
② 사망력
③ 출산력
④ 모자보건 및 영양
⑤ 보건시설 및 인력
⑥ 인구학적 특성
⑦ 지리환경적 특성
⑧ 사회 · 문화적 특성

3) 제3단계: 행위 및 환경적 진단(behavioral/evironmental diagnosis)

이 단계에서는 건강문제와 관련된 행위 및 환경이 무엇인지를 확인한다. 건강행동 중에는 건강을 저해하는 건강위험 행위(흡연, 약물남용, 건강하지 못한 식습관, 안전하지 못한 성 행위, 사고관련 행위 등)와 건강을 증진시키는 건강기여 행위(운동, 건강한 식습관, 안전한 성 행위, 사고방지 행위 등)가 있다.

건강행위는 다시 변경 가능한 행위적 요인과 변경 불가능한 비행위적 요인(연령, 성별, 가족상황 등)으로 나누어진다. 행위적 요인은 보건교육으로 변화가 가능한 요인들을 말하며, 보건교육을 할 때는 이 중 더 중요하면서도 변화 가능성이 있는 행위와 환경을 중심으로 하는 것이 효과적이다.

4) 제4단계: 교육 및 생태학적 진단(education/ecological diagnosis)

이 단계에서는 건강문제를 예방, 증진하고 건강행위를 결정하는 데 영향을 주는 요인들을 확인한다. 이들 요인에는 성향요인, 강화요인, 촉진(가능)요인이 있다.

(1) 성향요인(predisposing factors)

행동을 취하는 근거나 동기가 되는 것으로 이를 제공하는 데는 개인의 기호가 선행되는 데 여기에는 개인의 지식, 태도, 신념, 선호도, 특기, 가치, 자기효능감이 포함된다.

(2) 강화요인(reinforcing factors)

행동이 실행되는 데에는, 보상, 칭찬, 벌 등이 관련된다. 부모의 건강관, 친구나 직장 동료 및 이웃의 건강관심, 의사 및 간호사의 예방보건에 대한 관심, 학교 교사 및 직장 상사의 보건사업에 대한 관심, 신문이나 방송 등 대중매체의 보도내용 등을 통해 사회적으로 지지받기도 하며, 동료나 중요한 타인에 의해 대리 강화가 되기도 한다.

(3) 촉진 또는 가능요인(enabling factors)

행동에 직접적으로 영향을 미치거나 환경적인 요인을 통해 간접적으로 영향을 미치는 요인이다. 자기 건강관리 기술과 능력 정도, 보건의료자원의 활용 및 이용 가능성, 지역사회 또는 지방자치단체의 보건정책 우선순위 또는 보건사업에 대한 관심 정도 등이다. 2002년 초부터 보건복지부 정책이 금연을 선포하고 대중매체에서 연일 흡연피해를 보도함은 비흡연 또는 금연인구 계층을 확산시키는 단초가 되는 예라 하겠다.

5) 제5단계: 행정 및 정책적 진단(administrative and policy diagnosis)

사업을 구체적으로 수행하기 위해 전반적인 행정체계를 진단하는 것이다. 사업을 수행하는 데 필요한 예산, 자원, 시간 및 일반적인 정책, 환경과 극복해야 하는 장애 등을 사정한다. 행정진단을 통해 파악할 사항은 다음과 같다. ① 예산, 물자, 기구 등 자원 배분, ② 가용자원, ③ 시간과 장소, ④ 관련 기관단체와의 협력.

6) 제6단계: 수행(implementation)

건강증진프로그램을 개발하고, 수행을 위한 방안을 준비하는 단계이다.

7) 제7단계: 과정평가(process evaluation)

사업과정 중의 문제점을 파악하고 수정할 수 있다. 과정평가는 실제로 계획한 일을 진행하고 있는지를 평가하는 단계로 사업수행이 정책이나 이론적 근거, 프로토콜 등에 맞게 이루어지고 있는지 평가하며, 벗어날 경우 이를 파악할 수 있다.

8) 제8단계: 영향평가(impact evaluation)

사업수행이 대상자에게 바람직한 영향을 미치고 있는지 확인하는 단계로 대상행위의 성향요인, 촉진요인, 강화요인 및 행위에 영향을 미치는 환경요인에 대한 즉각적인 효과를 평가하는 것이다.

9) 제9단계: 결과평가(outcome evaluation)

사업수행이 첫 단계에서 수립된 원하는 결과로 이어졌는지, 초기단계에서 사정된 건강상태나 삶의 질과 관련된 지표를 확인하는 단계이다.

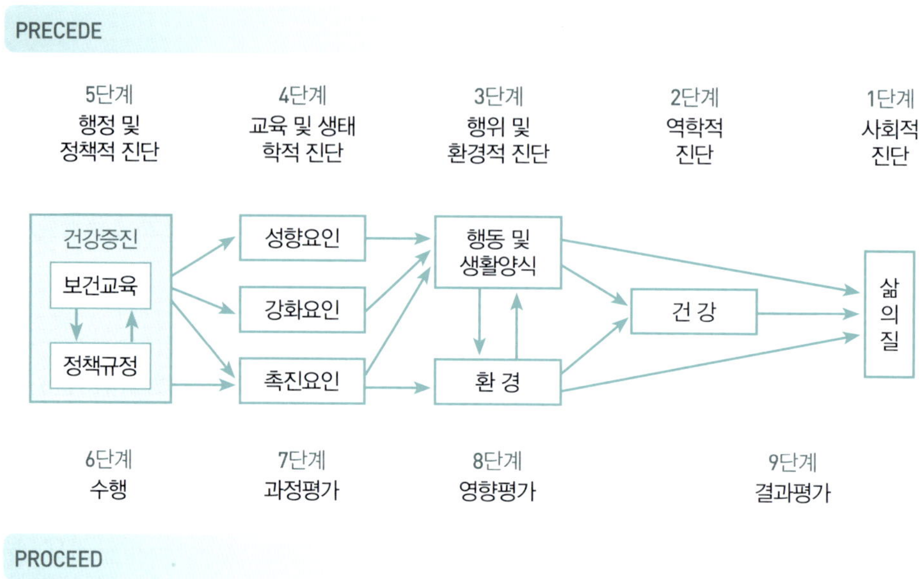

그림 3-6 PRECEDE-PROCEED 모형

※ 출처: Green L.W. and Kreuter M.W.(1999). *Health promotion planning–An educational and environmental approach. 3rd ed.*, Mayfield pub. co.

2. 적 용

■ 안전가정 꾸미기

다음은 John's Hopkins 대학 공중보건학과와 어린이센터(1996)에서 Green 등(1991)이 저소득가정의 유아에 대한 가정사고 예방을 목적으로 수행한 SAFE home project 연구사례이다(그림 3-7).

사업 주체가 된 기관 내 관할 지역에서 경제적으로 가장 취약한 지역에 사는 어린이들을 대상으로 외래에서 의료관리를 PRECEDE-PROCEED 모형에 근거해 투입한 결과 장기적으로 '유아의 가정사고'라는 건강에 위험한 문제의 발생률을 줄일 수 있었다. 이 사업의 특징은 사업운영 시에 전문가의 역할, 책임감, 자원활용 등이 상당한 영향을 주었다는 것이다. 특히 이 사업의 초점은 전문가의 자문을 사업에 효과적으로 도입한 것과 유아 건강관리에 대한 현장훈련이 성공적으로 이루어졌다는 점이다. 일단 구조화하면 응용이 편리한 접근방법을 장점으로 하고 있기 때문에 공중보건 전문가를 위한 실무이론으로 적용할 수 있다. 또한 체계적인 진단을 함으로써 계획자에게 언제, 어디서 중재할 것인지를 비판적으로 생각하도록 만든다. 행동을 결정하는 범주가 매우 광범위하고, 문제를 해결하는 데도 매우 포괄적이어서 예측보다는 계획 용도로 사용함이 바람직하다.

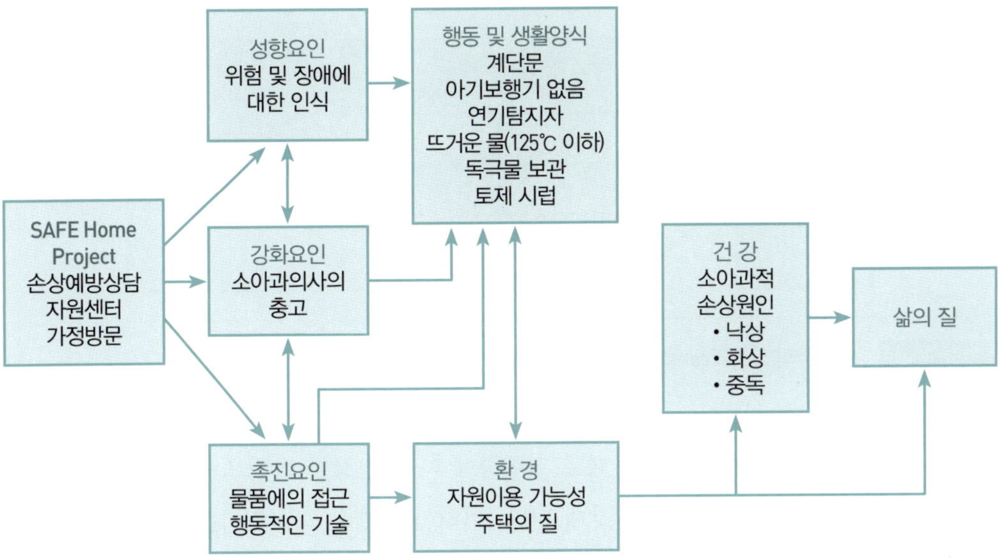

그림 3-7 **유아 가정사고 예방 프로그램 모형**

※ 출처: Glanz, K, Lewis, F.M. and Rimer, B.K. 1997. *Health behavior health education, 2nd ed.* Jossey-Bass Pub.

제 6 절 범이론적 모형(Transtheoretical Model; TTM)

300개 이상의 심리치료 이론(psychotherapy)에서 제시되는 주요 개념들을 체계적으로 통합하여 구성하였기 때문에 범이론적 모형(Transtheoretical Model; TTM)이라고 한다(Prochaska & Velicer, 1997)(그림 3-8).

이 모형은 개인이 어떻게 건강행위를 시작하고 이를 유지하는가에 대한 행위변화의 원칙과 과정을 설명하는 통합적인 모형으로 '건강과 관련된 행위의 변화를 성공과 실패의 이분법적 범주로 볼 것이 아니라 점차적으로 일어나는 역동적 과정'으로 정의하며 강조하고 있는 것이 특징이다. 즉 개인은 바람직하지 못한 행동에서 바람직한 행동으로 곧바로 이행하는 것이 아니라 일련의 단계(인식 전 단계 → 인식단계 → 준비단계 → 행동단계 → 유지단계)를 거쳐 점차적으로 변화를 가져오게 된다(Prochaska & DiClemente, 1983). 이러한 '변화의 단계'는 전술한 각 단계별로 태도(attitudes), 의지(intentions) 및 행동(behaviors)을 어떻게 이동해 갈 것인지에 대한 정보를 제공한다. 주요 개념은 변화의 과정(process of change), 의사결정 균형(decisional balance), 자기효능감(self-efficacy), 변화의 단계(stages of change)의 4개로 구성된다.

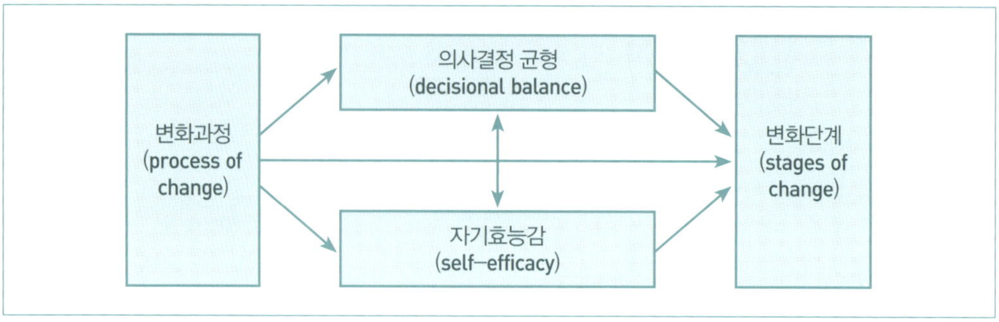

그림 3-8 범이론적 모형(Transtheoretical Model)

개인은 현재의 위치에서 다음 단계로 진행함에 따라 건강한 습관으로의 행동변화를 가져오게 되어 바람직한 생활양식을 갖게 된다. 이러한 진행은 의식적이든 무의식적이든 일련의 변화단계를 거쳐서 이루어지는데 이러한 과정에서 각 단계별로 '변화의 과정'이 일어난다는 것이다. 즉 변화과정, 의사결정 균형 및 자기효능감의 영향을 받아 변화의 단계가 일어난다는 것이 범이론적 모형의 핵심이라고 할 수 있다. 따라서 보건교육자는 학습자가 어떤 단계에 있는지를 사정함으로써 대상에 적합한 변화전략을 처방할 수 있다.

1. 주요개념

1) 변화의 단계(stages of change)

(1) 인식 전 단계(precontemplation stage)

인식 전 단계는 가까운 미래, 보통 6개월 이내에 행위변화에 대한 의사가 전혀(never) 없다고 여기는 단계를 말한다. 이 단계에 있는 사람은 무지하기 때문에 문제를 인식하지 못하거나 또는 성공할 자신이 없거나 무기력하기 때문에 간과한다. 독서, 대화 혹은 생각조차 회피하는 경향을 보이며, 변화를 강요당하는 느낌을 받기도 한다. 다른 이론에서는 저항자 또는 동기화되지 않은 사람 등으로 불리기도 한다.

(2) 인식단계(contemplation stage)

인식단계는 문제를 인식하므로 가까운 미래(someday), 보통 6개월 이내에 행위변화를 하려는 생각이 있는 사람이 머무는 단계이다. 행위변화로 인한 유익성과 더불어 장애성도 잘 인식하고 있지만, 구체적인 계획은 없다. 긴 시간 행위변화를 해야 한다고 생각만 하고 막상 행위 실천은 지연되는 특성을 보인다. 만일 행위변화에 따른 비용-편익이 같다고 판단하면 상당히 불안해하면서도 오래 이 단계에 있게 된다.

(3) 준비단계(preparation stage)

준비단계는 곧(soon), 보통 한 달 이내에 의도적으로 행위를 취할 계획이 있는 단계이다. 대부분 과거에 시도한 경험이 있다. 나름대로 방송도 보고 책도 읽으며 집단교육에 참여도 하고, 전화상담 등도 시도하거나 계획한다.

(4) 행동단계(action stage)

행동단계는 현재(now)의 문제를 극복하기 위해 행동하고 경험하며 환경을 가꾸는 등 생활방식을 변화시키려고 노력하는 단계이다. 소요기간은 하루부터 6개월까지도 걸릴 수 있는데, 활동하는 것이 눈에 띄므로 행위변화와 같은 것으로 이해되기도 하지만 이 모형에서는 단지 한 단계에 불과하다. 왜냐하면 행동이 지속적으로 이루어지지 않고, 전부라기보다 부분적인 행동수정이기 때문이다.

(5) 유지단계(maintenance stage)

유지단계는 새로 취한 행동을 6개월 이상 계속 노력함으로써 자신의 생활의 한 부분으로 정착(forever)하는 단계이다. 이 단계에 있는 사람들은 나쁜 습관으로 돌아가고자 하는 유혹을 물리칠 수 있는 자신감을 지닌다. 보통 이 유지단계는 6개월에서 약 5년까지 지속되는 것으로 추정되고 있다.

(6) 종료단계(termination stage)

종료단계는 중독과 같은 행동에 적용할 수 있는데, 이 단계의 사람은 유혹을 전혀 받지 않으며, 100% 자기효능이 있다. 이 단계에서는 개인이 아예 이전의 행동을 하지 않았던 것 같은 상태를 말하며, 어떠한 상황에서도 이전의 행동을 하지 않는다는 확신을 갖는 단계이다. 골초와 알코올 중독자의 약 20% 미만에서 행위변화이론의 적용이 적절하지 않은 것으로 보고되고 있다.

한편, 행위변화에 실패하여 서서히 또는 갑자기 원래의 좋지 못한 습관으로 다시 돌아가는 것을 붕괴(relapse)라 하는데, 붕괴를 경험하는 사람들은 다음 단계로 진행하기 이전에 무관심기나 관심기로 돌아갈 수 있고, 성공적인 행위변화는 한 번에 발생하는 것이 아니고 여러 번 붕괴과정을 겪으면서 그림 3-9와 같이 도달한다. 보건교육자는 이를 일련의 과정으로 이해하고, 이와 같은 상황을 대응하는 능력을 길러 주어야 한다.

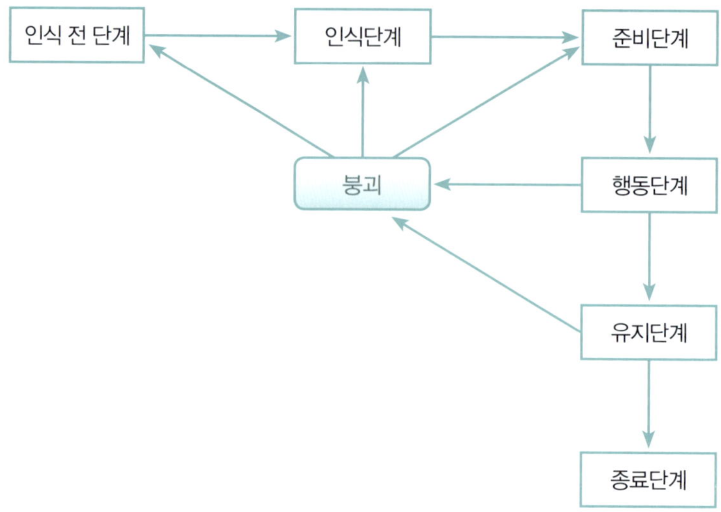

그림 3-9 '변화단계' 모형

※ 출처: 손애리(2002). 절주 혹은 절주를 위한 행태변화 Transtheoretical Model(TTM)과 변화단계(stages of change) 이론 적용. 절주교육 지도자 교육 교재. 대한보건협회 · 보건복지부. 35-56.

2) 변화의 과정(process of change)

'변화의 단계'별로 적용할 수 있는 전략을 일컫는데, 이를 일련의 변화과정으로 설명하고 있다.

(1) 인식 고취(conscious raising)

문제에 대해 이해하고 새로운 정보를 구하는 것이다. 피드백, 대처(confrontation), 해석(interpretations), 독서요법(bibliotherapy)과 대중매체 캠페인 등을 이용한다.

(2) 극적 해소(dramatic relief)

문제행위의 결과에 대한 감정을 경험하고 느끼는 것이다. 심리극(psychodrama), 역할극, 간증과 대중매체 캠페인 등을 통하여 갈등을 줄이고 정서적 공감을 높여 감정을 경험하고 표출시킨다.

(3) 자기 재평가(self-reevaluation)

자기 재평가는 문제행위에 대한 가치를 인지적 · 정서적으로 재평가하는 것이다. 운동할 때 활기 넘치는 본인과 멍하니 텔레비전이나 시청하는 본인의 모습을 대비시키듯 자신의 서로 다른 모습에 대해 인식하고 느끼게 한다. 가치를 분명하게 하거나, 닮고 싶은 건강한 역할모델을 이용한다.

(4) 환경 재평가(environmental reevaluation)

문제행위가 신체적 · 사회적 환경에 어떻게 영향을 미치는지를 이해하는 것이다. 감정이입 훈련, 다큐멘터리 및 가족개입(family interventions)과 같은 방법을 이용하여 건강행위와 그렇지 않은 행위가 사회환경에 어떤 영향을 줄 수 있는 것인가를 체험하게 한다. 예를 들면 수동흡연에 대한 영향을 알아봄으로써 다른 사람에게 긍정적 혹은 부정적 역할 모델을 인식하게 한다.

(5) 사회적 해방(social liberation)

소수 민족, 동성애자, 가난한 사람들처럼 상대적으로 취약한 사람을 대상으로 기회를 제공하는 사회적 의지에 관한 방법이다. 적절한 정책이 필요하다. 금연구역 확보, 편의점에서 콘돔을 살 수 있는 것과 같은 형태의 정책은 사람들이 쉽게 변화할 수 있게 돕는다.

(6) 자기 해방(self-liberation)

행위를 변화시키는 자신의 능력에 대하여 믿음을 갖고 행위를 변화시키기 위한 선택을 하는 것이다. 자기해방은 변화하겠다고 결심하고 공개하는 것이다. 새해 첫날, 생일, 기념일 등을 기점으로 결심하고, 다른 사람에게 결심을 공개함으로써 의지를 더욱 강화시킬 수 있다.

(7) 지지관계(helping relationships)

문제행위를 변화시키는 동안에 다른 사람들로부터 도움을 구하는 것이다. 자조모임, 전화상담 등을 통한 지지관계는 돌봐주고, 믿어주고, 마음을 열고 받아주므로 변화를 가져올 수 있다.

(8) 역조건화(counter conditioning)

문제행위에 대치될 수 있는 방법들을 사용하여 자극과 반응 사이의 바림직하지 못한 연결을 깨뜨림으로써 행동의 변화를 유발하는 것이다. 문제행동을 휴식(relaxation), 선언(assertion), 무감각화(desensitization), 긍정적 자기 진술 등과 같이 보다 긍정적인 행위나 경험으로 대체시켜 배우게 한다.

(9) 강화관리(reinforcement management)

바람직한 행위를 하면 상을 주고, 문제행동을 하면 벌을 줄 것을 의도적으로 서약하고 철저히 지킨다. 스스로 변화하고자 하는 사람들에게는 벌보다는 상이 더 효과적이며, 집단 간 계약인 경우에는 건강행위가 반복될 수 있도록 확률을 높이려면 강화를 증가시키는 것이 좋다.

(10) 자극통제(stimulus control)

문제행위를 유발하는 상황과 원인을 사전에 조정하는 것이다. 나쁜 건강습관을 촉발시키는 것들을 제거하고, 그 대신에 서로 호혜적으로 도움이 되도록 재구축하여 문제자극이 덜 발생하도록 만들어 간다. 즉 위험행동을 줄이도록 조절하는 방법이다.

이미 상술한 바와 같이 이 전략들의 효과를 극대화하려면 표 3-1에서 보는 바와 같이 각 '변화의 단계'에 적합한 방법을 활용하도록 권장한다. 보건교육자는 학습자별로 변화에 대한 태도, 의지 및 행동을 구분하여 어느 변화단계에 있는지 진단하고, 각 단계별로 적절한 전략을 이용한다.

3) 의사결정 균형(decisional balance)

개인이 어떤 행위를 변화시킬 때 자신에게 생기는 긍정적인 측면과 부정적인 측면에 대하여 비교, 평가하는 것을 말한다. 의사결정에는 이익(pros)과 손해(cons)의 두 가지 요소가 있다. 이익은 행위변화의 긍정적인 측면에 대한 지각 또는 행위변화에 대한 촉진을 의미하며, 손해는 행위변화의 부정적인 측면에 대한 지각 또는 변화에 대한 장해요인을 의미한다. 운동실천행위 여부를 예로 들어보면, 운동에 대한 이익이 손해보다 클 경우에 규칙적인 운동실천행위를 시도하거나 중단하지 않을 것이라고 생각할 수 있을 것이다.

4) 자기효능감(self-efficacy)

주어진 상황에서 필요한 행동을 잘 수행해 낼 수 있다는 개인의 주관적 판단(신념)을 의미한다(Bandura, 1977). 변화의 단계가 증가할수록 자기효능감이 증가된다.

표 3-1 변화단계에 따른 변화과정

변화단계	계획이전단계	계획단계	준비단계	행동단계	유지단계
변화과정	의식고취 극적안도 환경재평가	자기재평가		자기해방	지원관계 대응관계 강화관리 자극통제

※ 출처: Glanz., K., Rimer B. K., Viswanath. K. Health Behavior and Health Eduction; 2008.

2. 적 용

Prochaska(1993) 등은 흡연가들이 겪는 변화의 단계를 통해 미래의 행위를 예측하기 위해, Burbank(2000) 등은 노인이 운동을 실천하거나 준비하는 단계별로 동기를 제공하는 데 있어서 위와 같은 범이론적 모형의 '변화의 단계'와 '변화의 과정'을 이용해서 긍정적인 성과가 있었음을 보고하고 있다. 이 이론을 이용하여 대상자가 어느 단계에 있는지가 파악되면 이에 따라 차별화된 교육방법을 적용할 수 있다.

금연사업을 추진할 때 사업에 참여하는 대상자가 어떤 단계에 있느냐에 따라 금연을 위한 중재내용이 달라질 수 있다. 금연을 위해 실제에 적용할 각 단계에 따른 금연변화 정도와 변화과정의 정의에 따른 중재내용을 표 3-2에 정리하였다.

표 3-2 금연 실천행위 관련 변화과정의 정의와 중재내용

과정	이론적 정의	중재내용
인식고취	높은 수준의 인식과 보다 정확한 정보를 찾는 과정	• 금연방법에 대한 정보를 제공한다(리플릿, 안내책자 제공). • 금연의 필요성을 인식시킨다.
극적전환	감정경험과 표출	• 금연했을 때의 좋은 점을 알려주고, 금연의 자신감을 심어준다.
자기 재평가	자기자신과 문제들에 대한 감정적, 인지적 재인식	• 금연횟수를 파악하고 대상자가 자신의 금연상태를 인지하게 한다.
환경 재평가	자기환경과 문제들에 대한 감정적, 인지적 재인식	• 금연행위를 파악하고, 금연에 부정적 영향을 미치는 생활양식을 개선하도록 도와준다.
자아해방	어떤 신념에 근거하여 변화하고 행할 수 있다는 믿음	• 금연을 책임감 있게 수행할 수 있는 자가관리 방법을 알려준다. • 자가관리 수행계획표를 작성한다.
지지관계	개발, 보호, 신뢰, 진실, 감정이입을 포함한 관계	• 보건의료인이 대상자와 친밀한 관계를 형성하여 금연관리의 어려운 점을 함께 이야기하고 극복하도록 도와준다.
역조건화	문제행동을 보다 긍정적인 행위나 경험으로 대체	• 스트레스 해소를 위해 흡연하기보다는 규칙적인 운동과 근육이완법을 시행하도록 교육한다.
조작적 관리	긍정적 행위는 강화하고 부정적 행위는 처벌함	• 금연행위에 있어서 긍정적 행위는 강화하고, 부정적 행위는 수정할 수 있게 한다.
자극통제	환경 또는 경험을 재구축하여 문제 자극이 덜 발생하도록 함	• 건강관리 수첩을 제공하여 자신의 흡연상태를 기록해 준다. • 수첩을 통해 흡연을 위한 약속을 기억하게 하고 흡연에 부정적인 영향을 주는 음주문화, 흡연문화에 참여하지 않도록 문제자극을 조절한다.
사회적 개선	상대적으로 취약한 사람을 대상으로 기회제공	• 금연구역 확보, 청소년의 담배자판기 사용 금지 등의 적절한 정책을 제시한다.

※ 출처: 부산대학교 의과대학 건강증진기금사업단(2004).

>> 참고문헌

- 김미종(2000), 기혼여성의 피임행위에 관한 설명모형, 연세대학교 대학원 박사학위 논문.
- 박상순(2005), 건강신념 모형을 적용한 사무직 근로자의 근골격계 질환에 대한 인식도 및 예방 프로그램 요구도 조사, 가톨릭대학교 산업보건대학원 석사학위 논문.
- 부산대학교 의과대학 건강증진기금사업단(2004), 보건소 건강생활실천사업 내용의 표준화 및 평가지표 개발.
- 손애리(2002), 금주 혹은 절주를 위한 형태변화 전략: Transtheoretical Model(TTM)과 변화단계(Stages of Change) 이론 적용, 절주교육지도자교육교재, 대한보건협회 · 보건복지부 35-56.
- 지역사회보건간호학 편찬위원회(2019) 지역사회보건간호학 Ⅱ 수문사.
- Ajzen, I.(1985), From intentions to actions: a theory of planned behavior. In: Kuhl J., Beckerman J. eds. Action-control: from cognition to behavior. Heidelberg, Germany: Springer Verlag.
- Ajzen, I.(1988), Attitudes, personality, and behavior. Dorsey press. Chicago.
- Ajzen, I.(2006), Attitudes, Personality and Behavior. 2nd ed. McGraw-Hill Education. Berkshire.
- Bandura A.(1977), Social learning theory. Prentice-Hall, Inc.
- Bandura A.(1977), Self-efficacy: Toward a Unifying of Behavioral Change. Psychological Review, 84(20), 193.
- Becker MH et al(1974), *A new approach to explaining sick-role behavior in low-income population AJPH: 64*:205-216.
- Burbank, P. M., Padula, C. A., & Nigg, C. R.(2000), *Changing health behaviors of older adults. Journal of Gerontological Nursing*, *26*:26-33.
- Fishbein M., Ajzen I.(1975), Belief, attitude, intention and behavior: An introduction to theory and research. Reading, Mass: Addison-Weseley Publisging Co Inc.
- Fishbein M., Jaccard J., Davidson A. R., Ajzen I. & Loken B.(1980), Predicting and understanding family planning behaviors. in Ajzen I. & Fishbein M.(1980), Understanding attittudes and prediction social behavior. Englewood Cliffs, NJ.
- Glanz, K, Lewis, F.M. and Rimer, B.K.(1997), Health behavior health education. 2nd ed. Jossey-Bass Pub.
- Glanz K, Rimer BK, Viswanath, K(2015). Health behavior and health education: Theory research, and practice(5th ed.), california; Jossy-Bass.
- Glanz K, Rimer BK, Viswanath, K(2008). Health behavior and health education: california; Jossy-Bass.
- Green LW and Kreuter MW(1991), *Health promotion planning-An educational and environmental approach*. 2nd ed., Mayfield pub. co.
- Green LW and Kreuter MW(1999), *Health promotion planning-An educational and environmental approach*. 3rd ed., Mayfield pub. co.
- Pender N.J., Murdaugh C., Parsons, M. A.(2006), *Health promotion in nursing practice*. 5th ed. Appleton and Lange. A Simon and Schuster co.
- Pender, N. J., Walker, S. N., & Sechrists, K.R.(1990), Predicting health-promoting lifestyles

in the workplace. Nursing Research, 39(6):326–332.

- Prochaska J. O., DiClemente C. C.(1983), Stages and process of self-change in smoking: Towards an intergrative model of change. Journal of Consulting and Clinical Psychology, 51:390–395.
- Prochaska J. O. and Velicer, W, F.(1997), *The transthoeretical model of health behavior change. Am J Health Promo, 12*(1):38–48.
- Prochaska J.O. et al(1993), *Standardized, individualized, interactive and personalized self-help programs for smoking cessation*. Health Psychol, 12(5):339–405.
- Rose M.A.(1996), Effect of an AIDS education program for older adults. Journal of Community Health Nursing, 13(3):141–148.
- Rosenstock I. M.(1975), Prevention and illness and poverty and health. Harvard University Press.

CHAPTER

04 보건교육과정

학습목표

1. 보건교육과정 개념을 설명한다.
2. 보건교육과정을 적용하여 보건교육을 계획한다.
3. 보건교육계획서에 따라 보건교육을 실시한다.

제 1 절 보건교육과정 개요

1. 교육 패러다임의 변화

일반적인 교수-학습 과정에서 가르치는 사람이 고려해야 할 점은 교육자가 얼마나 잘 가르치느냐에 있는 것이 아니고 학습자가 얼마나 많은 것을 제대로 배울 수 있느냐 하는 것이다. 배움의 유형도 개인적인 지적 성취보다는 협동심을 통한 집단 활동의 결과로서 상호 존중과 문제해결을 위한 다각적인 분석력과 창의력을 바탕으로 한 배움을 강조하는 추세이다(표 4-1).

표 4-1 교육 패러다임의 변화

주 체	과 거	현 재
학습자	피동적 수혜자	능동적 참여자
과 업	개인적 성취	집단성취와 개인성취
내 용	교과서와 공책	실생활 체험
과 정	문제해결 강조	창조적 사고 강조

특히 교육의 초점이자 목표이며 진정한 교육적 성공의 기준은, 학습자들이 배운 교육내용을 자신의 인생에 실천하고 적용할 수 있는 경험이 일어나도록 도와주어야 하는 데 있다. 학습자에게 뒤따르는 학습경험이 연속적으로 이어질 때 학습자의 마음 속에는 보다 나은 삶을 향한 열망이 생기게 된다. 바로 이러한 열망이 일상생활에서 행동으로 연결되도록 고리 역할을 하는 것이 교육이며, 학습자에게 적극적 행동의 변화가 생활양식으로 이어져서 삶 전체를 지배할 때 비로소 완전한 배움의 경험이 일어난다. 이러한 경험이 학습자에게 일어나도록 교육자는 학습 촉진자로서 역할 모델이 되고, 전문가 역할을 수행하는 안내자로서 역할을 수행할 수 있어야 한다.

2. 교육과정

교육은 교육자 중심의 획일적, 일방적이 아닌 학습자 중심의 상호작용이 중요하며, 교육자의 지식이나 사상을 전달하는 것이 아니고, 배움을 통해 학습자의 바람직한 태도와 행동의 변화를 유도하는 데 목적을 두고 있다.

교육과정(curriculum)은 경주로(race course)로 표현할 수 있으며, 뛴다(달린다)를 의미하는 라틴어 'currere(달리다)'에서 유래되었으며, 경주에서 말들이 따라 달려야 하는 '경주로(race course)'와 경주에서 말들이 정해진 길을 따라 달리면서 갖는 체험의 과정 즉, '경주 행위 그 자체(race itself)'라는 두 가지 뜻이 포함되어 있다(Babbitt,1918). 전자는 경주에 참여한 사람이 반드시 거쳐 가야 할 길이며 장소이고 수행해야 할 과업을 말한다. 경주로는 단순한 길이 아니며 출전한 선수들에게는 동기를 유발하고 과업을 시사하며 행동의 지침을 처방해준다. 교육과정이란, 학생이 일정은 목표를 향해 달리는 길(공부하는 과정)이며, 교육목표를 달성하기 위하여 무엇을 선정해서, 어떻게 조직하고, 어떻게 가르치고 평가할 것인가에 대한 교육의 전체적인 계획을 의미한다. 후자의 지닌 의미는 장소나 길이 아니라 일련의 경험을 가리킨다. 동일한 조건에서 육상 경기를 펼치더라도 출전 선수 저마다의 최종 성과나 체험은 다양할 수 밖에 없다. 개인마다 다른 경주로를 달려가지만 순간의 경험과 관심이나 행동이 다르고 저마다의 경험은 개별적이고 공유하며 독특하다. 이와같이 교육과정이라는 용어는 어원적으로 두가지를 원초적 의미를 품고 있기때문에 '교육과정을 계획 행위 혹은 계획하는 바'를 가르키는 것과 일정한 계획을 초월하여 나타나는 '고유하고 다양한 경험'의 중요성을 강조하였다(김신복, 2017).

교육과정을 보다 체계적으로 이해하기 위하여 교육과정개발에 대한 개념모형이 필요하다. 교육과정 개발은 교육과정 계획, 교육과정 시행, 교육과정 평가 모두를 총괄하는 개념으로 사용된다(이성호, 1984). 교육과정 개발 모형은 교육과정을 보는 시각, 즉 교육과정 철학에 따라 달라질 수 있다. 교육과정 개발 모형 가운데 가장 영향력을 발휘하고 있는 것은 Tyler 모형이다.

Tyler 모형은 국가수준, 지역수준, 그리고 학교수준에서 교육과정을 개발하고자 할 때 의존해왔으며, Tyler(1949)는 [교육과정의 수업의 기본 원리]라는 저서에서 교육과정과 수업을 계획할 때 고려해야 할 네가지 질문을 다음과 같이 표현하였다.

- 달성해야 할 교육목표는 무엇인가?
- 목표를 달성하기 위하여 어떤 학습경험을 제공해야 하는가?
- 학습경험을 효과적으로 조직하는 방법은 무엇인가?
- 목표가 달성되었는지를 어떻게 알 수 있는가?

이상의 질문은 교육목표의 설정, 학습경험의 선정, 학습경험의 조직, 학습성과의 평가로 요약할 수 있는데 이는 Tyler가 말하는 교육과정의 네가지 기본 구성요소를 가르킨다. 이 네가지 요소는 순차적으로 이루어져야 한다. 즉 교육목표가 가정 먼저 설정되어야 하고, 이 목표에 따라 적절한 학습경험이 선정되고 조직되어야 하며, 마지막으로 평가가 이루어져야 한다(그림 4-1).

그 후 Nicholls and Nicholls는 '교육과정 개발: 하나의 실제적인 지침(1978)'이라는 책에

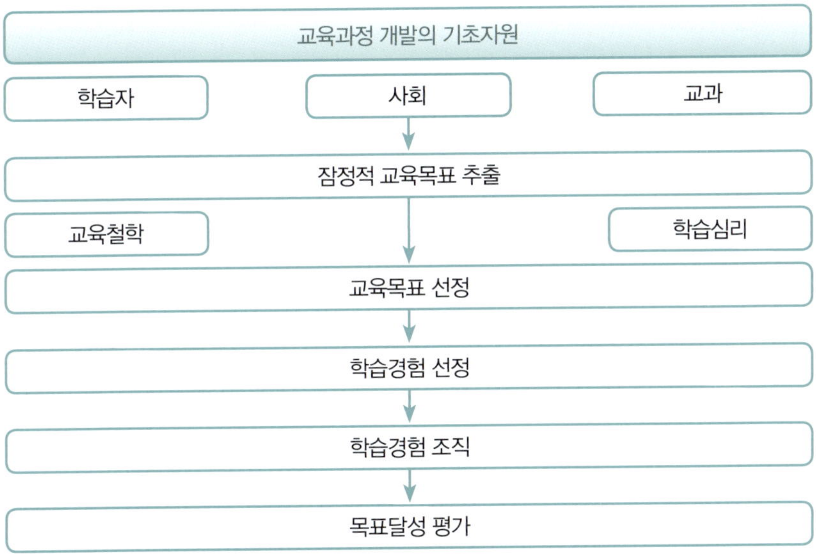

그림 4-1 **Tyler의 교육과정 모형**

※ 손충기 등(2012). 교육과정과 교육평가. p.169

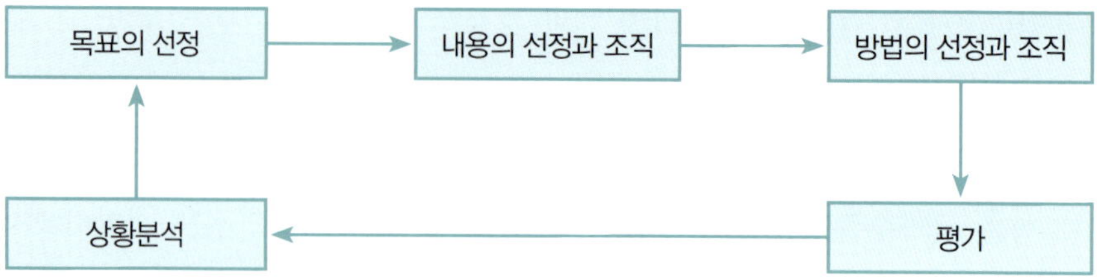

그림 4-2 Nicholls and Nicholls의 교육과정 개발모형

※ 손충기 등(2012). 교육과정과 교육평가. p.169

서 새로운 순환적 접근방법을 제안하였는데 이것은 Tyler의 아이디어를 더욱 확장시킨 것이다. 그는 교육과정 개발과정을 5단계로 설명하였는데 상황분석, 목표의 선정, 내용의 선정과 조직, 방법의 선정과 조직, 평가이며 이 다섯 단계가 연속성을 지니면서 상호의존적으로 이루어진다고 하였다(그림 4-2).

이렇듯 교육과정에 대해서는 학자들마다 과정을 세분화하여 제시하거나 통합하여 제시하는 등의 차이가 있으나 거의 동일한 요소를 포함한 과정이 필요함을 제시하고 있다.

보건교육과정도 교육자나 학습자가 갖게 된 경험들을 보건과 연관 지어 해석하고 수행함으로써, 건강지향적인 삶을 살아가도록 하는 과정이라고 할 수 있다. 따라서 위와 같은 교육과정 구성요소를 기반으로 보건교육과정을 4단계로 구분하여 보건교육사정, 계획, 수행, 평가의 단계로 제시하고자 한다.

제 2 절 보건교육과정

보건교육과정은 다양한 배경과 요구를 지닌 대상자를 위한 보건교육을 계획하고 수행하는 틀을 제공한다. 일반적으로 보건교육사정단계에서 보건교육 요구 즉, 학습요구를 사정한다. 학습요구란 대상자 혹은 보건교육 제공자가 건강과 관련하여 변화의 필요성을 느끼는 지식이나 태도 혹은 기술 등을 말한다. 학습요구와 함께 대상자의 사전 지식이나 경험, 성숙 정도, 학습에 필요한 자원 등 학습의 준비성을 사정하게 된다. 이때 학습자인 대상자는 배우고자 하는 동기를 나타내고 학습의 준비성을 갖고 있으며 배우고자 하는 자신의 욕구를 인식한다. 학습자의 보건교육 요구가 사정되었을 경우 우선순위를 정해야 한다. 보건교육사업의 우선순위를 결정하는 것은 '어떤 건강문제 또는 요구가 가장 우선되어야 하는가'에 대한 설명이다. 지역사회 또는 조직의 한정된 인력, 자원, 시간을 고려하기 때문에 우선순위 설정은 반드시 필요하다.

보건교육과정의 계획단계에는 확인된 학습요구를 충족시키고 타당한 학습목표를 설정해야 한다. 교육과정 계획에서는 학습내용을 선정하여 효과적으로 학습하도록 내용을 조직하며, 교수-학습방법과 여기에 사용할 자료와 시간 그리고 학습결과를 평가할 계획을 하게 된다.

보건교육과정의 수행단계에는 교수-학습 원리와 기술을 적용하여 대상자에게 계획한 교수-학습경험을 제공한다. 학습자는 교수-학습 활동에 참여하여 학습을 경험하게 된다.

보건교육과정의 평가단계에는 보건교육의 결과 대상자의 지식, 태도, 가치, 신념을 포함하는 행동의 변화를 관찰이나 질문을 사용하여 측정한다. 또한 교육자는 자신의 교육내용, 목적, 학습방법, 학습자료, 환경, 자원 등 보건교육에 영향을 미치는 요인을 평가하고, 학습자는 새롭게 습득하게 된 지식, 기술, 변화된 태도를 확인한다. 교육자와 학습자의 평가 결과에 따라 필요한 경우 재교육을 계획하게 된다.

1. 보건교육사정

보건교육사정은 변화시켜야 할 건강과 관련된 문제가 무엇인지를 찾아내고 보건교육 대상자의 요구를 파악하기 위한 자료를 수집하고 분석하는 보건교육과정의 첫 단계이다. 즉, 지역사회를 대상으로 건강문제를 확인하고 보건교육을 계획해서 평가하는 데 이용되는 중요한 자료를 체계적으로 수집하고 분석하는 과정으로 다양한 자료수집 방법을 활용한다. 즉, 지역주민의 건강문제와 관련된 요인이 무엇인지 등 정확하고 포괄적인 정보를 수집하고 분석하며 학습자의 요구와 준비 정도를 사정하고, 동시에 여러 가지 건강문제를 한꺼번에 해결하지 못하기 때문에 우선순위를 결정하여 우선순위가 높은 문제 순서로 보건교육을 실시해야 한다.

1) 보건교육 대상자의 학습요구 사정

보건교육사업을 계획하려고 할 때 우선적으로 다루어야 할 일은 교육 대상이 어떤 것을 배우고 싶어 하는지를 알아내는 일이다. 건강행위에 방해가 되는 것이 무엇인지를 알고, 또 그것에 대한 극복 방안이 무엇인지에 따라 목표와 방법이 결정될 때 효력을 얻을 수 있다.

특정 지역이나 집단이 가진 요구는 전문가나 대상자에게 직접 질문을 하거나 자료를 비교 · 검토하는 등의 과정을 통해서 다각적으로 파악할 수 있다. Bradshaw(1972)는 교육요구 유형을 다음과 같이 구분하였다.

첫째, 규범적 요구: 보건의료 전문가나 보건교육 전문가의 가치판단에 의하여 포착되는 요구이다. 만일 대상이 지닌 내면상의 요구가 포착되지 못하면, 이 규범적 요구와 충돌할 수도 있다.

둘째, 내면적 요구: 대상자가 오감으로 감지하고 있는 요구이지만, 상황에 따라서는 실현 불가능할 수도 있으므로 밖으로 표출되지 않은 채 그저 내면에 남아 있을 수도 있다.

셋째, 외향적 요구: 대상자가 말이나 행동으로 표현하기 때문에 외부에 쉽게 드러나는 요구이며, 쉽게 발견된다.

넷째, 상대적 요구: 대상자와 비슷한 집단이 지닌 요구로, 외향적으로 드러나기 때문에 양 집단의 비교가 가능하다. 한 농촌지역의 주민 요구는 우리나라의 대표적인 농촌지역 주민의 요구와 비교 검토하여 수준이 높다 · 낮다, 내용상으로 같다 · 다르다 등으로 분석할 수 있다.

따라서 다각적인 측면의 교육요구를 파악할 필요가 있으며 이때 다음과 같은 사항을 고려해야 한다.

(1) 대상자의 건강요구를 사정한다.

① 소수인 경우, 한 사람 한 사람의 특성과 건강요구를 알아보고 어느 정도 다수가 수긍할 수 있는 합일점을 찾아서 건강요구를 확인한다.

② 소속 지역의 집단 보건교육사업의 기준, 지침, 표준을 수집한다.

학습요구는 학교, 시민단체, 지방행정기관 등 다양한 출처를 통해 파악할 수 있다. 이미 보건교육을 실시하고 있는 지역의 보건소나 공공기관, 시민단체, 전문가 단체 등을 방문해서 주민의 건강증진을 위한 프로그램을 통해 과거에 문제가 되었던 건강문제를 확인하고 참조하여 이제 시작되는 새로운 보건교육계획의 방향을 설정한다. 각 사업장의 기준, 지침, 표준에는 그 지역의 특수한 건강문제를 나타내는 지표가 포함된다.

예를 들면, 초등학생들을 대상으로 성폭력에 관한 교육을 계획하는 경우, 그 지역의 보건소나 초등학교에 이미 배부된 성폭력 자료, 성폭력 교재, 지침 등을 참고한 후 그 지역의 요구와 수준에 맞는 보건교육을 계획한다.

③ 건강요구와 관련 있는 다른 보건의료인들의 자문을 구한다.

이미 다른 보건의료사업을 수행하고 있는 보건의료인들을 통해 건강요구를 확인한다. 예를 들면, 간질환이 지역적으로 많은 곳에서는 간질환협회, 간질환 자조관리 동우회, 간질환 전문학회 등을 통해 대상자들의 보편적인 건강요구를 파악할 수 있다.

④ 대상자가 소속된 기관의 요구를 사정한다.

대상자가 소속한 직장에서 보건교육을 계획한다면 그 직장의 관심이 질병의 치료 차원인지, 질병의 예방 차원인지, 어디에 초점을 맞추어 보건교육을 할 것인지를 계획한다.

(2) 자료수집 방법을 선택한다.

① 자가 보고형 설문지 조사

가장 많이 사용하고 있으며, 무기명으로 응답하므로 비밀이 보장된다. 구조화된 설문지 양식으로 조사한 후 전산화하기도 하고, 개방식 설문지로 조사하여 학습자의 요구를 심층적으로 분석하기도 한다.

② 면담조사

한 자리에 앉아 면담하는 방법은 구조화된 설문지로 면담하기도 하고, 비공식적 대화로 면담하기도 한다. 주로 구조화된 면접방법을 많이 쓴다. 면담 내용을 기록할 때는 반드시 환자의 허락을 받는 것이 중요하며, 최근에는 녹음을 하기도 하므로 이 점은 매우 중요하다. 장점은 직접 면담을 하기 때문에 높은 참여도와 응답률을 얻는 반면, 면접기술이 필요하고 학습자가 비밀노출을 우려하거나 불안감이 있으면 기대만큼의 효과를 얻기가 어렵고, 시간과 경비가 많이 소요된다.

③ 전화조사

자료수집 방법 중 적은 면접비용으로 비교적 높은 응답률을 얻을 수 있으나, 대상자의 대표성 여부와 표본상의 문제가 있을 수 있다. 자료수집 과정에서 면접자의 평가가 편견으로 치우칠 수 있는 단점이 있다.

④ 초점 집단

특정한 주제에 대한 견해나 정보를 얻기 위해 토의주제에 대한 경험이 비슷한 사람들, 또는 성과 나이가 비슷한 사람들로 구성된 집단을 초점 집단이라 한다. 사회자가 어떤 주제에 대해 토의 형식으로 회의를 진행하며 4~12명으로 구성된다. 사회자는 주제에 대한 여러 가지 개방식 질문을 준비하여 집단 구성원 전원이 활발하게 회의에 참여하도록 유도한다.

⑤ 각종 기록의 고찰(환자 병력지 등)

보건교육 대상자가 병원이나 보건소를 이용하는 경우 환자 병력지에 기록된 간호계획, 의사의 경과기록지, 퇴원교육, 퇴원계획서 등은 중요한 자료가 된다.

(3) 활용할 수 있는 자원을 고려한다.

보건소나 학교 및 유관기관 등에서 장기간 교육을 담당하고 있는 사람들의 목록을 만들어 인적 자원으로 활용할 수 있다. 그 외에 교육에 활용할 수 있는 물적 자원의 목록을 작성하여 활용한다.

(4) 시기 문제를 고려한다.

전체 보건교육의 진행과정에 따라 각 주제에 맞는 시기와 상황을 고려하여 계획한다.

2) 학습자 준비상태 점검

학습요구를 파악한 후 요구되는 것은 실제 학습이 이루어지기 전에 학습자와 교육자 쌍방의 준비상태를 점검하는 것이다.

학습자의 신체적 준비(physical readiness), 정서적 준비(emotional readiness), 경험적 준비(experience readiness), 지식적 준비(knowledge readiness) 등 준비 정도를 검토하는 것이다. 이것은 영어 약자를 따서 PEEK라 부르기도 한다. 준비상태가 미비하여 학습에 집중할 수 없는 형편이라면 교육의 성과가 제대로 나타나기 어렵다.

(1) 신체적 준비 정도

① 학습자의 신체적 기능 정도가 건강행위를 수행하는 데 적절한가?

예 노인 대상자의 기력과 근력은 건강시범 행위를 따르기에 충분한가?

② 학습자의 건강수준은 복잡한 건강행위 시범을 따라할 수 있는가?

③ 학습자가 있는 곳에 물리적 환경장애는 없는가?

예 교실이나 강연장 주위의 공장 소리, 도로 주변의 차 소리, 전철 소리 등 소음은 통제되어야 한다.

④ 학습자의 성별은 건강행위에 영향을 주지 않는가?

예 일반적으로 여성이 남성보다 치료과정의 순응 정도가 높다.

(2) 정서적 준비 정도

정서적 준비 정도는 건강행위에 필요한 노력을 최대한 투입하려는 학습자의 동기이며, 이는 태도와 신념 그리고 건강관련 행위에 근거한다. 그러므로 대상자가 보건교육에 참여하는 동기를 파악하는 것은 교육의 효과와 정비례한다. 교육 도중 교육자가 건강행위에 대한 시범을 보일 때 대상자의 참여도와 태도의 적극성 유무 등을 관찰하여 알 수도 있으며, 때로는 가족의 의견을 참고할 수도 있다.

① 학습자의 불안 수준은 건강행위를 수행하는 데 영향을 주는가?

어느 정도의 불안은 학습동기에 긍정적 영향을 주지만 지나치면 학습에 지장을 준다. 학습자가 경험한 중요한 스트레스 사건들을 미리 조사하고 관찰한다.

② 학습자의 동기화 정도는 건강행위를 수행하는 데 영향을 주는가?

건강 동기란 건강상태를 획득 또는 유지하고 질병을 피하려는 욕구이다. 따라서 학습자의 동기는 건강에 관련된 학습 성과에 밀접한 관계가 있다. 다음은 학습자의 동기를 부여할 수 있는 Keller의 ARCS 모델(Attention; A, Relevance; R, Confidence; C, Satisfaction; S)을 설명한 것이다.

첫째, 주의력(Attention; A)은 학습이 시작될 때부터 끝날 때까지 계속되어야 한다. 교육자가 성공적으로 주의를 집중시키는 4가지 방법은 학습내용을 탐구하려는 해박한 지식, 컴퓨터를 이용한 인지적 도구들, 학생들이 학습목표를 성취하기 위한 주기적 점검, 그리고 학습자들이 어려운 문제를 해결하다가 생기는 실수를 인정해 주는 분위기 등이다.

둘째, 관련성(Relevance; R)은 학습의 내용과 수업의 방향이 반드시 학습자의 과거 경험이나 그들이 현재 성취하고 있는 어떤 것, 혹은 그들이 미래에 아주 중요하게 생각하는 어떤 사물이나 사건과 관련되도록 유도하는 것이다.

셋째, 확신(Confidence; C)은 학습자가 이 학습과정을 통하여 분명히 성공적인 학문적 성취감을 맛볼 수 있다는 확신을 가질 수 있어야 한다. 교육자가 이러한 확신감을 주기 위해서는 지나친 동료 간의 경쟁심을 피하고, 명확한 기대감을 전달하며, 위험을 감수할 수 있도록 격려하고, 언제나 학생이 도움을 요청할 때 수용할 수 있다는 분위기를 유지해야 한다.

넷째, 만족감(Satisfaction; S)은 학습자들이 개인의 목표를 달성했을 때 얻을 수 있는 외적 보상이다. 보상은 학습자에게 귀중한 성취감의 보상으로 주어져야 한다. 이러한 보상은 글로 적을 수도 있고, 언어로 전할 수도 있고 상징적인 것이 될 수도 있다. 보상은 학습자를 동기부여시킬 수 있도록 자주 제공되어야 하며 이것은 학습에 대한 흥미를 유발시킨다. 특히 성적은 대부분의 학습자들에게 상당한 만족감을 부여하는 일종의 외적인 보상이다. 교육자들은 모든 학생들이 자신이 쏟은 노력과 향상된 성적을 확인함으로써 만족감을 얻도록 기회를 주어야 한다. 특히 자신이 세운 목표를 성취하기 위해 노력하는 학생들은 그 목표에 관심을 갖게 하는 내용과 제목들을 수집하고 정리하는 동안 내적인 만족감을 얻게 될 것이다.

③ 학습자의 발달단계는 건강행위를 적용하는 데 영향을 주는가?

학습자의 발달단계를 사정하여 그 단계에 맞는 내용을 선정하는 것이 필요하다. 주로 성인은 과거의 경험 축적으로 현실적응이 빠르나 노인은 과거의 고집이나 건강행위에 대한 부정적 기억 등이 오히려 부정적 영향을 줄 수 있다.

효과적인 성인학습

◆ 성인과 관련 있는 주제 선정

교육자는 학습자가 원하는 교육요구를 반드시 사정해야 하며 이것을 통해 학습자는 부족한 기술과 정보를 얻을 수 있다.

◆ 학습자 경험의 역할

성인들은 어린이들보다 더 많은 경험들을 가지고 있으며, 그들이 겪은 여러 가지 과거의 경험들이 곧 학습환경으로 이어질 수 있다. 물론 그들이 겪은 경험들이 모두 학습에 도움이 되는 긍정적 경험은 아니기 때문에, 교육자는 그들이 과거에 가졌던 부정적 경험들을 긍정적으로 사용할 수 있는지 파악할 필요가 있다. 다음에 열거하는 몇 가지 제안들을 참고해 보자.

- 긍정적이지 못한 경험들을 인정한다. 그러나 그 경험들에 연연하지 말라. 인생을 살아가는 데 있어서 부정적인 경험은 누구에게나 피할 수 없다는 사실을 인정한다.
- 학습자에게 어떻게 하면 새로운 훈련과정을 통하여 과거의 부정적 경험들 중 일부를 학습으로 연결할 수 있을 것인지 물어본다.
- 학습자가 과거에 겪었던 부정적 경험을 현재의 환경까지 연장시키지 않도록 도와준다.

◆ 학습자의 내적 동기부여

성인들이 학습할 때 배움을 유도하는 내적 동기부여 방법에는 여러 가지가 있다. 이러한 내적 동기부여 방법을 발견하도록 도와주고, 목표를 성취하도록 진지한 격려를 한다. 학습자들에게 목표를 향하도록 격려하되 현실성 있는 기대감을 세우고 도전하도록 한다. 가능한 한 학습의 분위기를 자유스럽고 편안하게 유도하여 학습자가 어떠한 질문이라도 주저하지 않고 던질 수 있도록 한다. 마지막으로 가장 중요한 것은 학습자로 하여금 기대하는 이 학습과정을 통하여 그들이 성공할 수 있다고 믿게 하는 것이다.

◆ 학습자의 자기주도적 학습(self-direct) 정도 고려

성인 학습자는 그들이 무엇을 배우는지 알고자 하고, 어느 정도 어려운지 알고 싶어 한다. 수업은 반드시 '학습자 중심'이 되어야 하며 모든 참석자들이 자기 스스로 학습에 임하도록 격려하여야만 한다. 이때 교육자의 역할은 안내자로서 학습자의 배움의 과정에서 일어날 수 있는 실수나 함정들을 피할 수 있도록 도와주는 것이다.

◆ 비판적 사고와 문제해결능력 습득

만약, 성인 학습자의 인원이 많을 때는 그룹으로 나누되 그룹 구성의 기준은 경력의 연수 혹은 해결해야 할 문제의 종류들 그리고 그 문제해결을 위한 학습자의 과거의 경험 등을 기준으로 그룹을 구성하며, 모든 정보들은 반드시 학습자에게 제공되어야 한다. 수업은 학습자가 제시된 문제를 해결하기 위하여 그동안 배운 모든 지식과 기술을 적용하여 최종적인 결과를 얻기 위한 일련의 단계적인 진행방법이 필요하다. 이런 과정을 통하여 학습자는 문제해결을 위한 비판적 사고방식과 성공적인 활동이 무엇인지를 생각하는 기회를 갖게 된다.

표 4-2는 어린이와 성인의 학습 특징을 도표로 그린 것이다.

표 4-2 어린이와 성인 학습 특성

	어린이(pedagogy)	성인(andragogy)
학습태도	타인(교육자) 의존 학습	자율학습, 자기주도형 학습 선호
학습자료	교과서 과목 중심	과거의 축적된 경험에서 문제 발견
학습동기	외적인 보상(상, 벌)	내적인 보상(배우고 싶은 욕구 충족)
학습환경	약간의 통제와 권위	완전히 자유스런 분위기
학습효과	과거의 경험들이 거의 배움과 연결되지 않음	과거의 소중하고 유용한 경험들이 새로운 배움과 연결되어 의미를 부여
학습주제	교육자가 전적으로 선택	본인과 관련 있는 문제를 선택/해결방안
교수방법	교육자 주도형 학습	학습자 중심, 자기주도형 학습, 그룹과제

(3) 경험적 준비 정도

이 교육에 참석하기 이전의 경험이나 훈련 중에서 새로운 학습과 관련된 것을 의미한다. 학습자가 갖고 있는 배경, 기술과 태도, 인지능력, 학습능력을 말한다.

① 과거에는 건강문제에 어떻게 대처하였는가?

과거에는 건강문제를 어떻게 해결하고 대처하였는지 평가해 보고, 특히 부정적으로 영향을 미친 대처기전을 사전에 알아보고, 긍정적으로 영향을 미친 대처기전이 현재에도 유효한지 사정해 보아야 한다.

② 문화적 배경에 건강신념이 어떻게 대처하고 있는가?

학습자의 문화적 배경에 어떤 바람직하지 못한 건강신념이 있는가를 알아보고, 건강과 질병, 죽음에 대한 개념을 이해하는 것이 보건교육을 적용시키는 데 아주 중요하다. 특히 건강개념에 대한 용어 정의의 이해, 의학용어를 영어로 표현할 때의 거부감 등을 세밀히 살펴 전체 교육내용의 흐름이 막히지 않도록 한다.

③ 학습자의 통제위는 건강문제에 어떻게 대처하고 있는가?

과거 경험 중 사용한 통제위는 내적 통제위였는지 아니면 외적 통제위였는지를 사정한다.

(4) 지식적 준비 정도

주제에 관한 기존 지식과 요구를 알아보는 것은 교육의 효과를 높이는 데 있어 중요한 관건이 된다. 이미 알고 있는 내용을 다루는 것은 흥미를 잃게 하며, 특히 알고 싶어 하는 부분을 다루어야 하고, 읽기, 쓰기 등 학습장애는 없는지 알아본다.

① 현재 지식 정도

학습할 내용(주제)에 대한 지식 정도를 파악한다.

② 학습장애 정도

읽기, 쓰기, 이해하는 능력의 장애 정도를 파악한다.

③ 인지능력 정도

정보처리능력(이해, 기억, 회상, 적응)을 파악한다.

④ 학습유형 정도

연령에 따른 교수학습방법을 적용한다.

3) 보건교육의 우선순위 설정

요구도 조사를 통해 규명된 보건교육 요구는 다양할 수 있기 때문에 보건교육자가 동시에 모든 요구를 충족시킬 수 없으므로 우선순위 설정이 필요하다. 보건교육에서 우선순위란 보건교육을 필요로 하는 건강문제의 순서를 의미하는 것으로, 보건교육의 우선순위를 결정하는 것은 '어떤 건강문제 또는 요구가 가장 우선되어야 하는 것인가'에 대한 설명이다.

Stanhope & Lancaster(2004)의 지역사회 건강문제에 관한 우선순위를 적용한다면 다음과 같다.

저자	내용
Stanhope & Lancaster(2004)	1. 문제에 대한 지역사회 인식(awareness) 2. 문제해결을 위한 지역사회 동기유발(morivation) 3. 문제를 해결할 수 있는 간호사의 능력(influence) 4. 문제해결을 위한 전문가 이용가능성(expertise) 5. 문제해결이 되지 않았을 때 나타나는 결과의 심각성(severity) 6. 문제해결에 소요되는 시간(speed)

일반적으로 보건교육 우선순위를 결정할 때는 다음과 같은 사항을 유의해야 한다.

- 많은 사람에게 영향을 주는 문제인가?
- 심각한 영향을 미치는 문제인가?
- 문제해결이 실현 가능한 문제인가?
- 교육 시간, 담당인력 분포 등 효율성이 높은 문제인가?
- 개인이나 집단, 지역사회의 관심과 자발적인 참여가 높은 문제인가?

2. 보건교육계획

보건교육을 수행하기 전에 보건교육자는 보건교육계획을 하여야 하며 실제적으로 보건교육계획서를 마련해야 한다.

보건교육계획서는 여행자에게 필요한 지도와 같다. 학습목표에 도달할 수 있는 내용을 알고 있다고 해서 누구나 남을 가르치는 것은 아니기 때문에 목표지까지 안전하게 안내하는 보건교육계획서가 있어야 하며, 이를 통해 알고 있는 지식을 효과적으로 전달할 수 있다. 전통주의자들은 교육자의 가르치는 행위를 중요시하고, 진보주의자들은 학습의 주체가 되는 학습자를 중요시하는데 보건교육계획서를 작성하는 것은 이 양 집단에서 중시하는 두 가지 조건, 즉 교육자의 가르치는 행위와 학습자의 배우는 행위를 동시에 만족시킬 수 있는 매체가 된다.

보건교육계획서의 계획이란 교육자가 대상의 특성과 내용에 맞는 방법을 고안하여 효과를 최대화하려는 일련의 과정이며, 전문적인 활동이다. 따라서 보건교육계획서는 교육내용을 충분히 획득할 수 있도록 효과적이어야 하고, 투입한 노력이나 시간, 비용에 걸맞은 효과가 나타나 효율적이어야 하며, 학습자의 배움에 대한 욕구나 관심도를 높이는 매력적인 교육결과가 나타날 수 있도록 구성되어야 한다.

보건교육계획서는 학습목표를 달성하기 위한 구체적인 절차나 방법을 제시하므로 다음과 같은 특징을 지니고 있으며, 이것이 보건교육계획서를 준비하는 가장 큰 이유라 하겠다.

- 수업에 대한 자신감을 가질 수 있다.
- 보건교육계획서 작성과정에서 배움을 경험한다.
  '바람직한 교육자는 철저하게 전문적 지식을 기초로 한다'는 점을 기억하자.
- 교육의 성과를 극대화시켜 준다.
  '바람직한 교육자는 의사전달의 철저한 연출자이다'라는 점을 응용하자.
- 체계적이고 효율적으로 교육 시간을 관리할 수 있다.
- 교육활동의 일관성을 유지할 수 있다.
- 학습내용을 풍부하게 해 주며, 학습자의 배움을 쉽게 해준다.
  '바람직한 교육자는 핵심을 쉽게 가르치는 사람이다'라는 점을 자각하자.

보건교육을 계획할 때는 보건교육내용 및 언어는 학습자의 수준에 맞게 기재하며, 특히 내용은 체계적이고, 객관적이며, 보편타당하여 효과적으로 전달될 수 있어야 한다. 보건교육은 다음과 같은 순서로 계획한다.

1) 보건교육 제목 또는 주제 설정

제목이 광범위한 내용을 포함하는 데 비해 주제는 가장 핵심적인 내용을 담고 있다. 제목의 형태는 주로 명사형으로 기술하지만 질문형, 유도형도 좋다.

'제목' 서술의 예

- 예 1) 금연의 중요성 (명사형)
- 예 2) 금연은 과연 내 인생의 성공에 어떤 영향을 미치는가? (질문형)
- 예 3) 금연하여 건강 찾자 (유도형)

2) 학습목표의 설정

보건교육사업의 주제가 선정되면, 이에 적당한 학습목표를 설정해야 한다. 이 학습목표의 설정은 앞으로의 수행계획과 평가계획에 지침이 되는 중요한 단계이다.

(1) 학습목표의 기능

- 교육(바람직한 성정)이 나아가야 할 방향을 규명해준다.
- 학습경험을 선정하는 근거를 마련해 준다.
- 학습평가를 위한 근거를 마련해 준다.

(2) 학습목표 기술 기준

- 구체성: 구체적이고 명료한 행동 용어로 진술되어야 한다.
- 관련성: 변화하고자 하는 목적과 관련있게 기술한다.
- 논리성: 논리적으로 기술한다.
- 실현가능성: 학습을 통해 실현가능하게 기술한다.
- 관찰가능성: 교육 후 목표도달 여부를 관찰할 수 있도록 기술한다.
- 측정가능성: 목표 도달상태를 측정할 수 있도록 기술한다.
- 대상자 규명: 학습자의 특성을 명확하게 기술한다.
- 행동적 용어: 행동을 확인할 수 있는 동사로 명확하게 기술한다.

(3) 학습목표의 범위

보건교육을 위한 학습목표는 일반목표(General Behavioral Objectives; GBO)와 구체적 목표(Specific Behavioral Objectives; SBO)로 나누어 작성한다. 일반목표는 하위의 구체적 목표를 통하여 달성된다. 따라서 세부목표는 구체적으로 도달해야 할 여러 개의 묶음이다.

세부목표는 여러 개로 일정한 원칙을 따라서 작성하며 교육자와 학습자 모두에게 지침이 되고 평가의 기준이 된다.

학습목표 작성요령의 구체적인 작성 요령은 다음과 같다.

- 행동 용어로 기술한다.
- 학습자 위주로 작성한다.
- 학습 후의 결과로 최종 행위를 기술한다.
- 한 문장 안에는 단일 성과만을 기술한다.
- 세부목표는 일반목표의 범위 안에서 기술하며 일관성이 있어야 한다.

보건교육에서 유용하게 쓸 수 있는 학습목표 설정에 대한 내용을 알아본다.

일반목표와 구체적목표

예 주제: 뇌졸중 예방 관리 교육 기간: 2~3개월
일반목표: 뇌졸중 예방을 위한 건강생활실천으로 삶의 질을 향상한다.
구체적목표: • 뇌졸중의 위험성에 대해 진술한다.
• 뇌졸중의 전조증상을 구별한다.
• 뇌졸중의 위험요인을 열거한다.
• 뇌졸중 예방을 위한 생활습관을 설명한다.

(4) 학습목표의 구성

그렇다면 과연 학습목표는 어떻게 정의할 수 있는가? 교육에 참석한 학습자가 일정한 기간의 교육을 마친 후 나타나기를 기대하는 행동(지식, 행위, 태도)의 변화를 문장의 형식(주어 + 목적어 + 동사 + 부사)으로 나타낸 것이며, 예시하면 아래와 같다.

학습목표의 구성 예

예 주제: 산전 관리 교육 시간: 2시간
학습목표: 2시간의 강의를 성공적으로 마친 후에
주어(주체) → 이 강의에 참석한 학습자들은
목적어(내용) → 산전관리의 중요성을
동사(활동) → 설명할 수 있다.
부사(조건과 기준) → 주변의 임신부를 설득하여 동참시킬 때까지

① 주 어

대부분의 교육자들은 교육을 시작할 때, 내용을 어떻게 잘 전달할 것인가에 노력을 기울인다. 그러나 교육의 주체는 교육자가 아니고 배우는 학습자임을 명심해야 한다. 초점을

맞추어야 할 대상은 학습자이며, 이들이 무엇을 배우고 경험하고 바람직한 건강행동에 변화를 가져올 수 있는지를 늘 생각해야 한다. 주어는 곧 학습의 주체인 학습자이다.

② 동 사

어떠한 동사를 선택할 것인가가 학습목표 제시에 있어서 가장 중요하다. 선택할 수 있는 동사의 부류는 명시적 동사와 암시적 동사가 있다. 명시적 동사는 교육 후에 기대하는 최종 행동을 구체적인 행위로 나타내 주는 반면에, 암시적 동사는 방향 설정이 모호하므로 교육자는 명시적 동사를 적재적소에 선택할 수 있게 꾸준히 노력하고 훈련해야 한다. 학습목표에 제시된 동사가 불분명하면 수업의 방향과 초점이 흐려진다.

학습목표를 의문문으로 바꾸었을 때, 학생들이 곧바로 대답할 수 있는 동사를 명시적 동사라 할 수 있고, 동사의 내용이 명확하지 않고 추상적이기 때문에 또 하나의 의문문을 제시해야만 학생들이 대답할 수 있는 동사는 암시적 동사이다. 교사는 반드시 명시적 동사를 사용하고 암시적 동사는 사용하지 않아야 한다.

아래 예에서 보는 바와 같이 동사는 학습자가 해야만 하는 활동이자 구체적인 행동지침이 된다.

명사적 동사와 암시적 동사의 예

예 1) 외래 환자들은 당뇨병 예방의 중요성을 설명할 수 있다. (○)
주어 / 주제(내용) / 명시적 동사

* 평가: 당뇨병 예방의 중요성을 설명해 주시겠습니까?
(이 경우, 학습자가 당뇨병 예방의 중요성을 잘 설명하면 학습목표는 달성함)

예 2) 외래 환자들은 당뇨병 예방의 중요성을 파악할 수 있다. (×)
주어 / 주제(내용) / 암시적 동사(추상적)

* 평가: 당뇨병 예방의 중요성을 파악(인식, 이해)하셨습니까?
(이 경우, 학습자가 당뇨병 예방의 중요성을 어떻게 파악했는지 구체적인 평가를 하기 어렵다. 교사는 다음과 같은 질문을 다시 반복할 수밖에 없다.
** 그렇다면 어떻게 파악하셨는지 설명해 주시겠습니까? (×)

암시적 동사	명시적 동사
안다. 이해한다. 인식하다. 의의를 파악하다. 즐긴다. 존경한다. 믿는다. 토의한다. 신용한다.	쓴다. 암송한다. 지적한다. 구별한다. 열거한다. 비교한다. 설명한다. 시범한다. 말한다. 푼다. 대조한다.

③ 목적어

목적어는 학습목표 중에서 교육자에게 가장 친숙한 부분이며, 가르치고자 하는 내용 중에서 가장 핵심이 되는 주제를 열거한다. 그러나 주목해야 할 것은 교육할 시간에 맞는 내용을 생각하고 학습목표를 작성해야 한다는 점이다.

따라서 목적어는 교육자가 구성해야 할 내용이다.

목적어의 서술 예

예 2일간 금연교육 중 첫날 1시간 강의 학습목표
"1시간 수강 후 학습자들은 금연하기를 선택한다"
* 평가: 강의시간(1시간)에 비해 무리한 변화(금연)를 기대하므로 부적절하다.

④ 부 사

이 부분은 모든 학습목표에 다 필요한 것은 아니다. 그러나 어떤 특수한 상황에서 행해야 하는지 적절한 때를 제시한다. 즉, 조건을 분명히 해준다.

또한 학습자의 행동이 어느 정도까지 수행되어야 하는지 명시하기 위해서 사용된다. 따라서 학습자가 도달해야 할 기준이라 하겠다.

부사의 서술 예

예 1) 당뇨환자가 연속적으로 3번 성공할 때까지 근육주사를 실행할 수 있다. (조건)
예 2) 당뇨환자가 본인의 주사를 준비할 때 간호사의 도움 없이 할 수 있다. (기준)

(5) 학습목표의 분류

학습목표의 중요한 기능 중 하나는 일정한 시간과 노력을 투자한 교육 이후, 학습자의 인지, 태도, 행동의 변화가 확실한지 평가할 수 있는 기준이 되는 것이다.

일반목표와 구체적목표별로 학습자가 변화해야 할 영역을 제시하는데, 가장 보편적으로 Bloom의 세 가지 영역을 많이 사용한다.

사고하고 이해해야 하는 인지적 영역, 행동으로 옮기기 이전 가치관이나 의식 수준에 관한 정의적 영역, 행동이 변화될 수 있는 심리 운동적 영역 등이며, 각 영역을 살펴보면 다음과 같다.

① 인지적 영역(Cognitive domain)

인지적 영역은 사상에 관한 지식의 증가와 그 정보를 이용하는 능력의 증가를 보여주는 영역으로 가장 낮은 지식 수준에서 가장 높은 평가 수준으로 분류된다. 인지적 영역의 수준이 증가할수록 지식의 사용능력은 증가된다.

표 4-3 인지적 영역 동사

암기	이해	적용	분석	합성	평가
정의하다 반복하다 기록하다 나열하다 기억하다 지명하다 연관하다 밑줄치다	번역하다 다시쓰다 토의하다 묘사하다 인식하다 설명하다 표현하다 판명하다 찾다 보고하다 검토하다 말하다	해석하다 응용하다 채택하다 이용하다 시범하다 극화하다 연습하다 예시하다 운영하다 예정표를 찾다 개략하다	분류하다 구별하다 감별하다 사정하다 계산하다 검증하다 비교하다 대조하다 비판하다 그림으로 묘사하다 검사하다 토론하다 목록을 조사하다 질문하다 관련하다 해결하다	구성하다 계획하다 제외하다 설계하다 형성하다 정리하다 조립하다 수집하다 건립하다 창조하다 관리하다 측정하다 준비하다	판단하다 사정하다 평가하다 채점하다 비교하다 값을 정하다 개정하다 등급을 매기다 선택하다 선정하다 감정하다 견적하다

고혈압 환자의 인지적 학습목표의 예

지식: 대상자는 고혈압의 발생원인을 서술한다.
이해: 대상자는 고혈압이 높아졌을 때 어떠한 증상이 나타나는지 설명한다.
적용: 대상자는 일상생활 중 고혈압의 변화를 예측한다.
분석: 대상자는 생활습관과 연계하여 고혈압 증상을 구별한다.
합성: 대상자는 올바른 생활습관을 계획한다.
평가: 대상자는 자신의 일상생활을 계획하여 그 결과를 평가한다.

- 지식(Knowledge) : 이미 배운 내용(사실, 개념, 원리, 방법 등)을 기억해 내는 능력(가장 단순한 정보 재생 능력, 암기 수준)
  - 용어, 사실 등의 특수 사상(事象)에 관한 지식(. 산소의 원자기호를 쓰시오.)
  - 학문 분야의 규칙, 경험과 계열, 분류와 유목 등 특수 사상(事象)을 다루는 방법과 수단에관한 지식
  - 보편적 · 추상적 사상(일반법칙, 이론, 구조)에 관한 지식(. 삼투압의 원리를 쓰시오.)
- 이해력(Comprehension) : 지식을 바탕으로 자료의 의미를 파악하는 능력
  - 번역(translation) : 다른 언어나 상징 형태로 표현
  - 주어진 2차 방정식을 그래프로 그리기, 영어 문장을 우리말로 옮기기, 그림이나 도표의 내용을 말로 설명하기
  - 해석(interpretation) : 주어진 자료들 사이의 관계를 규명하여 전체적인 견해 정립
  - 건축 설계도를 읽는 능력, 소설을 읽고 작가의 핵심사상을 파악하는 능력

- 추리(extrapolation) : 주어진 자료에 담겨진 경향을 해독하고 이를 바탕으로 결과를 추측, 번역 · 해석을 토대로 경향 · 추세 · 조건을 해독하고 추정 · 예측할 수 있는 능력
- 장래 예언 능력, 추론적 결과를 내릴 수 있는 능력, 물가변동을 관련 지표를 보고 이 시기를지난 다음에 어떤 사태가 일어날 것인지를 추측하기

• 적용력(Application) : 구체적 사태에 추상 개념(. 개념, 원리, 방법, 이론, 학설)을 적용하여 문제를 해결할 수 있는 능력

- 사회과학의 법칙이나 결론을 실제 사회문제에 응용하는 능력, 삼각함수의 이론을 이용하여 지형의거리 측정하기

• 분석력(Analysis) : 주어진 자료를 부분으로 분해하고, 부분 간 상호관계와 그것이 조직되는 원리를 발견하는 능력

- 요소 분석(analysis of elements) : 자료를 구성부분으로 나누어 자료의 요소를 발견하고 분류하는 능력(. 사실과 가설의 식별 능력)
- 관계 분석(analysis of relationship) : 요소와 요소, 부분과 부분 간의 관계를 찾아내는 능력
- 조직원리의 분석(analysis of organizational principles) : 자료를 전체로 묶고 있는 조직 원리, 즉 배열과 구조를 인식하는 능력

• 종합력(Synthesis) : 여러 요소와 부분을 전체로서 하나가 되도록 묶는 능력으로, 이전에 경험한 부분들을 잘 통합된 전체로 구성된 새로운 자료로 창안해 내는 창의적인 능력(≒창의력)

- 독특한 의사전달방법의 창안 능력(. 즉흥 연설하기, 작곡 능력, 새롭게 작문하는 능력)
- 조작의 계획 및 절차의 창안 능력(. 가을 운동회 계획 수립 능력)
- 추상적 관계의 추출 능력(. 주어진 자료에서 잠정적인 가설을 형성하는 능력)

• 평가력(Evaluation) : 어떤 준거를 활용하여 자료의 가치를 판단하는 능력으로 최상위 수준의 인지능력

- 내적 준거에 의한 평가 : 어떤 자료에 내적 일관성, 논리적 정확성, 기타 내적 준거에 의해서 의사전달 자료의 결함 유무를 판단하는 것
- 외적 준거에 의한 평가 : 선정된 준거나 기억된 준거에 의해서 특정 신념을 비판적으로 평가하는 것

② 정의적 영역(Affective domain)

정의적 영역은 내면화의 내면화의 원리에 따라 정도에 따라 조직되거나 또는 태도나 가치가 개인의 일부분으로 통합되는 정도에 따라 구분하였으며, 정의적 영역의 수준이 올라

갈수록 성격과 가치체계의 통합은 증가된다.

- 수용 혹은 감수(感受, Receiving 혹은 attending) : 어떤 자극에 대해 주의집중하여 인지적으로 받아들이는 것으로, 받아들이는 의식과 주의집중과 동기가 필요

  예 수용하다, 유의하다, 집중하다, 경청하다, 참석하다, 관찰하다, 주의를 기울이다.

- 반응(反應, Responding) : 느낌을 표현하는 단계. 주의집중을 넘어 특정 현상이나 자극에대해 어떤 적극적 · 활동적 반응을 보이는 것

  예 동의하다, 시도하다, 참여하다, 수행하다, 솔선하다, 노력하다, 반응하다, 보고하다.

- 가치화(Valuing) : 느낌이나 현상, 행동에 대해 의미와 가치를 부여하고 내면화하는 것

  예 요청하다, 자원하다, 시도하다, 완성하다, 시작하다, 가입하다, 돕다, 일하다.

- 조직화(Organizing) : 가치체계의 확립. 여러 가지 가치의 비교 · 연관을 통해 가치를 종합하고 일관된 가치체계를 확립

  예 완성하다, 배열하다, 변형하다, 합성하다, 대비하다, 통합하다, 지속하다, 변경하다.

표 4-4 정의적 영역 동사

감수	반응	가치화	조직화	인격화
수용하다	조력하다	요청하다	완성하다	고수하다
유의하다	동의하다	방어하다	변형하다	지속하다
집중하다	토의하다	정당화하다	배열하다	과시하다
경청하다	관련시키다	설명하다	고르다	주장하다
허용하다	대답하다	진술하다	대비하다	방어하다
가입하다	설명하다	지원하다	방어하다	참아내다
참석하다	표현하다	일하다	일반화하다	조력하다
찾다	보고하다	고르다	해결하다	기술하다
고려하다	선택하다	시도하다	관련시키다	설명하다
주의를 기울이다	시도하다	가입하다	합성하다	몰두하다
머물다	참여하다		몰두하다	구분하다
관찰하다	수행하다		표현하다	
	보이다		비교하다	
	솔선하다		통합하다	
	실천하다		지속하다	
	노력하다		변경하다	
	기술하다		고수하다	

고혈압 환자의 정의적 학습목표의 예

수용: 대상자는 고혈압 클리닉에 참석한다.
반응: 대상자는 흡연이 고혈압에 해롭다고 표현한다.
가치화: 대상자는 금연계획을 세우고 금연서약서를 자신이 보이는 곳에 붙여놓는다.
조직화: 대상자는 금단증상을 극복할 수 있는 방법을 체계적으로 실행한다.
인격화: 대상자는 금연성공사례의 지역사회 금연지도사로 활동한다.

- 인격화(Characterization) : 가치체계를 바탕으로 확고한 행동이나 생활양식으로 발전하여 인격의 일부가 되는 것

  예 고수하다, 과시하다, 주장하다, 방어하다, 조력하다, 구분해내다.

③ 심리운동적 영역(Psycho-motor domain)

신체적 행위를 통한 신체적 능력과 기능을 발달시키는 것과 연관되어 있으며, 행동으로 변화될 수 있는 영역이다. 따라서 관찰이 가능하기 때문에 확인하고 측정이 가능하다. 심리운동 영역의 수준이 올라갈수록 신체적 기술을 수행할 수 있는 능력이 증가된다.

고혈압 환자의 심리운동 학습목표의 예

지각 : 대상자는 간호사가 시범보이는 모바일 헬스케어 사용방법을 관찰 후 기술한다.
태세: 대상자는 자신이 모바일 헬스케어 사용방법을 직접 해보겠다고 자원한다.
유도 반응: 대상자는 간호사의 도움을 받아 모바일 헬스케어를 직접 사용한다.
기계화: 대상자는 간호사의 도움없이 가정에서 모바일 헬스케어를 사용한다.
복합외적반응: 대상자는 모바일 헬스케어에 다양한 기능을 적절하게 수행한다.
적응: 대상자는 고혈압 관리를 위해 주 4회이상 매일 40분씩 유산소운동을 실시한다.

- 지각(perception): 감각기관을 통해 대상과 대상의 특징, 관계 등을 알아보는 영역이다. 행해야 할 과제와 단서와의 관계를 확인하고 과거의 경험과 지식을 유목화하여 상황과 관련되는 단서가 활동의 지침이 되는 수준이다.

  예 발견하다, 기술하다, 분리하다, 선택하다, 차이를 구분하다, 따로 놓다.

- 태세(set): 특정한 행동이나 경험을 위한 준비를 의미한다. 활동이 일어날 것을 즐기는 태도로서 정서적 준비상태가 된다.

  예 시작하다, 전시하다, 출발하다, 자원하다, 착수하다, 옮기다, 보이다.

- 유도반응(guided response): 교육자의 안내하에 학습자가 외형적인 행위를 하는 것이다.

  예 측정하다, 조정하다, 수선하다, 스케치하다, 분해하다, 해부하다, 분석하다.

- 기계화(mechanism): 학습된 반응이 습관화되어 상황에 따라 습관적으로 행동하는 것이다.

  예 자신감을 갖고 프로그램을 수행하다, 습관적으로 행동하다.

- 복합외형반응(complex over response): 복합적이라고 여겨지는 운동활동을 수행하는 것을 의미한다.

  예 복잡한 운동요법을 순조롭게 따라하다, 수행하다.

- 적응(adaptation): 신체적 반응이 새로운 문제상황에 대처하기 위해 운동활동을 변경하는 것을 말한다.

예 적응하다, 변경하다, 재배열하다, 재조직하다, 개정하다, 변화시키다, 바꾸다.

- 창조(origination): 심리영역에서 발달한 이해, 능력, 기술로 새로운 운동활동이나 자료를 다루는 방법을 창안해 내는 것을 말한다.

  예 새로운 운동요법을 개발한다.

일반적인 교육과정에서는 Bloom이 제시한 3영역(인지적, 정의적, 심리운동 영역)으로 구분되어 널리 응용되고 있지만, 근래에 보건교육과정에서 응용되고 있는 McQuire의 3수준(암기, 이해 혹은 해석, 문제해결 능력)도 함께 소개한다.

McQuire의 3수준

- 암기 수준: 정의하다, 확인하다, 이름을 대다, 진술하다, 열거하다.
- 이해 수준: 비교하다, 식별하다, 예를 들어 설명하다, 토의하다, 해석하다.
- 문제해결 수준: 결정하다, 사용하다, 분류하다, 창작하다, 비평하다, 연관시키다.

(6) 학습목표의 선택 요건

일단 학습자의 학습영역이 결정되면 다음에 열거하는 요소들을 고려하면서 설정된 학습목표가 제대로 적용되어 학습의 궁극적 목적인 학습자의 행동을 변화시키는 데 장애요소가 없는지 살펴보아야 한다. 학습목표 설정 시 고려하여야 할 내용은 다음과 같다.

- 목표는 구체적인 행동을 나타내야 한다.
- 목표는 측정할 수 있어야 한다.
- 목표는 성취가능한 것이어야 한다.
- 목표는 실천할 수 있는 행동의 변화를 제시해야 한다.
- 목표는 비용의 접근성, 재원조달의 가능성이 분명해야 한다.
- 목표는 내용이 논리적으로 구성되어야 한다.
- 목표는 상위체계와 관련성이 있어야 한다.

3) 학습내용 선정의 원리 및 선정

(1) 학습내용 선정의 원리

① 기회의 원리

- 목표 달성에 필요한 경험의 기회를 제공하는 것이어야 한다(목표 달성의 경험 제공, 교육목표와 의 일관성).

- '컴퍼스를 사용하여 원을 그릴 줄 안다.'가 교육목표라면 실제로 학생들이 컴퍼스를 사용하여 원을 그리는 행동을 할 기회가 제공되어야 한다.

② 만족의 원리

- 학생들이 학습활동에서 만족을 느낄 수 있는 것이어야 한다(학생들이 만족을 느낄 수 있는 경험, 동기유발 또는 흥미의 원리).
- '박자치기를 할 수 있다.'는 교육목표를 달성하기 위하여 캐스터네츠를 이용하여 박자치기를 한다고 할 때, 학생들이 캐스터네츠보다 작은북에 더 흥미를 갖는다면 작은북을 이용하는 것이 좋다.

③ 학습가능성의 원리

- 학습자의 현재 수준에서 학습 가능한 것이어야 한다. 즉, 학습자의 현재 학습능력, 발달수준에 맞는 것이어야 한다.
- 초등학교 1학년 학생들에게 '바르게 글쓰기'라는 교육목표를 설정했다면 붓보다는 연필로 글쓰기를 연습시키는 것이 적절하다. / 일반능력을 지닌 초등학교 3학년 학생들에게 2차방정식을 가르칠 수 없다.
  - 현재 그 학생의 능력 범위(. 현재의 능력수준, 성취수준, 발달수준) 안에 있는 것이어야 한다.
  - 무조건 쉬워야 함을 의미하는 것이 아니라 적절한 도전감과 좌절감을 경험할 수 있는 것이어야 한다.

④ 일 목표 다 경험의 원리

- 하나의 목표를 달성하기 위해 여러 가지 경험을 할 수 있는 학습경험을 선정하여야 한다(다양성의 원리).
- 바람직한 가치관 형성을 위하여 독서, 여행, 대화 등의 다양한 활동을 제공한다. ⇨ 전이력 증가

⑤ 일 경험 다 성과의 원리

- 하나의 학습경험을 통해 다양한 학습결과를 유발하는 것(다양한 교육목표에 도달하는 것)이어야한다(동시학습의 원리).
- '본 대로 그리기'라는 활동은 '나비의 한살이 이해(자연과)', '박물관에서의 문화재 탐방(사회과)', '보고그리기(미술과)', '보고 따라하기(체육과)' 등 다양한 목표달성에 도움을 준다.
  - 전이가(轉移價)가 높은 학습경험을 선정해야 한다.

- 학습경험이 부작용이나 바람직하지 못한 결과를 초래할 가능성은 없는지도 유념해야 한다.

⑥ 타당성의 원리

교육내용은 일반목표 달성에 도움을 주는 것이어야 한다. 즉, 교육목적에 비추어 타당성 있는 내용이어야 한다. 교육의 일반목표는 어떤 교과를 어떻게 가르쳐야 하는가를 시사해 주며, 그 속에 어떤 지식, 기능, 가치들이 포함되어야 하는가를 대략적으로나마 알려준다.

⑦ 중요성의 원리

학문을 구성하는 가장 중요한 것을 교육내용으로 삼아야 한다. 교육내용은 학문을 구성하는 가장 본질적인 부분을 나타내는 구조를 담아야 한다.

⑧ 유용성의 원리

교육내용은 사회생활에 유용한 것이어야 한다. 학생들이 살아가야 할 사회에 필요한 지식, 기능, 가치를 제시해야 한다.

(2) 학습내용 선정

목표에서 제시하는 범위 내에서 정하되, 객관성이 있고 신뢰성이 있어야 한다. 특히 참고문헌은 다양하게 선정하되 신빙성이 있고, 과학적 근거가 있으며, 출처가 분명하고 권위가 있는 출판사의 것을 소개함이 좋다. 또한 학습자의 눈높이에 맞는 어휘와 내용으로 선택한다.

학습내용의 조직방법은 논리적 방법에 있어서 쉬운 것에서 어려운 것으로, 구체적인 것에서 추상적인 것으로, 주위에서 가까이 관찰할 수 있는 것에서 먼 곳으로 선택한다.

주제에 따른 학습내용의 예

예 주제: 금연
학습내용: 1. 왜 흡연을 하는가?
2. 흡연은 정말 나에게 또 남에게 도움이 되는가?
3. 흡연이 개인 · 가족 · 사회에 미치는 영향들
4. 금연의 어려움
5. 흡연 대체방법
6. 금연의 중요성
7. 금연 서약문 낭독

4) 방법 및 매체선정

교육에 적용할 방법과 매체를 선정할 때는 대상자의 수준을 고려한다. 즉, 연령과 능력에 맞는 교육방법이나 매체를 사용하는 것이 중요하다. 특히 목표에 적합한 방법을 선정하도록 끊임없이 노력하여야 한다. 구체적인 내용은 제5장과 제6장을 참조한다.

방법과 매체 평가의 서술 예

예 학습내용	방법	매체	평가
1. 왜 흡연을 하는가	집단토의	칠판	관찰
2. 흡연의 유해성	비디오 시청, 토론	'금연학교' 홍보용 비디오	조별 질문
3. 흡연의 영향	강의	power point	개인별 질문
4. 금연의 어려움	역할극	금연 캠페인, 포스터	관찰
5. 흡연 대체방법	시범	그림 및 사진	관찰 및 시범
6. 금연의 중요성	인터뷰, 강의	비디오	관찰
7. 서약서	음악매체	녹음기, 카드	서약자 수

5) 수행계획

수행계획은 학습목표에서 제시한 내용을 중심으로 주제에 따라 연간, 월간, 주간계획으로 수립하며 보건교육에 참여할 자원, 시간, 장소, 교육 후에 얻을 효과 등을 충분히 고려한 후 결정한다. 성공적인 보건교육을 위해서는 전체적인 윤곽을 알 수 있는 집행 계획표가 필요하다.

보건교육 시기는 사업을 주관하는 교육자보다는 학습자의 생활주기와 형편에 따라 실시하도록 계획한다. 예산 편성 시 가장 비중을 차지하는 인력계획에는 지역사회에서 봉사할 수 있는 동원 가능한 인적 자원이 있는지를 파악하여 비용-효과 면을 조절할 수 있다. 특히 지역적인 편견이나 의사소통이 어려운 지역에서는 수행계획부터 학습대상자, 즉 지역사회 주민대표나 산업체 근로자, 학생, 기업대표, 시민단체 대표 등을 참여시키면 교육효과를 증가시킬 수 있으며 교육 대상자 수, 좌석 배열, 교실의 크기, 음향시설 등 물리적 환경을 고려하여 계획한다. 대중매체를 이용하는 보건교육방법은 장소로 인한 어려움이 없으므로 교육을 계획할 때 고려할 수 있다.

6) 평가계획

보건교육의 평가는 학습자에게 기대한 변화가 얼마나 성취되었는지를 측정하는 방법이다. 보건교육 계획 할 때 평가기준, 방법 시기, 평가자 등을 미리 계획해야 하며, 평가를 통하여 학습자에게 대해 새롭게 검토하고 학습목표를 분명히 하며, 교육방법과 전략 수정의 근거를 마련하게 된다. 평가의 근본 취지는 계획한 학습목표가 얼마나 성취되었는지 확인, 점검하고 그 결과를 다음 교육에 반영하여 효과적인 운영지침을 얻는 것이다. 또한 학습자가 직면하고 있는 곤란한 점을 진단해서 대책을 강구하여 학습자가 학습목표를 성취할 수 있도록 함으로써 학습자의 지식, 태도, 행위의 변화를 통해 성장을 돕는 과정이다.

보건교육의 평가에 대한 계획은 보건교육 계획과정에서 미리 수립해야 한다. 평가계획을 세울 때에는 무엇에 대해 평가할 것인지, 누가, 어느 시점에서 평가 할 것인지를 결정해야 한다. 보건교육의 평가질문을 일반적으로 다음과 같다.

- 무엇을 평가하고자 하는가?
- 달성하고자 하는 학습목표는 무엇이었는가?
- 목표달성은 적절했는가? 즉, 학습요구는 충족되었는가.
- 보건교육 중이나 보건교육이 끝난 시점에서 달성한 것이 무엇이었는가?
- 보건교육 진행과정에서 부딪힌 문제들은 어떤 것들이 있었는가?

평가의 종류와 구체적인 평가방법은 제 7장에서 다루게 된다.

7) 보건교육계획서 작성

보건교육계획에 따라 미리 수립되어야 하는 내용을 종합적으로 정리한 것을 보건교육계획서라고 한다. 학습목표 달성을 위한 효과적인 보건교육을 시행하기 위해서는 계획된 교수 · 학습지도안을 교육에 활용해야 한다. 교수 · 학습 지도안은 단위시간 안에 구체적인 학습목표를 수립하여, 교육목표에 맞는 교육과정과 방법, 수단을 활용하도록 계획하는 교수 · 학습 설계도이다(김정남 등, 2004).

보건교육계획서에는 보건교육의 주제, 교육 대상, 교육 일시, 교육 장소, 학습목표, 학습내용, 교육방법, 교육매체, 교육 시간, 평가방법이 포함되어야 한다.

다음은 지역사회를 대상으로 보건소에서 실시하는 보건교육계획서 및 종결단계의 예이다(표 4-5~10).

표 4-5 보건교육 계획안 기본양식

대상자		보건교육자		시간	
일시	년 월 일			장소	
교육주제					
학습목표					
학습단계	교수학습활동			교육방법 및 교육매체	자료 및 유의점
도입 – 동기부여 – 목표제시 – 평가기준제시 – 선수학습점검					
전개 – 학습문제제시 – 성취해야 할 학습내용 열거					
정리 – 학습내용 요약 – 차시예고 – 평가					

※출처: 보건교육학. 공은숙 외(2015). 정담미디어

표 4-6 지역사회에서 보건교육계획서의 예 1

제목: 복부비만
교육 대상: 비만 여성
교육일시: 0000년 0월 0일(요일) 12:00~12:50
교육장소: 복지회관

일반적 교육목표(GBO)
대상자는 복부비만 예방법을 일상생활에서 실천한다.

구체적 학습목표 및 교육안

구체적 학습목표(SBO)	학습내용	교육방법	교육매체	시간	평가방법
복부비만이 인체에 미치는 문제점을 설명한다.	• 복부비만이 인체에 미치는 문제점	강의	빔프로젝터 동영상	6분	질문
복부비만 예방법을 설명한다.	• 복부비만의 예방법	강의	빔프로젝터	4분	질문
복부비만 줄이기 '체조' 시범을 모방한다.	• 복부비만 줄이기 '체조' 시범	강의 시범	빔프로젝터 시범	10분	질문
복부비만 줄이기 '체조'를 재시범한다.	• 복부비만 줄이기 '체조' 재시범	재시범	실습	20분	실습 checklist

· 다이어트와 건강관리. 박상규(2005). 현문사
· 다이어트 VS 다이어트 장애. 김준기 외 5명(2000). 현문사
· 뱃살센터(http://www.batsalcenter.com)
· 보건복지부(2005). 건강증진사업 안내
· 한국운동영양학회(2002). 운동영양학. 현문사

표 4-7 지역사회에서 보건교육계획서의 예 2

제목: 대사증후군 예방! 건강한 노후생활!
대상: OO경로당 65세~75세 당뇨 노인(20명)
장소: 행정복지센터 교육장 및 OO초등학교 운동장
일시: 2022년 OO월 OO일 15:00~17:00(2시간)
일반적 목표: 일상생활에서 운동을 규칙적으로 수행한다.
구체적 목표: 1. 당뇨 예방을 위한 운동의 장점과 운동부족의 단점을 설명한다.
2. 운동으로 인해 건강한 자아상을 확립한다.
3. 운동에 대한 흥미를 갖는다.
4. 주 3회 이상 걷기운동을 한다.

학습내용	교수학습활동/방법	교수-학습자료	시간	평가계획
도입				
인사.학습주제 소개 1. 운동현황 2. 운동 횟수 3. 운동의 중요성과 학습목표 인식	1. 흥미유발 게임 2. 대상자에게 운동횟수 물어봄 3. 학습목표 제시	PPT 슬라이드	10분	
전개				
1. 운동부족의 단점	1. 운동부족이 당뇨에 미치는 영향 1) 운동부족으로 인한 부정적 자아상 소개 2) 신체의 악영향 소개 2. 역할극	1-1. 허약한 노인 사진 및 동영상 1-2. 건강한 노인 사진 및 동영상 1-3. 신체 영향 사진 2. 건강한 노인과 건강하지 않은 노인과 관련된 대본	5분 5분	질문법 예)정상적인 운동횟수는 어느정도 일까요?
2. 운동의 장점	1. 운동으로 인한 장점 소개 2. 걷기운동의 장점과 방법 소개	1. 사진 및 동영상 - 건강한 노인의 일상생활 - 운동으로 인한 신체변화 동영상 2. PPT, 동영상	5분 10분	질문법 1. 운동 장점
이동시간	운동장으로 이동		5분	
3. 걷기운동	1. 강사 시범 2.올바르게걷기따라하기 3. 올바르게 걷는 연습 4. 다함께 걷기	음악	40분	
정리				
1. 수업내용 정리	1. OX퀴즈 2. 운동 다짐	OX 판 선물 다같이 걸으며 다짐	10분	퀴즈 후 선물증정 관찰

표 4-8 지역사회에서 보건교육계획서의 예 3

대상자	중학생		보건교육자	보건교사	시간	40분
일시	년 월 일				장소	교내 교육실
교육 주제	알고 있나요? 흡연의 유해성을!					
학습 목표	일반적 목표: 대상자는 흡연을 하지 않는다. 구체적 목표 • 지식: 대상자는 흡연이 인체에 미치는 악영향을 설명한다. 대상자는 금연방법을 열거한다. • 태도: 대상자는 자신에게 가능한 금연방법을 탐색한다. • 기술: 대상자는 자신에게 적절한 금연계획표를 작성한다.					

단계	교수학습활동		교육 방법	교육 매체	시간	자료 및 유의점
	교사	학생				
도입	• 수업의 흐름 제시 – 흡연 시 기분이나 감정 또는 신체적인 변화가 있습니까? – 경험에 비추어 발표하게 한다. – 학생들이 말한 내용을 판서한다.	흡연 시 경험하는 신체적 변화 및 기분, 행동 등의 변화를 설명한다.	강의 모듬 협동학습	슬라이드	5분	– 처음부터 모듬 구성 – 사소한 변화나 느낌이라도 이야기한 내용을 되도록 많이 다양하게 기록
전개	• 연구주제 제시 – 담배의 유해성분에는 어떤 것들이 있습니까? – 흡연이 인체에 미치는 영향은 무엇입니까? – 흡연이 사회,경제,환경에 미치는 영향은 무엇입니까? – 흡연 대신 할 수 있는 일들에 대해 알아볼까요? – 금연방법에는 어떤 것이 있습니까? • 연구방법 안내 – 인터넷,백과사전, 신문, 비디오 등 • 모둠별 주제선정 지도 – 자유로운 토의와 발표가 되도록 분위기 조성 – 발표내용을 보완 및 정리할 자료 제공	• 모둠별 활동계획 세우기 – 역할 분담하기 – 역할 분담에 의한 자료 찾기 – 수집한 자료를 분석 · 정리하기 • 모둠 간의 정보교환 – 정보의 출처 제시 – 다른 모둠에 필요한 자료를 수집하였을 때 제시 • 연구과제(주제)를 해결하고 노트정리 • 자료분석 및 목록 작성 – 자료 전시하기 • 연구결과 및 질의응답	강의 모둠 (소집단) 협동학습	슬라이드 모형 영화	30분	– 연구주제는 창의성을 자극하는 문제를 해결하도록 유도 – 연구자료에 대한 모듬 간 정보교환, 격려하는 분위기 조성 – 연구진행이 난관에 부딪혔을 때 교사 개입 – 교사는 학습관련 인터넷 사이트 사전 준비 – 질의응답 시 태도 및 내용에 대한 칭찬 및 격려, 조언 – 다양한 보고 형태 권장(PPT, 캠코더, 차트 등) – 교사가 준비한 자료 제공
정리 및 평가	– 학습정리 및 수행평가 – 학습성과가 낮은 학생은 연구모둠과 일대일 면담 주선, 학습성과가 높아지도록 도움 – 예습과제 제시	• 개인성찰일지 작성 • 성찰일기(수업의 평가) 쓰기 • 차시과제 내용 기록	모둠 협동학습 및 개인별 학습 확인		5분	– 수행평가지

※ 출처: 보건교육학. 공은숙 외(2015). 정담미디어.

표 4-9 종결단계 주관식 평가의 예

1. 오늘 교육 중 가장 분명하게 기억에 남는 것은? (되도록 학습목표를 기억하도록 유도한다)
2. 오늘 교육 중 가장 이해가 안 되는 내용이 있다면?
3. 건강의 중요성을 깨달은 점이 있다면?
4. 좋은 교육을 위해서 꼭 해주고 싶은 말이 있다면? (보완점을 소개)

표 4-10 종결단계 형성평가의 예

1. 다음 중 치매의 증상이 아닌 것은?
   ① 기억장애　② 계산력 저하
   ③ 감정의 변화　④ 수면 저하

2. 다음은 치매와 건망증의 증상이다. 치매의 증상은?
   ① 사건의 세세한 부분을 잊는다.
   ② 힌트를 주면 기억한다.
   ③ 본인이 기억력에 문제가 있다는 것을 인정한다.
   ④ 사건 자체를 잊는다.

3. 다음을 읽고 맞으면 O, 틀리면 X 하시오.
   ① 하고 싶은 언어표현이 즉각적으로 나오지 않으면 병원에 가서 상담을 받는다. ( )
   ② 힌트를 주면 기억이 나는 것은 치매증상으로 위험하다. ( )

※ 출처: 보건교육학 제2판. 안양희 외(2013). 현문사.

3. 보건교육수행

보건교육을 수행할 때는 도입, 전개 및 종결단계로 나누며(표 4-8), 각 단계를 구체적으로 작성하고 소요시간도 기술한다.

1) 보건교육 수행단계

(1) 도입단계

도입단계는 교육자와 학습자가 일체감을 형성하여 공동으로 학습목표를 분명히 전달하며 확인하는 단계이다. 도입단계에서는 대상자의 주의를 집중시키고, 동기를 유발하며, 학습목표를 제시한다. 보건교육을 시작하는단계로서 10~15%정도를 배정한다.

도입단계에서 보건교육자는 신문기사, 방송내용, 일상생활의 경험과 보건통계 수치 등 화제거리를 통해 흥미와 동기를 유발을 자극할 수 있다. 보건교육자는 교육 후 성취해야 할 지식, 기술, 태도 그리고 행동에 대한 학습목표를 구체적으로 설명한다. 이 도입단계에서 학습동기를 유발시키지 못하면 수업의 전개방향을 이끌어가기가 어렵다. 계산이나 기술을 요하는 주제는 반드시 선수학습을 확인하는 것이 필요하다. 총 학습시간의 10~15% 정도를 배정한다.

(2) 전개단계

도입단계에서 소개된 학습목표들을 순서에 따라 구체적으로 설명하고 입증하는 단계이다. 보건교육자는 학습목표 성취에 적절한 학습방법을 다양하게 활용하고, 학습내용을 의미있게 전달하기 위해 다양한 학습매체를 사용하여 교수-학습활동이 일어나는 단계이다. 학습자들의 많은 질문과 응답이 이루어지는 단계로 학습자들이 자율적이고 능동적인 참여를 할 수 있도록 질문법, 시범, 게임, 토의 등의 방법을 통해 적극적인 참여를 유도한다. 때로는 대상자들이 이해하지 못한 부분들로 인한 학습의 참여가 어려워지는 경우가 있으므로 반복적인 설명으로 참여를 유도할 수 있다. 전개단계는 전체학습의 70~80%를 배정한다.

특히 내용은 쉬운 것에서 어려운 것으로, 시간은 과거에서 현재로, 기능은 간단한 것에서 복잡한 것으로 이행하도록 논리적으로 조직해야 한다.

(3) 종결(정리)단계

종결단계에서는 그날의 목표들을 정리하여 짧지만 핵심내용을 확인한다. 총 학습시간의 10~15% 정도를 배정한다. 특히 효과적으로 종결하는 방법은 다음과 같다.

- 마지막 설명은 slide에 요약하면 학습자의 기억에 오래 남는다.
- 전개단계에서 전혀 언급하지 않은 새로운 사실을 소개하거나 첨가하지 않는다. 반드시 도입, 전개단계에서 설명하고 언급한 사실들만 정리한다.
- 종결내용은 교육 시간에 소개된 내용 중에서 가장 중요한 부분만 짧게 강조한다.
- 가장 중요한 것은 학습자 스스로 생각하여 내용을 정리하는 기회를 준다. 여기에 가장 효과적인 것은 질문을 사용하여 정리한다.

표 4-11 보건교육수행단계 구성

절 차	구성 특징
A. 도입	a. 주의집중(주제에 맞는 예: 일화, 시사, 통계의 사용) b. 동기부여(긍정적, 부정적) c. 학습개요
B. 전개	a. 학습목표 소개 b. 학습목표에 맞는 교육방법, 교수매체 전개 c. 학습목표 결론
C. 종결	a. 요약(질의응답) b. 재동기부여 c. 결어 d. 다음 차시 예고

- 질문할 내용은 사전에 준비한다. 따라서 즉흥적 질문은 삼간다.
- 학습자의 질문은 곧바로 학습자에게 되돌려, 스스로 자신들의 대답의 진위를 알고, 그중 확실히 모르는 내용은 반드시 짚고 넘어가야 한다.

2) 보건교육수행기법

교수자는 의미 있고 효과적인 수업을 진행하기 위하여 학습자의 내 · 외적 환경을 조성하여야 하며 교육방법에 따라 교수자가 알아 두어야 할 수업진행 요령으로 다음과 같은 것을 고려할 필요가 있다.

(1) 교육방법에 따른 교육기법

– 강의법 사용 시 교육기법

- 새로운 정보를 학습자의 사전 지식과 관련시킨다.
- 학습자를 압도하지 않도록 한다.
- 중요한 부분들을 강조한다.
- 개념을 분명하게 하기 위해 예시와 삽화를 사용한다. 그러나 너무 많은 사례는 오히려 핵심개념을 이해하는 데 방해가 될 수 있다.
- 주의집중을 유지하기 위해 다양한 보조 자료를 사용한다.
- 학생들을 고무시키는 질문으로 이해 정도를 확인한다.
- 잠시 동안의 쉴 틈을 자주 주고 질문할 기회도 준다.
- 적절한 때에 유머를 활용한다.

또한 강의를 할 때는 다음과 같은 부분을 고려하면 교육자와 학생 간 신뢰감 형성뿐 아니라 효과적인 수업을 진행할 수 있다.

■ 강사의 용모와 태도

강사의 용모와 태도는 학생과의 신뢰감을 형성하는 것뿐만 아니라 강의효과에 큰 영향을 미치는 부분이다. 따라서 교육 전에 자신의 모습을 확인하고 교육생에게 호감을 줄 수 있는 첫 인상과 태도로 강의에 임할 필요가 있다.

다음의 몇 가지 사항은 바람직한 강의를 위해 기본적으로 요구되는 사항들이다.

- 강사의 복장은 자신이 입어서 편안하고 남이 보아서 튀지 않는 것이 좋으나 너무 유행을 무시해서도 곤란하다.
- 시작할 때는 바른 자세로 중앙에 위치한다.

- 책을 읽듯이 하는 것이 아니라 대화를 하듯이 한다.
- 학습자와는 눈과 눈이 서로 마주치도록 바라본다.
- 쉼 없이 말하지 말고 적절한 때에 적당한 순간 동안 쉰다.
- 제스처를 적절히 활용한다.
- 한 곳에 서서 부동자세로 이야기하는 것보다는 적절하게 움직이는 것이 좋다.
- 필요에 따라 시범을 보이면서 말을 한다.

교사의 잘못된 자세로 지적되는 내용은 다음과 같다.

- 호주머니에 손을 넣거나 뒷짐을 진 자세
- 칠판에 몸을 의지하여 서 있는 자세
- 몸을 흔들거나 의미 없는 동작을 빈번하게 하는 행위
- 양손으로 교탁을 잡고 상체를 구부리고 있거나 비스듬하게 서 있는 자세
- 교단에서 안절부절 못하거나 왔다 갔다 하는 자세
- 손가락으로 교육생을 가리키거나 손가락을 흔드는 행위 등은 바람직하지 않다.

■ 강의 화술

적절한 강사의 화술은 교육에 대한 흥미가 유발될 수 있도록 변화가 있어야 한다. 좋은 화술에는 6가지 조건이 있다고 한다.

① 목소리의 울림

좋은 목소리는 경청을 촉진시킨다. 어떤 장소든지 강사의 목소리로 실내가 채워질 수 있도록 하며 교육생이 집중할 수 있게 해야 한다.

② 목소리의 고저

우리나라 단어에는 높낮이가 없지만 문장을 말할 때는 적절한 높낮이가 있어야 한다. 남성은 약간 낮은 톤의 "미" 음, 여성은 "솔" 음 정도의 음계가 적당하며 문장 전체에서 음의 높낮이 변화를 주는 것이 바람직하다.

③ 말의 속도

강사는 교육생의 반응과 상태를 주시하고 교육생들이 자신의 생각을 정리할 수 있도록 천천히 말해야 한다. 우리나라 사람들은 분당 260~270자 정도의 말을 가장 듣기 쉬워한다고 한다. 그러나 말을 할 때 항상 천천히 해야 한다는 것은 아니며, 강조하거나 주의를 높이기 위해서는 말의 속도를 다양하게 하는 것이 중요하다.

④ 목소리의 성량

목소리의 성량은 교육생의 수와 장소, 마이크 사용 여부에 따라 달라져야 한다. 목소리가 뒤에까지 잘 들리는지 확인하고 목소리를 조절해야 하며 일상적인 대화보다 약간 큰 목소리로 강의하는 것이 좋다.

⑤ 억 양

강의를 할 때 목소리의 다양성이나 음조의 변화를 고려해야 한다. 단음조의 목소리는 강의를 지루하게 만든다는 점을 고려한다.

⑥ 발 음

말을 할 때는 한 마디 한 마디가 분명하게 발음되어야 한다. 중요한 단어는 정확하고 또박또박하게 확신에 찬 목소리로 말해야 하며 "아~, 에~, 음~" 등을 사용하게 되면 강의 내용보다 강사의 습관적인 행동에 주의를 기울이게 되어 교육이 산만해질 수 있으므로 피한다. 또한 된소리와 거센소리는 말을 딱딱하게 하여 편하게 들을 수 없으므로 피하도록 한다.

■ 눈맞춤(eye contact)

강의는 자칫 일방적인 의사소통이 되기 쉽다. 아무리 강의내용이 좋다 하더라도 강사가 교육생을 정면으로 바라보지 못하고 좌우 또는 위아래를 자주 쳐다보면 심리적으로 불안해 보인다. 학습자의 눈을 봄으로써 강의내용이 이해된다든지, 지루하다든지 등 여러 가지 상황을 읽을 수 있다. 하나의 문장마다 눈을 맞추는 상대를 바꿔가며 대화하듯이 강의하는 것이 효과적이다. 다음과 같은 eye contact 기술이 있다.

① Look–Smile–Talk 법

먼저 맨 뒤의 교육생과 시선을 맞추고 밝게 미소 지으며 원기왕성하게 이야기한다. 우호적인 눈길의 학생에게 눈을 맞추고 자신감이 생기면 표정이 없는 학생에게도 시선을 주도록 한다.

② 블록이동법

강의장 전체를 네 구역으로 나누어 Ⅰ-Ⅱ-Ⅲ 순서에서 다시 Ⅰ순으로 이동하며 같은 블록에서도 골고루 시선을 주어야 한다. Ⅳ블록은 강사의 바로 앞쪽이므로 특별히 시선을 보내지 않아도 되나 (가)와 (나)는 사각지대이므로 의식적으로 시선을 주지 않으면 교육 시간 내내 아이 컨텍트가 안 되므로 가끔씩 신경을 써서 시선을 주도록 한다.

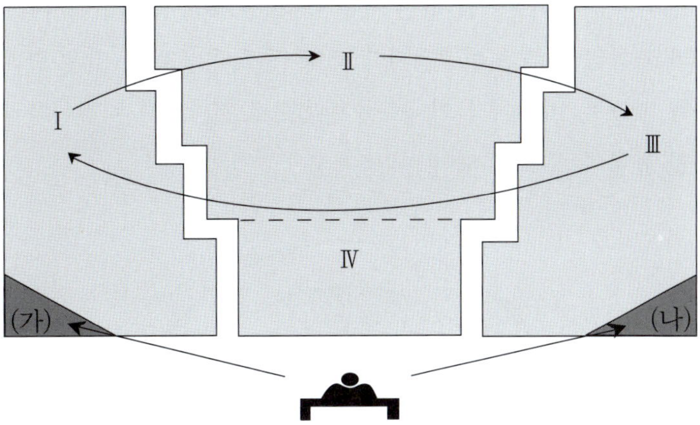

※ 출처: 한종문(2003). 이것이 강의다. 맥그로우 컨설팅.

③ Zig-Zag 법

한 사람에게만 시선을 주는 것이 아니라 지그재그 방법으로 골고루 시선을 주는 것이다. 이때는 한 라인에서 2~3초 정도로 응시하거나 한 학생에게 5초 정도 눈맞춤을 하는 방법이 있으며, 가장 좋은 방법을 선택해서 사용하는 것이 바람직하다.

능숙한 아이 컨텍트 기술

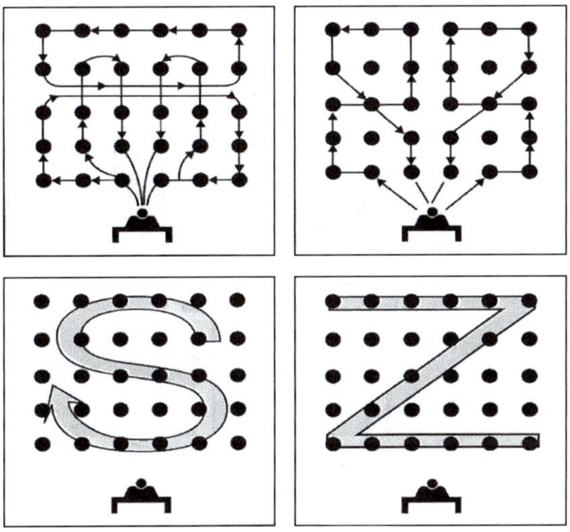

※ 출처: 한종문(2003). 이것이 강의다. 맥그로우 컨설팅.

■ 몸짓(body language)

커뮤니케이션 학자인 구디쿤스트(Gudykunst)는 동양 사람들은 비언어적 단서에 의해 불확실성을 줄이려는 경향이 있으므로 말의 내용만큼이나 중요한 것이 말하는 사람의 동작이나 몸짓이라고 하였다. 몸짓은 말을 강조할 뿐만 아니라 주의를 끄는 데도 상당한 효과가 있다. 또한 멜리비언 박사는 〈말 없는 커뮤니케이션〉과 〈침묵의 메시지〉에서 의사전달을 전체 100%라고 하였을 때 보디랭귀지가 55%, 목소리가 38%, 말은 단지 7%를 차지한다고 하였다. 즉, 93%는 비언어적 의사소통 방법으로 전달된다는 것이다. 따라서 몸짓을 통해 강의효과를 높일 수 있도록 해야 한다.

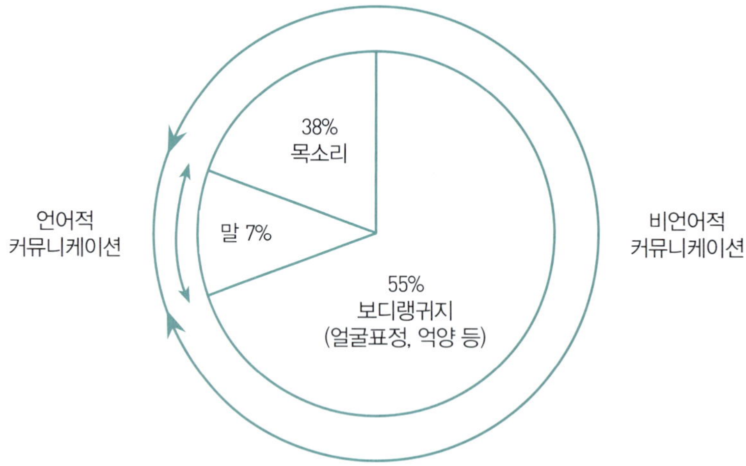

※ 출처: 한종문(2003). 이것이 강의다. 맥그로우 컨설팅.

■ 교단에서의 움직임

강사는 교단과 학습자 사이를 오가며 사용 가능한 교육 기자재를 모두 활용하여 역동적인 강의를 만들어야 한다. 학생에게 다가가면 다가갈수록 더 잘 전달할 수 있고 멀어지면 멀어질수록 학생들은 딴 생각을 하게 되므로 의식적으로 학생에게 다가가도록 한다. 그러나 너무 이곳저곳을 왔다 갔다 하는 것은 매우 산만하게 느껴질 수 있으므로 그 점은 주의한다.

■ 시간운영의 원칙

강의는 보통 50분 수업에 10분 휴식시간을 갖는다. 아무리 성인이라고 하더라도 강의시간 50분 내내 집중하는 것은 아니다. 어떤 심리학자에 따르면 조건에 따라 다르지만 교육생의 주의력은 최초 10분이 지나면서 저하되고 약 30분 후에 최저점에 도달했다가 다시 상승하게 된다고 한다. 따라서 강의를 할 때는 약 30분 동안은 중요한 내용에 대해 설명하고, 다음 10분은 사례나 실무경험을 말하고, 마지막 10분 동안에는 설명된 개념을 정리하고 요약하는 것이 학생들의 집중을 유도하며 효과적으로 학습할 수 있는 방법이라고 할 수 있다.

■ 설명의 기술

강의에서 설명은 교육생에게 전달하고자 하는 내용을 정확하게 이해하도록 하는 것이다. 사실을 객관적으로 정확하게 쉽게 이해하도록 설명할 수 있어야 하므로 다음의 사항을 고려하도록 한다.

- 알고 있는 것에서 수준을 높이는 방향으로 순서를 고려하여 설명한다.
- 딱딱한 원리나 이론을 이해하기 쉽게 설명해야 한다.
- 실물이나 모형, 사진, 그림, 도표, 통계자료 등을 보여주면서 구체적으로 설명한다.
- 명확하게 설명하며, 애매한 표현을 사용하지 않도록 한다.

좋은 예	나쁜 예
~이 있습니다. ~해 보겠습니다. ~을 준비했습니다.	~이 있는 것 같습니다. ~해 보고자 합니다. ~준비해 보았습니다.

- 한 번에 한 가지 내용을 설명하도록 한다.
- 강의 도중 교육생의 이해 정도를 수시로 확인하면서 설명한다.
- 어느 시점에서 시작해서 어느 시점으로 이야기를 이끌어가면 효과적일 것인지 생각하면서 강의한다.
- 시간의 경과에 따라 설명하며, 오른쪽은 이렇고 왼쪽은 저렇다는 등 공간적인 설명을 하는 것이 효과적이다.

(2) 토의법 사용 시 교수기법

- 모든 학생들을 토론에 열심히 참여시키기 위해 학생들을 6명(또는 더 적은 그룹) 정도로 편성한다.
- 각 그룹의 학생들에게 토론할 특정 주제에 관해 설명해주고 그 주제에 대해 충분히 이해했는가를 확인한다.
- 그룹별로 대표와 서기를 선정하도록 한다.
- 토론이 실시되기 전에 대표와 서기의 역할에 대해서 잘 알고 있어야 효율적으로 토론을 유도할 수 있다.
- 토론은 미리 예정된 짧은 시간 내에 실시해야 하며, 언어표현이 공격적이거나 유창한 학생들만이 토론을 주도하지 않도록 한다.
- 토론 시 주제를 벗어나지 않도록 하고 모든 학생들이 토론에 참여하도록 한다.

(3) 대상자의 성장발달 단계에 따른 교수기법

① 유아 보건교육기법

- 유아들이 메시지에 집중할 수 있도록 그림책이나 비디오 테이프, 인형극 등을 이용한다.
- 장난감을 이용해 역할놀이를 하면서 교육한다.
- 아동을 돌보는 보호자를 교육에 참여시킴으로써 일관성을 유지한다.
- 설명은 간단하게 하는 것이 좋다.
- 칭찬을 자주 한다.
- 피드백을 바로 준다.

② 학령기 아동 보건교육기법

- 기본적이고 사실적인 정보를 설명한다.
- 그림을 그려 설명한다.
- 자존감을 갖게 한다.
- 스스로 무엇을 해야 하는가를 설명한다.

③ 청소년 보건교육기법

- 청소년을 존중하고 신뢰하여 자존감을 갖게 한다.
- 청소년들이 즐겨 사용하는 은어의 뜻을 이해하고 적절히 사용한다.
- 청소년의 기분변화를 예측한다.
- 청소년이 하고자 하는 말과 하기 싫어하는 말을 파악한다.

④ 성인 보건교육기법

- 학습자 중심의 교육을 하며 학습자의 경험을 중시한다.
- 교육적인 태도를 버리고 교사도 함께 학습하는 자세를 갖는다.
- 사실을 간단명료하게 전달하여 현실상황에서 스스로 해결하도록 한다.
- 의견교환을 위해 질문을 하고, 학습자도 질문을 하도록 유도한다.
- 학습자와 논쟁하지 않는다.
- 스스로 학습하는 방법을 가르친다.

⑤ 노인 보건교육기법

- 학습자의 경험을 존중한다.
- 무조건 가르치지 않는다.
- 긍정적인 것부터 교육한다.

- 노인의 신체변화를 고려한다.
- 청각장애가 있는 경우 발음과 입 모양을 또박또박 명확하게 한다.
- 목소리는 낮게 하고 약간 크게 말한다.
- 글씨는 아주 크게 또렷하게 쓴다.
- 교육 시간은 짧게 한다.
- 간단하게 만든 시청각자료를 다양하게 보여준다.
- 따뜻하고 친절하게 대한다.

4. 보건교육평가

보건교육평가란 보건교육을 위한 준비과정부터 종료 후까지 전 과정을 통해 이루어지며, 교육을 실시한 후 학습자에게서 기대한 행동 변화가 얼마나 성취되었는지 측정하는 활동이다. 또한 교육내용이 충분히 전달되었는지, 학습요구가 충족되었는지, 보건교육 진행과정의 문제점 등을 파악하기 위해 보건교육을 실시하기 전에 계획단계에서 미리 평가계획을 수립하여야 한다.

1) 평가의 목적

첫째, 기대하는 학습목표의 달성 정도를 확인하여 교육효과를 측정하는 것이며, 둘째, 학습효과를 증진시키는 데 학습자의 개선환경 및 투입된 노력 등의 영향요인이 무엇인지를 알아내는 것, 셋째, 교육자의 교육방법이나 교수기법이 학습목표 도달에 적절했는지를 알아내는 것이며, 넷째, 평가과정을 통하여 학습자의 행동변화가 있었는지 개선점을 확인하는 것, 다섯째, 다음 교육계획의 기본적 자료로 활용한다. 그러므로 보건교육평가는 교수-학습과정에서 중요한 요소이다.

교육자는 평가과정을 통해 교육의 효과를 증대시키는 방법, 교육방법과 전략의 수정, 학습목표의 효과적 달성을 위한 학습자의 요구를 파악하게 되며, 학습자는 자신의 성취정도를 객관적으로 확인할 수 있는 기회가 된다.

2) 피드백

평가는 교육자와 학습자가 시행해야 할 지속적인 과정이며, 평가과정을 통해 교육자와 학습자 모두 성공 기회가 증가하고 문제를 개선하는 데 필요한 피드백을 얻을 수 있다. 보건교육 능력을 향상시키기 위해서는 피드백을 최대한 이용해야 한다. 피드백을 통해 프로그램의 개선과 내 · 외적인 상황을 개선할 수 있기 때문이다.

(1) 피드백(Feedback) 해석

피드백(Feedback)은 보건교육과정의 중요한 요소라고 할 수 있다.

피드백의 궁극적인 목적은 목표(goal)와 현재 수행(present position) 수준의 차이를 줄여 나가는 것이다. 그러므로 전 보건교육과정의 어느 시점에서나 가능하며 그때마다 과정의 일부를 수정하거나 변경할 수 있다. 피드백이 잘 이루어지면 목표가 분명해지고, 계획을 더 효과적으로 변경할 수 있으며, 교수자 · 학습자 간의 상호작용을 원활하게 하여 학습동기를 유발할 수 있다.

(2) 수정과 지도를 위한 피드백

평가결과에 대한 피드백보다 오히려 교육과정 중에 피드백을 사용하면 학습자의 실수를 정정하고 학습자의 상태에 따라 단계별로 지도할 수 있게 되어 평가결과에 긍정적인 영향을 미칠 수 있다.

학습과정에서 수정과 지도를 위한 단계는 아래와 같다.

- 교육자와 학습자는 학습목표를 분명히 이해한다.
- 교육목표를 달성하기 위해 보건교육내용에 대해 정확하게 전달한다.
- 구체적인 행동에 초점을 맞춘 긍정적 피드백과 필요시 부정적 피드백을 제공한다.
- 학습자 스스로 자신을 평가하고 문제행동을 인식하게 하며 행동을 수정하도록 돕는다.
- 한 번에 한 가지 형태에 대해 피드백을 제공한다.
- 학습자가 향상되었을 때는 즉각적인 피드백을 제공한다.
- 학습자 자신이 변화하려고 노력하는 것을 칭찬한다.
- 학습종료 시 긍정적인 피드백을 제공하고, 부정적인 피드백을 제공할 때는 비난과 위협적인 태도를 보이지 않도록 주의한다.

학습자의 동기화와 강화를 위해서는 긍정적인 피드백과 부정적인 피드백을 할 수 있다. 긍정적 피드백은 행동을 강화하고 동기를 부여하는 역할을 한다. 교수자는 의식적으로 자연스럽게 긍정적인 피드백을 할수 있는 고도의 기술이 필요하다. 부정적 피드백은 긍정적 피드백보다 덜 효율적이지만 어떤 문제에 있어서는 적합한 다른 대안을 제시할 수 있고 학습목표를 기준으로 문제의 초점을 다시 인식할 수 있다. 학습자에게 학습의 현 단계를 인식하고 다음 단계로 나아갈 수 있도록 긍정적 피드백과 부정적 피드백을 적절히 사용하여 의사소통의 일부분으로 동기화를 자극하는 것이 필요하다.

교육자는 학습과정의 피드백을 통해 학습자들의 감정, 태도, 가치들을 잘 이해할 수 있고, 학습자의 행동을 수정, 지도, 강화해 줄 수 있다.

(3) 평가결과의 피드백(Feedback)

평가결과가 다음 교육에 회환될 수 있도록 보건교육을 개선하거나 새로운 보건교육을 계획할 때 반드시 활용되어야 한다. 보건교육과 관련된 평가결과의 피드백을 다음과 같이 활용할 수 있다.

① 보건교육의 내용을 개선한다.

보건교육을 지속적으로 개선하려면 평가를 통해 보건교육개선의 필요성과 효과적인 방법을 확인해야 한다. 보건교육과정에 대한 개선방안의 공정성, 객관성의 확보를 위해 여러 이해관계자들이 함께 개선방안을 도출해야 한다. 평가내용을 개선하기 위해서는 다음과 같은 사항을 고려해야 한다.

첫째, 여러 학습자 그룹 간의 성과를 비교하여 어떤 학습자들이 더 좋은 성과를 성취했는지 비교함으로써 학습자들의 특성에 맞는 보건교육계획을 수립할 수 있다. 둘째, 보건교육에 대하여 여러 가지 방법이 있었다면 각기 다른 보건교육의 평가 결과와 비교한다. 상대적으로 좋은 평가가 나온 방법을 적용해 볼 수 있다. 셋째, 전년도의 평가결과와 비교한다. 여러 해에 걸쳐 평가결과를 비교한다면 연도별 개선사항에 따른 평가결과를 확인할 수 있다. 만약 전년도에 평가를 통해 일부 프로그램을 개선했다면 보건교육의 성과에 영향을 줄 수 있는 상황적 요인을 파악할 수 있다. 그러나 다른 보건교육의 평가결과와 비교할 때에는 인구집단의 특성과 지역사회 자원의 수준이 다르기 때문에 결과 해석에 주의해야 한다. 넷째, 보건교육계획 시 설정한 목표와 실제 성취한 결과를 비교한다. 만일 목표가 미달되었다면 보건교육과정의 문제이거나 목표설정의 문제일 수 있다. 목표설정이 잘못되었다면 차기 보건교육의 목표 설정 시 고려하여야 한다.

② 보건교육 인력 자원의 교육과 지원에 활용한다.

평가결과의 원인이 보건교육과정에 참여한 인력자원의 교육이나 기술적 지원이 부족한지 여부를 판단하고 이를 보완할 수 있다. 보건교육 인력자원에 대해서는 엄격한 평가를 통해 교육이 필요한 대상자를 선정하여 교육과 지원을 제공해야 한다. 단, 이때는 개인 정보를 보호하기 위해 보건교육의 향상을 위한 목적으로만 사용해야 한다.

③ 교육 관련 정책결정에 반영할 수 있다.

보건교육의 지속적인 평가를 통해 의사결정자는 보건교육을 개선하여 지속시킬 것인지, 중단할 것인지 여부를 결정할 수 있다. 또한 보건교육의 예산 및 자원배치의 기준에 반영한다.

④ 의사결정자 및 지역사회기관 실무자, 그리고 지역주민의 관심을 집중시킬 수 있다.

보건교육과 관련된 각종 위원회나 협의회, 의사결정자, 지역사회기관 실무자, 지역사회 주민의 관심과 참여를 유도할 수 있는 방법에 활용할 수 있다.

따라서 보건교육이 가치 있게 평가되었는지는 평가결과의 활용정도로 판단할 수 있다.

평가방법은 평가내용에 따라 달라질 수 있으며, 평가유형은 평가기준, 평가시점, 평가모델에 따라 여러 가지로 구분되며, 구체적인 평가방법과 유형은 제 7장에서 다루게 된다.

>> 참고문헌

- 공은숙 외(2015), 보건교육학, 정담미디어.
- 권낙원 · 김민환 · 한승록 · 추광재(2011), 교사를 위한 교육과정론, 공동체.
- 권문희 · 권은하 · 김명혜 · 김봉임 · 김유미 · 김은주 · 김현 · 노지영 · 박미경 · 배서현 · 배윤조 · 송연이 · 윤송이 · 차남현(2014), 보건교육학, 고문사.
- 김준외 외(2000), 다이어트 VS 다이어트 장애, 현문사.
- 박상규(2005), 다이어트와 건강관리, 현문사.
- 박영임 · 유재순 · 김인자 · 이인숙(2006), 건강증진과 보건교육, 수문사.
- 뱃살센터(http://www.batsalcenter.com).
- 보건복지부(2005), 건강증진사업 안내.
- 서문자 · 박영임 · 유재순 · 김인자(2000), 건강증진과 건강교육, 수문사.
- 손충기(2012), 교육과정과 교육평가, 태영출판사.
- 안양희 외(2013), 보건교육학 제2판, 현문사.
- 안옥희 · 정운숙 · 최희정 · 최혜정 · 전미순 · 도은영 · 유수옥 · 주영희 · 권영숙(2016), 보건교육학, 니드엠케이.
- 양숙자 외(2022), 제3판 지역사회간호학 I, 현문사.
- 윤순녕 · 고 영 · 김숙영 · 김순례 · 김춘미 · 박정희 · 이인숙 · 이현주 · 이홍자 · 임승주 · 최정명 · 현혜진(2014), 보건 프로그램 개발 및 평가, 수문사.
- 이경희 · 권수자 · 김남희 · 권영채 · 김신곤 · 김윤희 · 김은하 · 부윤정 · 양미경 · 이상민 · 장인순 · 차경미 · 하재헌(2017), 보건교육학, 수문사.
- 장영미 · 기영희 · 김이순 · 김정순 · 박남희 · 송갑선 · 오현주 · 이가언 · 이지현 · 정인숙 · 정정희 · 조은주 · 한지영(2015), 보건교육학, 수문사.
- 전국대학보건관리학교육협의회(2009), 보건교육사를 위한 보건교육 프로그램 개발 및 평가.
- 정운숙(2013), 보건교육 프로그램 개발 및 평가, 메디컬코리아.
- 한국운동영양학회(2002), 운동영양학, 현문사.
- 한종문(2003), 이것이 강의다, 맥그로우 컨설팅.
- Bandura, A. Social Foundations of Thought and Action: A Social Cognitive Theory, Prentice

Hall, Englewood Cliffs, NJ, 1986.

- Korean J Med Educ. 2013;25(4):343–344 Publication date(electronic): 2013 December 31 doi: https://doi.org/10.3946/kjme.2013.25.4.343.
- Stanhope, M. & Lancaster, J.(1992,1995). Community Health Nursing. Mosby.

CHAPTER 05

보건교육방법

학습목표

1. 보건교육방법의 개념을 설명한다.
2. 교육목표에 적합한 교육방법을 선정한다.
3. 개인교육의 방법을 적용한다.
4. 집단교육의 방법을 적용한다.
5. 지역사회교육의 방법을 적용한다.
6. 각 보건교육방법의 장단점을 제시한다.

제 1 절 보건교육방법의 개요

1. 보건교육방법의 개념

보건교육방법이란 광범위하고 종합적인 의미로 보다 구체적인 보건교육방법의 정의를 내리기 위해서는 보건교육과 방법의 의미를 알아볼 필요가 있다.

보건교육이란 모든 국민에게 건강한 삶을 보장하기 위한 중요한 활동으로 대상자 수가 크든 작든 간에 누구에게나 성실하게 제공되어야 하며, 또한 교육의 효과가 학습 대상자 스스로에게 행동의 변화로 나타날 수 있는 것이어야 한다.

방법이라는 말의 사전적 정의를 보면 "목적을 이루기 위하여 취하는 방식이나 수단" 또는 "객관적인 진리에 도달하기 위하여 사유 활동을 행하는 방식"이라고 되어 있다(국어사전, 신기철, 신용철, 1980). 이러한 방법 속에는 이론과 실제가 담겨 있어야 한다.

그러면 방법이라는 말은 일상생활에서 어떻게 사용되고 있을까? 일반적으로 "~을 하는 방법을 ~한다"라는 형태로 사용하고 있다. 즉, '낙상을 예방하는 방법을 설명한다'가 그 예라고 할 수 있다. 보건교육방법이란 교육자가 학습자에게 보건교육내용을 효과적으로 전달하는 실제과정이다. Heinich(1996)는 보건교육방법이란 전통적으로 교수내용을 제시하는 형태, 즉 교수형태를 의미한다. 이는 교육목표를 달성하기 위하여 매체와 메시지를 통해 선택된 수업의 방식이다.

좋은 보건교육방법은 효과적이고, 효율적이며, 매력적이고 안전한 것이어야 한다. 효과적이란 것은 목표로 하는 학습이 달성되었느냐를 보는 것이고, 효율적이란 것은 얼마나 경제적으로 그 목표가 달성되었느냐를 보는 것이다. 매력적이란 것은 학습자와 교육자들이 얼마나 그 과정을 즐길 수 있으며 좋아하느냐에 대한 고려이고, 안전하다는 것은 보건교육방법의 실천과 수행에 있어 도덕적으로 문제가 없다는 것을 말한다.

제 2 절 보건교육방법 선정

보건교육방법을 선정하는 것은 학습자 측면, 교육자 측면, 교육이 이루어지는 환경 측면을 함께 고려할 때에 적절성을 가질 수 있다. 즉, 학습자 측면에서 고려할 사항으로는 학습자 특성, 학습자 성숙 정도, 경험, 기존의 지식 등에 대해 학습 대상자에 대한 정보를 미리 파악하는 것이 필요하고, 교육자 측면에서는 교육자의 특성, 역량, 경험 등을 고려하여야 한다. 환경적 측면은 실제 교육이 이루어지는 시간, 장소, 업무와의 관계 등 교육과정에서 영향을 미치는 요인들을 미리 고려하는 것이 필요하다. 또한, 효과적인 교육을 위해서는 교육의 일반적 목표와 구체적인 목표를 명확히 이해하고 방법을 선정하는 것이 필요하다.

1. 보건교육방법 선정의 원리

교수-학습방법을 선정할 때는 여러 요소들을 고려해야 할 필요가 있다. 교수-학습방법의 선정기준은 크게 학습자와 관련한 사항, 교육자와 관련한 사항, 환경적 조건 등 세 분류로 구분할 수 있다.

1) 학습자와 관련한 사항

(1) 학습자의 능력 및 성숙 정도

교육은 학습자의 능력에 부합되어야 한다. 학습자의 지적 · 사회적 · 기능적 수준에 따라 다양한 교육을 적용하는 것이 학습자의 참여 증진과 효과적인 교육을 이끈다. 너무 어렵거나 복잡하거나 혹은 너무 쉬운 경우에도 학습은 효과적이지 못하게 된다. 학습자의 지적 수준과 성숙 정도가 높아질수록 복잡해지거나 추상화된 교육방법을 적용할 수 있다.

(2) 학습목적

교수-학습방법은 교육을 통해 학습자가 구체적인 목적을 달성할 수 있도록 계획하는 것이 바람직하다. 학습자가 학습해야 하는 내용을 확인한다면 교육목적이 명확해지고 이를 통해 효과적인 학습방법을 선정할 수 있다.

(3) 학습자의 요구도

학습자의 흥미와 과거의 경험, 기존의 지식, 요구 등에 적합해야 한다. 이러한 요인들을 고려하여 다양한 방법을 적용한다면 학습자들의 참여를 증진하고 학습효과를 증진할 수 있다.

(4) 학습목표에 따른 적절한 지식, 기술, 가치의 연관성

의도하고 있는 교수방법에 지식과 기술, 가치 등이 적절하게 조합되어 연관성을 가질 수 있어야 한다.

2) 교육자와 관련한 사항

(1) 교육자의 학습지도 능력

교수-학습방법의 효과를 위해서는 교수자의 능력을 확보하는 것이 매우 중요하다. 실제적으로 교육자의 학습지도 기술이나 능력은 교육자 자신의 학문적 깊이나 성숙도에 비례하지 않는다. 또한 교육자마다 동일한 학습기술이나 능력을 갖고 있지 않으므로 효과적인 학습을 유도하기 위해서는 자신의 장점과 단점을 인식하고, 효과적으로 활용할 수 있는 학습지도 기술을 포함한 유용한 능력을 적절히 개발하여, 이를 교수학습에 활용하는 것이 필요하다.

(2) 교육자의 지식, 흥미와의 적합성

교육자의 학습지도 기술 외에도 교수자의 해당 분야에 대한 지식 정도와 흥미는 교수-학습과정에 영향을 미치게 되므로 교육자의 지식, 흥미와의 적합성이 필요하다.

3) 학습환경과 관련한 사항

(1) 시간, 장소

교수-학습방법이 이루어지는 시간이 적절한지, 장소는 적당한지 등의 요인이 고려되어야 할 필요가 있다.

(2) 물리적 조건

학습환경과 관련하여 온도, 습도, 소음, 조명 등의 물리적 환경이 교수-학습방법에 영향을 미칠 수 있으므로 이와 같은 물리적 조건이 학습효과를 방해하거나 증진할 수 있다. 따라서 필요하다면 교수-학습방법을 변경하는 것이 보건교육에 도움이 될 수 있다.

(3) 교과목과의 연계성

기존에 운영되고 있는 교과목과의 연관성 부분으로 해당 교과목의 교육목표와 얼마나 부합하는지와 관련한 사항이다. 적용하고자 하는 교수-학습방법이 이 방법을 사용하고자 하는 교과목의 교육목표 달성을 위해 적절하고 도움이 되며 연계성이 있을 때 교수-학습방법이 유용하다고 할 수 있다.

(4) 가용자원의 다양성

학습에 필요한 적절한 자원이 충분히 확보되어 있는지, 이용하기에 제한점이나 방해요인은 없는지 등 교육자가 활용할 수 있는 가용자원의 다양성이 교수-학습방법을 적용하고자 할 때 영향을 미친다.

(5) 학습자 수

학습에 참여하는 수가 대규모인지 소규모인지에 따라 적절한 학습방법이 고려되어야 한다. 예를 들어 토론, 역할극, 시범 등은 큰 규모보다는 소규모일 경우에 효과적인 방법이라 할 수 있다. 보통의 경우 학습자의 수가 많아질수록 다양한 학습방법을 적용하는 것에 제한이 따른다. 강의나 영화 등은 집단의 크기에 큰 영향을 받지 않는 교수-학습방법의 하나이다.

2. 보건교육방법 선정 시 고려사항

보건교육방법을 선정할 때 고려해야 하는 원칙으로는 첫째, 학습자의 능력 및 과거의 경험과 조화가 되는지 확인한다. 둘째, 한 가지 이상의 긍정적인 결과를 가져올 수 있는 교육방법인지 확인한다. 셋째, 학습자가 동의하고 만족할 수 있는 교육방법인지 확인한다. 넷째, 학습자의 인지능력을 향상할 수 있는 기회를 제공하는지 확인한다. 다섯째, 학습자가 자율적으로 문제해결을 할 수 있는 방법인지 확인하다.

그 외에 교육방법 선정 시 고려해야 하는 사항으로 윤리적 고려사항, 문화적 다양성 등이 있다.

1) 윤리적 고려사항

(1) 문해력

대상자의 의사소통 능력을 확인해야 한다. 언어적 의사소통뿐만 아니라 소책자나 전자정보로 제공될 수 있는 자료들을 읽고, 이해하는 것에 문제가 없는지를 파악한다.

(2) 책임(개인, 집단, 사회)

개인, 가족, 지역사회의 보건교육 요구를 파악하기 위해서는 어떤 요소들이 고려되어야 하는지를 확인해야 한다. 즉, 대상자의 문화적 요소, 언어적 요소, 읽고 쓰는 부분에 있어서 보건교육 정보를 수용하는 것에 문제가 없는지를 확인해야 한다.

(3) 사회 정의 및 형평성

지역사회 구성원들이 보건교육을 수용하는 것에 형평성을 가지는지 고려해야 하고, 보건교육방법이 대상자의 인구학적인 특성을 반영하는지 고려한다. 언어가 다른 대상자들에게 유용한 방법과 자료는 무엇인지 확인하고, 대상자에게 보건교육이 전달될 때 발생할 수 있는 장애들을 최소화할 수 있는 전략 · 프로그램 · 중재방법은 어떤 것인지를 고려해야 한다.

(4) 자원 할당

대상자의 건강 문해력을 촉진하거나 방해하는 정책은 어떤 것인지 고려해야 하고, 보건교육과 관련된 정보나 자원의 유용성, 접근성, 형평성을 확보하는 데 있어 국가, 지방자치단체, 관련 기관의 정책들이 영향력을 가지는지를 고려해야 한다. 어떤 방법들이 대상자의 보건교육을 지지하며, 보건교육이 수행되도록 하기 위해서 교육자가 할 수 있는 건강관련 정책의 참여나 수정이 가능한지 여부를 고려해야 한다.

(5) 문화적 효과성

보건교육이 대상자들 매일의 삶 속에서 이루어지도록 하기 위해서는 어떤 기술, 지식, 경험들이 요구되는지, 교육자가 신뢰, 열정, 문화적 겸손함을 가진 보건교육방법들을 적용할 수 있는 능력을 갖고 있는지를 사정하여 대상자에게 접근하는 것을 고려해야 한다.

2) 문화적 다양성의 고려사항

문화적 다양성은 사람들 간의 차이와 관련된 복합적인 개념으로서 가치관, 태도, 신념, 규범, 행동, 관습, 그리고 삶의 방식과 관련된다고 볼 수 있다. 교육자는 이들 삶의 과정을 보는 관점과 건강, 그리고 질병을 어떻게 정의하는지에 대해서 이해해야 하고, 나아가 보건교육이 제공될 때 어떤 영향을 미치는지를 파악하는 것이 필요하다.

(1) 횡문화적 간호(transcultural nursing)

1871년 영국 인류학자 Edward Tylor는 문화란, 한 사회에서 습득되는 지식, 신념, 예술, 도덕, 법, 관심, 그리고 능력과 습관의 복합적 총체라고 하였다. 다시 말하면, 문화는 개인이 자신의 세계에서 인지하고 평가하고 행동하는 방법을 나타내며, 그의 가치관 · 신념 · 행동을 결정하는 청사진이라고 정의하였다. 문화는 언어습득과 사회화 과정을 통해 태어나면서부터 습득되며, 동일한 문화집단의 구성원들에 의해 공유되고, 환경적 · 기술적 요인, 그리고 자연적 자원의 유용성과 관련된 특정한 상황에 적응하는 특성을 갖고 있으며, 문화는 역동적이다.

간호사이면서 인류학자인 Madeleine Leininger는 1959년 간호와 인류학 사이의 철학적 · 이론적 유사성을 정의하기 위해 'transcultural nursing'이라는 용어를 사용하였다. 1968년 이론을 확장하기 시작하여 1978년에는 transcultural nursing이란 건강과 질병에 관한 신념, 가치관, 그리고 사람들에게 문화-특이적, 문화-우주적 간호를 다양한 대상자에게 제공하기 위해 사용되는 지식과 다양한 하위문화를 분석하는 학문과 실무 분야라고 재정의하였다. 즉, 문화-특이적이란 특별한 문화만이 가진 특별한 가치관, 신념, 행동의 유형을 의미하며 문화-우주적이란 인간행동과 삶의 방식에 관한 공통적이고 유사한 가치관, 신념, 방식을 의미하는 것이다(Leininger, 1991).

다양성을 가진 대상자들에게 간호를 제공하기 위해서는 기본적인 건강요구의 공통점을 확인하면서 동시에 각 문화로 인한 특이성이나 차별성을 고려하는 접근이 요구된다. 따라서 보건교육방법을 적용할 때에도 이러한 공통적인 건강요구와 차별적인 점들을 함께 고려하여 방법을 선정하고 적용하여야 한다. 이렇듯 문화의 다양성은 식이습관 · 영양섭취 ·

종교 · 자원 · 교육 · 노화에 대한 생각 등과 관련이 있고, 건강관리자는 문화로 인한 특성을 이해하고 대상자의 기본적인 건강요구를 파악하여 접근하여야 한다. 가치관 · 태도 · 신념 · 규범 · 행동 · 관습 · 삶의 방식과 관련된 문화적 다양성을 고려하는 것은 다시 말해 보편적인 인간으로서의 경험과 모든 인간이 가진 통상적인 건강요구 간의 문화적 다양성에서 균형을 유지해야 한다는 것이다.

(2) 횡문화적 의사소통(cross cultural communication)

의사소통은 지속적인 과정이므로 첫 만남부터 상호 존중하는 관계로 시작되어야 하며 교육자는 자신을 소개하고 대상자들의 건강요구를 파악하는 것뿐 아니라 그 대상자가 도움이 필요할 때 어떻게 도움을 요청할 수 있는지 방법을 알려주어야 한다. 이때 문화적으로 수용 가능한 접근방법을 사용하여 당황하지 않도록 하는 것이 필요하다.

적절한 공간에서 적정 수준의 친밀감을 유지하는 것, 의사소통의 장애를 넘어서는 것, 미소, 침묵, 눈맞춤, 적절한 신체접촉 등 비언어적인 의사소통을 적절히 활용하는 것 등은 다양한 문화를 가진 대상자와의 관계에서 중요한 소통이 될 수 있다.

(3) 문화를 고려한 건강관리

다양한 문화적 배경을 가진 대상자를 포괄적으로 이해하기 위해서는 그들의 가치관, 신념, 태도, 그리고 행동을 이해하는 것이 가장 우선적으로 이루어져야 하고, 그리고 이후 대상자가 갖고 있는 건강의 의미를 파악해야 한다. 건강에 대한 의미를 파악한다는 것은 반대로 질병이 갖는 의미를 파악한다는 것과 관련이 있다, 즉, 질병의 원인, 증상, 유병률, 질병의 의미에 대해서 대상자와 가족이 어떻게 생각하고 있는지를 파악하는 것이다. 일반적으로 사람들은 종교적 신념, 사회적 환경, 철학적 관점, 그리고 지식의 수준에 따라 질병의 원인을 이해하고자 한다. 그 외 자연적 관점, 거시 종교적 전망, 민속적 치유 등에 따라 질병을 수용하고 통증을 표현하는 것에 차이가 있다. 그러므로 다양한 문화를 고려한 건강관리가 이루어져야 하며 그에 맞는 보건교육방법이 고려되어야 한다.

(4) 문화적 다양성을 고려한 교육방법 선정

보건교육자는 다양한 대상자의 가치관, 신념, 행동의 유형, 종교, 건강과 질병에 관한 인식, 그리고 교육수준, 활용가능한 의사소통 방법 등을 고려하여 보건교육방법을 선정하고 적용하기 위한 자세와 역량을 함양하는 것이 필요하다.

다양한 문화적 배경을 가진 대상자에게 보건교육을 하기 위해서는 보건교육 이전에 다음과 같은 사항을 사정할 필요가 있다.

① 문화적 사정

인종 · 민족적 다양성을 포함하여 개인, 집단, 지역사회의 문화적 신념, 가치관, 수행 등을 사정한다.

② 문화적 제재나 제한의 사정

정서, 느낌, 영성, 종교적 신념은 무엇인지, 죽음, 애도, 슬픔을 표현하는 것은 문화적으로 적절하게 표현되고 있는지, 집단 내에서 남자와 여자에 대한 기대와 역할이 정해져 있는지 여부, 교육자-학습자의 관계는 정해져 있는지, 성별로 인해서 특정 부위의 노출에 제한이 있는지 여부, 미지의 것에 관한 두려움이나 사별한 친척들에 관해 얘기하는 것에 제한이 있는지를 사정한다.

③ 의사소통

가정에서 사용하고 있는 언어와 대상자가 읽거나 말할 수 있는 다른 언어는 무엇인지, 대상자는 어떤 언어를 사용하는 것을 선호하는지, 읽고 쓰는 능력과 말하는 능력은 어느 정도의 수준인지, 번역해주는 사람의 필요 여부, 의사소통할 때 필요한 규칙, 비언어적 의사소통을 잘 할 수 있는지, 문화적 배경이 다른 보건교육자에 대한 느낌은 어떤지, 의사소통 과정에서 확인할 수 있는 대상자의 전반적인 문화적 특성은 무엇인지 등을 사정한다.

④ 건강과 관련된 신념과 행동

대상자의 건강관련 요구를 파악하기 위해서는 먼저 개인의 문화와 관련된 가치관, 신념, 태도, 그리고 행동을 이해하는 것이 요구된다. 그리고 보건교육자 자신의 인종, 종교, 성별, 사회경제적인 요소에 대한 선입견이나 편견이 있는지를 확인할 필요가 있다.

⑤ 영양

영양상태를 사정할 때에는 그 문화 내에서 음식에 대한 정의, 섭취 빈도와 식사 횟수, 행사 때 먹는 음식의 종류와 유형, 한 번 음식을 섭취할 때의 양과 유형, 음식 섭취의 규칙성 등에 대해서 고려해야 한다.

⑥ 사회 경제적 고려사항

모든 다양한 문화를 가진 대상자들에게 공통으로 적용되는 한 개의 사회경제적인 지표는 없지만 연평균 소득, 취업률, 빈곤율, 사회적 지지체계 등은 보편적으로 고려해야 한다.

⑦ 기 타

교육적 배경, 종교적 선호, 질병에 대한 문화적 인식, 생물 · 문화적 다양성, 발달적 고려사항 등이 포함될 수 있다.

3. 보건교육 시 활용하는 수업모형

보건교육을 수행함에 있어서 활용할 수 있는 수업모형의 유형은 설명식 수업, 토의 수업, 문제기반식 수업, 탐구식 수업, 협동학습 수업과 팀 기반학습 등이 있다.

1) 설명식 수업

수업모형 중 설명식 수업은 일반적 강의를 의미한다고 볼 수 있다.

(1) 설명식 수업의 고려사항

① 설명식 외에 다른 수업방식이 없는지 확인한다.

② 도입, 전개, 마무리 등 3단계로 구분하고, 전개단계는 15분 단위로 끊어서 계획한다.

③ 한 가지 주제로 한정한다.

④ 학습자의 참여를 고려하여 활동을 설계한다.

⑤ 물리적 환경을 확인한다.

⑥ 학습자들의 발언에 대해 부정적으로 반응하지 않도록 한다.

(2) 설명식 수업의 단계

설명식 수업은 도입, 전개, 마무리, 수업 종료 후의 단계를 가진다. 먼저, 도입단계에서는 학습자에게 차시의 목표를 알려주고, 학습자의 동기유발을 위하여 질문, 이야기, 사례 등을 언급하도록 한다. 그리고 학습에 필요한 선수지식을 확인하고, 이전 차시에 학습한 것을 중심으로 퀴즈를 제시한다. 다음으로 전개단계에서는 교재의 내용을 그대로 반복하지 않는 것이 필요하며, 개념을 설명하고, 질문을 많이 활용한다. 지나치게 많은 양의 정보를 전달하지 않도록 하며, 그림 자료를 많이 사용하도록 하고, 학습자들이 수업 중 노트를 사용하는 것을 고려한다. 또한 한 주제에 대한 설명 다음에는 학습자 참여가 가능한 활동을 실시하도록 하고, 동료 간에 피드백을 주고받을 수 있도록 하는 것이 좋다. 마무리 단계에서는 수업내용을 요약하며, 수업을 정리하는 시간을 가지고, 다음 차시를 위한 질문을 제시한다. 이번 차시에 미진한 부분을 확인하고, 학습자 간에 노트를 비교할 수 있는 시간을 제공하는 것도 좋다. 마지막으로 수업 종료 후에는 수업이 실제 진행된 것에 따라 수업계획서를 수정하고, 수업 중 생성된 자료를 학습자들이 볼 수 있도록 제공한다.

2) 토론식 수업

토론식 수업의 기본 전제는 구성주의적 시각에서 출발한다. 즉, 실제적인 과제를 제공하고 학습자의 능동적인 참여를 독려하며 사회적 합의에 의해 지식이 형성되는 특성을 지닌다. 토론에 관한 교육방법으로는 의견제시 방법, 듣는 방법, 질문 방법, 답변하는 방법을 포함한다. 일반적인 단계는 토론 준비-토론 진행-토론 마무리-토론 후로 연결된다.

토론 준비단계에서는 토론할 내용과 관련된 자료를 사전에 지정하며, 토론에 참석하기 전에 토론 준비자료를 제출하도록 한다. 토론 문제를 설정하고, 토론형태를 결정한다. 토론의 형태로는 자유토론, 소집단 토론, 어항식(fish bowl) 토론, 전문가(패널) 토론, 논쟁식 토론 등이 있다. 토론 진행 단계에서는 토론의 원칙을 알려주고, 의사진행 방식에 따라 토론을 진행한다. 모든 구성원이 참여할 수 있도록 진행하며, 간단한 다과 준비, 구성원의 이름표 패용 및 활용, 교수자가 사회를 보는 등의 방법을 활용하여 참여를 촉진하는 토론 분위기를 형성한다. 토론 마무리 단계에서는 개별학습자의 토론 참여에도 확인할 수 있는 피드백을 제공하도록 하며, 토론 결과를 정리하여 제출하도록 한다.

3) 문제기반수업

문제기반수업은 문제기반학습, 문제중심학습(Problem Based Learning; PBL)과 동일한 개념이다. 문제기반수업의 가정은 암시, 지성화, 가설, 추리, 검증이 있다. 암시는 문제에 직면하였을 때 느끼는 생각, 잠정적인 답안을 뜻하고, 지성화는 인지한 문제의 명료화, 가설은 지성화의 과정을 통해 도출된 잠정적인 해답, 추리는 검증 결과에 대한 예견, 검증은 증거를 수집하여 가설의 확실성을 밝히는 활동을 뜻한다.

문제기반수업의 단계는 다음의 절차에 따라 진행된다.

(1) 사정활동

문제해결학습을 소개하고 팀을 구성한다.

(2) 문제제시

실질적, 맥락적, 비구조화된 문제를 제시한다. 문제는 교육자가 직접 문제를 제시하기도 하고 자료 제시를 통하여 학습자가 문제를 제시하기도 한다.

(3) 문제해결 계획

- 문제해결을 위한 세부과제를 확인한다.
- 도출된 세부과제를 정교화하여 재확인한다.
- 팀원의 세부과제별 업무분담 및 활동계획을 수립한다.

(4) 개별학습

맡은 과제에 대한 자료를 수집하고 해결안을 모색한다.

(5) 협동학습 및 문제해결

개별학습 결과물을 바탕으로 팀 논의에 의한 문제해결안을 도출하고 검증한다.

(6) 결과 정리 및 발표

(7) 성찰 및 평가

4) 탐구식 수업

기본 가정은 Bruner의 발견학습에서 출발하는 것으로 학습자는 학문의 개념, 이론 등을 스스로 탐구하여 발견하도록 하는 것이다. 탐구(探究)란 어떤 것을 알기 위해 깊이 있게 연구하는 활동이라고 한다면 탐구수업은 문제를 해결해가는 과정, 즉 학습해야 할 문제 · 주제에 직면하여 학습자 스스로 가설을 세우고 자료를 이용하여 가설을 검증하고 확인 · 수정하여 결론(일반화 · 원리)에 도달하는 것이다. 이러한 수업 과정에서 학습자들은 구체적인 사실보다는 기본 개념 또는 원리를 스스로 발견하게 된다. 이때 교수자는 학습자들에게 탐구양식을 가르쳐야 하고, 학습내용은 개념, 구조, 방법론에서 도출해야 한다. 다시 말해 탐구수업은 기본적으로 학생들 스스로 발견의 과정을 통해 구조를 학습해 가는 수업 방식이다.

탐구식 수업의 일반적인 단계는 6단계의 절차를 가진다.

- 1단계에서는 문제의 설정-학습할 과제가 무엇인지를 소개하고 학습자들의 학습 의욕을 자극, 교수자와 학습자 공동으로 해결해야 할 문제를 제기하고, 제기된 문제를 각 단계별로 할당한다.
- 2단계에서는 가설의 형성, 할당된 문제의 해결 방안에 대해 각 모집단 별로 토의하고, 학습과제와 관련된 중심 아이디어인 가설을 수립한다.
- 3단계에서는 자료의 수집, 교수자는 각 분야의 가설 입증에 참고가 될 만한 자료목록, 출처, 수집방법 등을 구체적으로 제시하고, 학습자는 교수자의 안내에 따라 가설을 입증할 자료를 수집, 보완한다.
- 4단계에서는 자료의 비판 및 해석, 학습자는 내용을 검토하고 소박한 형태나마 자료의 내적 및 외적 비판을 하고, 자료에 대한 합리적 해석을 하고 가설 입증에 필요한 구체적인 명제들을 추출한다.

- 5단계에서는 가설 검증, 비판 및 해석된 자료를 통해 가설을 입증하고, 각 모집단 별 토의활동을 거쳐 탐구결과를 요약 정리하여, 전체 토의에 내놓을 보고서를 작성한다.
- 6단계에서는 원리와 개념의 도출, 각 모집단 별로 탐구결과(가설의 입증 결과)를 보고하고, 전체 질문과 토의를 통하여 기본 원리와 중심개념에 도달하며, 원리와 개념을 일반적 상황에 적용하도록 한다.

5) 협동학습

협동학습은 학습자가 집단 내의 다양한 다른 학습자들과 학습목표 달성을 위한 협동을 통해 학습을 유도하는 것이다.

(1) 협동학습의 기본 가정

① 학습능력이 이질적인 소집단의 학습자들이 동일한 학습목표를 달성하도록 수업하는 방식이다.
② 다른 구성원 모두의 성취에 관심을 갖도록 구조화된 학습이다.
③ 상호의존성과 개별적 책무성이 공존한다.

(2) 협동학습의 유형

협동학습의 유형으로는 Jigsaw 학습, 성취과제 분담학습(Student-Teams Achievement Divisions; STAD), 팀 경쟁학습, 팀 보조 개별학습 등이 있다.

Jigsaw 학습은 다음과 같다.
① 학습자들을 다섯 혹은 여섯 집단으로 구분한다.
② 학습내용을 집단 구성원의 수와 동일하게 구분한다.
③ 각 집단의 학습자에게 학습내용을 할당한다.
④ 동일한 학습내용을 받은 학습자들이 모여서 학습한다.
⑤ 원래의 집단으로 돌아가서 학습한 내용을 구성원에게 전달한다.
⑥ 학습이 종료되면 시험을 치르고, 개별점수를 부여한다.
⑦ 팀 평가결과를 반영하기도 한다.

성취과제 분담학습(Student-Teams Achievement Divisions; STAD)은 다음과 같다.
① 4~5명을 한 집단으로 구분한다.
② 학습자와 학습단원을 소개한다.
③ 팀으로 학습내용을 검토하고 팀원 모두 학습이 완료될 때까지 학습한다.

④ 개별적으로 시험을 실시하고 향상점수를 기록한다.
⑤ 개인별 향상점수만을 팀 점수에 반영한다.
⑥ 우수 팀에게 보상한다.

팀 경쟁학습은 성취과제 분담학습과 동일한데, 팀별 경쟁을 통하여 팀 보상을 달리하는 부분이 차이점이다.

팀 보조 개별학습은 다음과 같다.
① 팀 경쟁학습처럼 이질적인 집단을 구성한다.
② 각자의 수준에 맞추어 개별학습을 실시한다.
③ 개별학습 후 팀원이 짝을 이루어 시험과 채점을 실시한다.
④ 개별시험의 합이 팀의 점수로, 일정 기준 이상의 팀에게는 보상한다.

6) 팀 기반학습(Team Based Learning; TBL)

팀 기반학습은 소집단을 활용하는 교수전략으로서 교수-학습에 대한 새로운 접근이다. 교육자는 소집단이 최상의 성과를 산출하는 학습 팀이 되도록 지원하고, 각각의 팀들이 의미 있는 학습에 적절히 참여할 수 있도록 하고, 팀이 적절한 전략을 활용하여 학습의 향상을 도모할 수 있도록 조직화해야 한다.

(1) 팀 기반학습의 특성

팀 기반학습의 특성은 첫째, 구조화된 팀 활동을 통해서 학습을 촉진한다. 일반적인 소집단에서의 학습은 비교적 체계화 정도가 낮은 비구조화된 학습활동으로서 협동 활동을 하면서 학습능력이 신장되고 적극적인 학습을 유도할 수 있으나, 비판적 사고나 다양한 학제적 사고 등 보다 고차원적인 정교한 학습을 이끌어내는 것은 용이하지 않다. 반면 소집단활동을 넘어서서 구성원들이 팀의 발전을 위하여 도전적인 과업을 달성하고자 함께 상호작용하고 구성원들이 기여할 수 있는 팀으로 발전된다면, 보다 유의미한 학습을 도출할 수 있다. 즉, 소집단들이 적절하게 형성되고 응집력이 높은 팀으로 성장할 때까지 즉각적이고 명확한 피드백과 도전적인 과제를 제시하면 학습자들이 스스로 학습하고 상호작용과 학습내용을 활용하는 방법을 배우면서 계속적인 학습을 하게 된다. 둘째, 팀의 발달에 초점을 둔다. 특별한 학습이 이루어지도록 팀의 특성에 의존한다. 셋째, 환경적 특성을 포함한다. 팀 기반학습은 과업수행, 집단 유지기간, 집단의 규모, 역할분담, 성적 평가방법, 피드백, 동료평가 등 환경적인 특성을 갖고 있다. 과업수행은 반드시 교실 내에서 이루어져야 하며 모든 구성원들이 한자리에 모여 과업을 수행할 수 있는 시간이 주어져야 한다. 집단 유지기간은 한 학기 정도 이상의 충분한 시간을 통해 구성원들이 서로 잘 알고 팀이 효과적으로 기능을 발휘할 수 있도록 한다. 집단의 규모는 되도록 이질적인 집단으로 5~7명 정도를 권장한다. 성적평가는 집단의 성과에 성적을 부여하고 성과에 대한 보상과 피드백을 제공한다. 팀 기반학습에서는 구성원 개인의 성과가 팀 전체의 성과에 중요한 영향을 미친다는 사실을 구성원들이 인식하도록 책임을 부여하며 집단의 과제를 수행하기 위한 시간과 노력을 투자하도록 한다. 피드백은 즉각적으로 빈번하게 주어 수정의 기회를 갖도록 하고 보다 효과적인 성과를 이끌 수 있도록 한다. 동료평가는 구성원들끼리 상호 간 피드백이 되어 자신의 행동에 책임을 지고 학습활동을 점검하게 하는 것으로서 교육자의 주관적 평가와 학생 자가평가의 신뢰성과 공정성을 보완하게 된다.

(2) 팀 기반학습의 단계

팀 기반학습의 단계는 선행학습, 준비도 확인, 피드백, 이의 제기, 응용문제해결, 학습정리 등의 5단계로 구성된다. 선행학습은 학습자의 영역이며 학습자의 준비를 확인하고 피드백 주는 것을 하나의 단계로 포함하여 팀 기반학습 준비, 개념적용 및 문제해결, 정리의 3단계로 구분하면 다음과 같다.

① 준비단계

준비단계에서는 사전 읽기 과제 준비도 평가, 이의 제기, 교정학습이 포함된다. 이 단계에서는 준비도 평가가 이루어지는데 사전 읽기 과제로 제시되었던 내용을 평가하는 것이다. 준비도 평가에서는 개인 평가와 팀 평가로 나누어 평가를 하게 된다. 준비단계에서 학습 준비도 평가과정은 개인과 팀 구성원 모두에게 책임감을 부여하는 장치가 될 수 있다. 이의 제기 과정은 팀별로 제시한 답이 정답이라고 생각하는 근거와 내용을 '이의 제기서'에 작성하여 제출하는 것이다. 제출된 이의 제기서가 합당하다고 평가되면 '이의 제기서'를 제출한 팀은 추가적 점수를 받게 된다. 교정학습단계에서는 학생들이 팀 내에서 무엇을 배웠는지를 제시한 후, 중요 개념에 대한 정확한 이해를 위해 교육자의 보충 설명이 제공되는 단계이다.

② 개념적용 및 문제해결

개념적용 및 문제해결 단계에서는 준비도 확인 단계에서 파악된 주요 개념을 중심으로 실제 상황에서 일어나는 문제들을 해결하고 정답을 제시하는 단계이다. 그리고 팀들은 문제에 대한 답을 찾아내고 교육자는 피드백을 제공하게 된다.

③ 정 리

정리 단계에서는 학습 준비도 평가, 팀 과제해결 평가, 동료평가 등을 합산하여 평가를 하며 결과를 정리하는 단계이다.

(3) 수업 단계

수업 단계는 일반적으로 수업시작 전 단계, 수업진행 단계, 수업종료 단계의 3단계로 구분할 수 있다. 수업시작 전 단계는 수업과정에서 학습내용을 적절히 분할하고 학습의 목적과 목표를 설정하며, 학습과정을 평가하는 방법 등을 설계하는 것이다. 수업 진행 단계는 재설계의 본격적인 조직이 시작되는 것으로서 팀 기반학습에 대한 기초를 다지는 것으로, 학습에 대한 오리엔테이션, 학습과정 안내, 학습과제 제시, 팀 형성, 팀 빌딩, 문제해결 학습 을 한다. 또한 이 단계에서 팀 규칙을 설정하고 합의할 수 있다. 수업종료단계는 학습내용을 적용하고 자신과 동료를 평가하며 성찰활동을 하는데 팀의 가치에 대한 학습, 효과적인 팀 상호작용에 대한 인식, 스스로 학습 등을 통해 학습능력을 높이는 것이 된다.

(4) 팀 기반학습에서의 교수전략

팀 기반학습에서의 교수전략으로는 첫째, 팀 형성이다. 효과적인 팀을 형성하고 팀의 응집력을 높이기 위해 어느 정도 비슷한 수준의 팀원들로 구성되도록 한다. 팀의 과제를 효과적으로 달성하기 위해서 지적 자원을 배분하고 다양한 유형의 구성원인 이질 집단으로 팀을 구성해야 한다. 둘째, 선행학습 평가이다. 학습자들은 팀 과제를 수행하는 데 있어서 개인적으로 책임을 가지며, 팀 구성원들과 생산적인 방법으로 상호작용할 책임이 있음을 상기시키고, 팀의 성공에 팀 구성원들의 기여 정도를 확인해야 한다. 셋째, 상호작용 도출이다. 팀 과제를 수행하는 과정에서 팀이 복잡한 문제를 해결하기 위해 높은 수준의 상호작용이 일어날 수 있도록 안내하는 것이 필요하다. 이를 위해서 팀 응집력을 높이는 과제를 결정하는 것이 매우 중요하므로 과제를 선정할 때에는 해당 과제가 구성원의 책임감을 증진하고 팀 구성원들에게 물리적인 근접성을 보장하는지, 그리고 빈번한 토론을 자극할 수 있는지, 또한 즉각적이고 명백한 피드백을 제공하는지, 팀 성과에 대한 보상을 제공하는지를 확인하는 것이 필요하다. 넷째, 팀 규칙 설정 및 합의이다. 팀 학습의 성공적인 수행을 위해서는 팀 학습활동 수행과정에서 구성원 중 무임승차를 하는 구성원이 발생하지 않도록 하며 적극적으로 구성원이 참여하고 원활한 학습활동이 이루어지도록 팀 구성원들이 스스로 합의한 규칙을 설정해야 한다. 학습자들은 이 과정에서 적극적인 의사표현과 경청 및 적절한 협상을 하게 되는데 이를 통해 구성원에 대한 배려와 협력 등을 학습할 수 있다. 마지막으로, 동료평가이다. 평가에 동료평가를 포함하는 것이 필요하다. 팀 구성원의 기여 정도가 개별적으로 다양하므로 팀 과제에 대한 개인별 평가는 다양한 방법으로 산출되는 것이 바람직하다. 이러한 방식은 가장 많이 팀의 성과에 기여한 구성원이 덜 기여한 구성원에 비해서 높은 평가점수를 받게 되므로 집단의 성과에 성적을 부여할 때 발생될 수 있는 불공평성의 문제를 해결할 수 있다.

(5) 효과적인 팀 기반학습을 위한 제언

① 팀 규칙 설정 및 합의

팀 기반학습에 각각의 구성원들이 모두 주도적으로 참여하고 무임승차를 하는 구성원이 없도록 하기 위해서는 팀별 규칙을 정하는 것이 좋다. 예를 들면, 비판 금지, 경청, 시간 지키기, 칭찬하기, 동등한 발언 기회 부여 등 팀 활동에 요구되는 규칙에 대해서 팀 구성원들이 논의하고 합의를 통해 결정하며 지키도록 하는 것이다.

② 팀 구성원의 교체

팀에 역동성을 부여하기 위해서는 팀 구성원들을 교체하는 방법이 필요하기도 하다. 학습자들은 새로운 집단구성원에 대해서 알 수 있는 기회를 갖게 되며 새로운 구성원들과 함께 학습을 수행하면서 새로운 학습을 하게 된다. 동일한 팀이 오래 지속될 경우 새로운 일은 하지 않으려는 경향이나 예측 가능한 일만 하려는 경향 등이 생길 수 있으므로 팀의 구성원을 교체하는 것은 팀을 역동적이고 활발하게 할 수 있다.

③ 동료평가

팀의 모든 구성원들이 각자 주도적으로 동등한 수준 이상의 기여를 한다면 모든 구성원들은 동일한 평가를 받을 자격이 있다. 그러나 개인의 기여도 차이가 큰 팀이라면 평가과정에서 동료평가를 반영하는 것이 필요하다. 동료평가는 학기가 종료되는 시점에 팀의 성공에 있어서 팀 내 구성원인 개인의 기여 정도를 평가하는 것이다. 개인별 기여도가 차이가 있는 팀의 경우, 동료평가는 다양해지며 가장 기여를 많이 한 구성원이 덜 기여한 구성원에 비해 더 높은 평가를 받게 되므로 팀 평가에서 문제였던 불공평성 문제를 해결할 수 있다.

제 3 절 보건교육방법 유형

보건교육방법은 학습자의 크기, 의사소통 주체나 학습주체 등에 따라 다양하게 분류될 수 있으며, 보건교육에 흔히 사용되는 대표적인 교육방법과 유형은 표 5-1과 같다. 이 절에서는 보건교육방법을 학습자의 크기에 따라 개인 대상, 집단 대상, 지역사회 대상으로 나누고, 기타 보건교육방법으로는 멀티미디어를 활용한 교육방법을 들 수 있다.

1. 개별 보건교육방법

개별 보건교육은 학습자 개인을 대상으로 하며, 그 종류는 대표적으로 면담, 상담 등이 있다.

1) 면담(interview)

면담이란 상호 간에 목적을 갖고 언어를 도구로 사용하여 학습자를 개별적으로 만나 자유로운 상태에서 실시하는 교육방법이다. 면담의 장점은 시간과 장소에 제약을 받지 않고 시행할 수 있으며 피면담자에게 심리적 부담감을 주지 않아 매우 효과적이다.

표 5-1 보건교육의 방법과 유형

	학습자의 크기			보건교육의 전략		보건교육과정의 주체			교육성과의 수준		
	개인 교육	집단 교육	대중 교육	설명적 접근	경험적 접근	교육자 주도	학습자 주도	상호 작용	지식 습득	문제 해결	혼합
상담	○	○			○			○		○	
강의		○		○		○			○		○
토론		○			○		○			○	
시범	○	○		○		○					○
문제해결법	○	○			○		○			○	
역할극		○			○		○	○		○	
프로젝트법	○	○			○		○				○
모의실험	○	○			○		○				○
캠페인			○	○		○			○		

2) 상담(counseling)

상담은 전문적인 상담기술을 갖춘 교육자가 대화를 통하여 학습자의 건강행위를 바람직한 방향으로 유도해 나가는 것이다. 상담의 목적은 피상담자들이 자신의 문제를 인식할 수 있도록 하여 문제해결 방안을 스스로 찾을 수 있게 하는 것에 있다. 상담은 산업체의 건강관리실, 보건소, 학교 보건실 등 지역사회 현장에서 많이 활용되고 있는 방법으로 특히 개인의 사적인 문제에 속하는 건강문제를 해결하는 데 효과적인 방법이다. 상담 장소는 개인의 비밀이 보장될 수 있는 공간이 확보되는 것이 좋다.

상담에는 대면상담과 전화상담이 있다.

상담의 단계는 일반적으로 다섯 단계로 구성한다. 첫째, 관계 형성단계이다. 이 단계에서 보건교육자는 학습자를 충분히 이해해야 한다. 학습자는 보건교육자를 믿고 건강문제를 표면화하여 문제를 제대로 인식하고 정확하게 파악할 수 있게 되는 관계를 형성하는 단계이다. 둘째, 경청단계이다. 상담을 하면서 서로 공감대를 형성하고 보건교육자는 학습자의 입장에서 상황을 이해하려고 노력하고 건강문제와 관련된 정보를 탐색하면서 학습자 문제를 파악한다. 셋째, 직면단계이다. 학습자가 자신의 문제에 대해 파악하고 인식하여 자신의 문제를 인정하도록 보건교육자는 학습자를 돕는 단계이다. 넷째, 참여단계이다. 학습자 스스로 직면한 건강문제에 대해 긍정적 태도를 갖고 문제해결을 할 수 있는 방향을 설정하여 문제를 해결한다. 다섯째, 정리단계이다. 상담을 통해 학습자가 자신의 건강문제에 대해 긍정적으로 행동의 변화를 가져오도록 돕고 보건교육자와 학습자가 만족하면서 상담을 마무리한다.

2. 집단 보건교육방법

집단 보건교육은 개별 보건교육보다 제한된 시간과 인원으로 많은 사람에게 내용을 전달할 때 유용하다. 그리고 다른 학습자들과의 교류를 통한 경험이 공유되면서 긍정적인 교류가 이루어져 건강행위 실천에 효과적인 장점이 있다. 집단 보건교육의 종류에는 강의, 시범, 토의, 프로젝트법, 역할극, 사례연구, 현장학습/견학, 시뮬레이션 등이 있다.

1) 강의(lecture)

강의는 가장 역사가 오래된 전통적인 교육방법의 하나이다. 대부분 대상자가 교육주제에 대해 기본적인 지식이 없을 때 교육자가 주도하여 대상자의 지식 형성을 통한 건강행위 변화를 목표로 진행하는 교육방법이다. 강의의 장점은 다수의 사람들에게 많은 양의 지식이나 정보를 짧은 시간 내에 전달할 수 있으며, 학습자의 특별한 준비 없이도 교육을 실시할 수 있다. 그러나 학습자의 이해 수준이 서로 다른 경우에 교육효과가 떨어지며 학습자들의 능동적인 참여를 기대할 수 없다는 단점이 있다. 따라서 적절한 강의기법이나 교육매체를 함께 활용하여 적극적인 참여를 조장하거나 학습자의 동기유발을 높이기 위한 노력이 필요한 보건교육방법이다.

2) 시범(demonstration)

시범은 교육자가 건강문제해결 기술을 실제 적용해 보거나 나타내 보이는 것으로, 언어로 설명하기 어려운 기술영역의 학습에 유용한 방법이다. 교육자가 학습자에게 바람직한 행동양식을 보여줌으로써 이를 관찰하고 모방하여 새로운 기술 행위를 학습하는 보건교육방법이다. 시범 장면을 녹화하여 여러 번 반복학습을 하거나 행위에 대한 시범을 보일 때 인지적 측면과 정의적 측면에 대한 학습이 함께 진행되어 학습효과를 증진한다.

3) 토의(discussion)

토의는 교육자와 학습자 또는 학습자와 학습자 간에 언어적인 상호작용을 통해 집단 내에서 함께 생각하여 주어진 문제를 해결하고자 하는 보건교육방법이다. 토의는 강의와는 달리 집단사고의 과정에서 자유로이 의견을 발표하고 타인의 의견을 받아들여 문제를 해결해 나가는 능력과 비판력을 기르게 되는 자기주도적인 학습방법이다. 이 방법은 대상자의 규모나 진행방식에 따라 브레인스토밍, 그룹토의, 배심토의, 분단토의, 심포지엄, 세미나 등이 있다.

(1) 브레인스토밍(brainstorming)

브레인스토밍은 번개처럼 떠오르는 기발한 생각을 포착한다는 의미로 묘안착상법이라고도 한다. 문제를 해결하기 위해 참가자들이 협력하여 모든 해결방법에 관해 검토해 보는 것으로, 갑자기 떠오르는 의견이나 창의적인 아이디어를 종이에 기록하는 방법이다. 브레인스토밍은 토론 없이 가능한 한 많은 아이디어를 목록화해서 가장 최선의 아이디어를 선택하는 것이다. 일반적으로 12~15명이 한 그룹이 되어 10~15분 정도 단기 토의를 하며, 자유로운 분위기에서 다양한 의견이 나올 수 있도록 사회자와 서기를 정하여 진행한다.

(2) 그룹토의(group discussion)

10명 내외의 학습자가 둘러앉아 특정 주제에 대해 자유롭게 의견을 발표하고, 의견을 모으는 과정에서 문제해결이나 변화를 유도하는 방법이다. 참가자 전원은 그룹토의를 통해 상호 대등한 관계에서 정해진 주제에 대하여 자유롭게 의견을 교환하며 이를 통하여 상호 협동적 능력과 자신의 의사를 올바로 전달하는 능력이 배양되고, 적극적인 문제해결을 모색하는 과정에서 학습동기와 의욕을 고취시킬 수 있다. 토의 시 한두 사람에 의해 토의가 집중되지 않고, 상호 협조적인 태도로 진행될 수 있도록 교육자가 조정자 역할을 하는 것이 필요하다. 토의에 모두 참여할 필요는 없으며, 경청하는 것도 참가의 한 방법임을 알려준다.

(3) 배심토의(panel discussion)

소수의 선정된 배심원과 다수의 일반 청중으로 구성되어 특정 주제에 대해서 상반되는 견해를 발표하는 몇몇 배심원들이 사회자의 진행에 따라 토의하는 형태이다. 청중은 주로 듣기만 하는데, 경우에 따라서는 질문이나 발언권을 주기도 한다. 배심원은 토의될 주제에 대해 관심을 갖고 관련된 내용을 조사해야 하며, 필요한 경우에는 전문적인 연구도 해야 한다. 그러나 배심원이 반드시 관련 주제 분야의 전문가일 필요는 없다. 다만, 토의주제에 대해 흥미를 느끼고 약간의 지식을 갖추어서 청중 앞에서 토의할 수 있는 능력을 지니고 있으면 된다. 배심토의는 약 15~45분간 지속되는 것이 보통이며, 각 배심원은 1회에 약 2~3분 이상의 시간을 소요하지 않는 범위 내에서 간결하게 의견을 개진함으로써 다양하고 빈번한 의견교환이 이루어지도록 해야 한다.

(4) 분단토의(buzz session)

그룹토의를 진행하기에 참여자가 많아 곤란한 경우 전체 학습자를 여러 개의 분단으로 나누어 토론하고, 토론 후 전체 학습자가 다시 모여 토론한 결과를 요약, 정리하여 결론을 내리는 방법으로 일명 '와글와글 학습'이라고도 한다. 분단토의는 먼저 사회자가 토론할 주제를 설명하고 소집단으로 나누어 토의시키고 다시 전체회의에서 종합하는 방법으로, 처음에는 소집단으로 토의가 진행되나 최종적으로 전체 구성원이 모두 모여 토의를 함으로써 참여자의 규모가 큰 경우에도 결론을 내리기 위한 종합토론을 할 수 있다는 효과가 있다.

(5) 심포지엄(symposium)

토의주제에 대해 권위 있는 전문가 몇 명이 각기 다른 의견을 공식 발표한 후, 이를 중심으로 의장이나 사회자가 토의를 진행시킨다. 단상토의에 참가한 전문가와 사회자, 그리고 청중 모두는 특정 주제에 관한 전문적인 지식이나 정보, 경험 등을 지니고 있어야 한다는 점이 특징이다. 따라서 한 주제를 다양한 측면에서 깊이 다룰 수 있다.

(6) 세미나(seminar)

세미나는 참가자 모두가 해당 주제에 관한 전문가나 연구자들로 구성된 소수집단이다. 주제 발표자가 먼저 발표를 하고 이에 대한 토론을 진행하는 방식으로 이루어진다. 참가자들이 토의주제에 관해 전문적인 지식을 가지고 있어야 하며, 특정 주제에 대한 공식적인 보고와 함께 참가자들이 사전에 준비된 의견을 개진하거나 질의하는 형태로 진행한다. 세미나는 참가자들에게 특정 주제에 관한 전문적인 연수나 훈련 기회를 제공하는 데 목적이 있으므로, 참가자 전체가 해당 주제에 대하여 관련된 지식이나 정보를 심도 있게 토의하기 위해 사전에 철저한 준비를 해야 하며, 보고서 형식의 간단한 자료들을 서로 교환할 수 있도록 하여야 한다.

(7) 워크숍(workshop)

워크숍은 세미나와 비슷하지만 세미나보다 규모가 작은 전문적인 소집단 활동이다. 참가자들이 전문가의 조언을 받으면서 이론을 배우고 실제로 적용해 보며 문제를 해결하기 위한 연구집회 혹은 강습회라고 한다(이경희 외, 2014). 워크숍은 교육자의 전문적인 성장을 위하여 주로 학교교육이나 사회교육에서 학자나 교사를 위해 열리는 합동연구 모임에 많이 활용된다. 워크숍 절차는 문제에 따라 다르지만 문제제기, 문제해결을 위한 조언, 문제해결법의 강구와 해결, 잠정적 결론의 형성 등으로 나뉘며, 워크숍의 전체 내용 구성은 교육 20%와 상호토론 80%로 이루어지는 경우가 대부분이다.

(8) 모둠학습

모둠이란 보통 2명~6명 이하의 소집단을 일컬어 말한다. 개별학습과는 달리 모둠수업은 효율적인 학습을 위하여 모둠을 구성하여 수업을 하는 것이다. 모둠학습은 학습자 모두가 주도적이고 적극적으로 수업에 참여하는 토론식 학습방법의 하나이다. 특히 모둠학습 시 학습자가 학습내용에 대한 주도적, 적극적 참여로 가치, 신념, 태도를 자기화할 수 있어 가치관, 자아존중감 향상을 돕는다. 모둠은 모둠생성, 규범화, 갈등, 실행단계를 거치면서 발달하며, 한 모둠에 5~6명의 모둠을 구성하여 발표자, 사회자, 기록자의 역할을 나누어 자발적 활동이 이루어진다.

4) 역할극(role play)

역할극이란 학생들에게 구체적인 문제 상황을 실제로 탐구 경험해 볼 수 있는 기회를 마련해 주고, 학생들 스스로가 자신의 가치나 의견을 좀 더 분명히 깨닫게 하고, 사람들의 행동이 타인에게 어떻게 영향을 미치는가를 더 잘 이해할 수 있게 하는 방법이다. 학습자들이 특정 상황에 처한 인물의 역할을 맡아 연기하면서 그 사람의 입장과 처지를 이해하며 상황의 분석과 문제의 해결방안을 모색할 수 있다. 이 방법은 사람들이 어떻게 타인의 행동에 영향을 미치는가를 이해할 수 있도록 도움을 주며, 학습자 스스로 자신의 가치나 의견을 좀 더 분명히 깨닫게 한다. 역할극의 장점은 대상자들이 직접 참여하므로 흥미와 동기유발이 용이하고, 대상자들이 알고 있는 이론과 현실을 행동으로 나타내므로 문제해결에 대한 능력이 개발된다. 단점은 태도변화 측면에서 단기적 효과는 있지만 지속적이지 못하다는 것과 학습자의 능력수준과 참여도에 따라 학습효과가 달라진다는 것이다.

5) 문제해결법(problem solving method)

문제해결법은 학습자에게 해결할 문제와 문제해결의 단서나 실마리가 될 만한 정보를 제시하여 학습자 스스로 그것을 해결해 나가도록 하면서 학습이 이루어지는 방법이다. 이 방법은 개인을 대상으로 수행되기도 하지만, 소집단의 구성원들이 특정 문제에 대해 협력하여 문제해결 과정에 참여하도록 함으로써 비판적 사고와 자율성, 적극성 및 능동적인 태도를 기를 수 있다.

6) 프로젝트법(project method)

프로젝트법은 교육자가 개인이나 소집단으로 구성된 학습자에게 학습목표를 제시해 주면, 학습자 스스로 자료를 수집하고, 계획, 수행, 평가함으로써 문제해결 방안을 찾아내는 방법이다. 프로젝트법은 심층적인 연구가 요구되는 과제 수행 시 적용하면 효과적이다. 프로젝트가 진행되는 동안 교육자는 학습자의 활동들을 점검하고, 도움이 필요할 때 지원해야 한다.

7) 견학(field trip)

견학은 실제 현장장소를 옮겨 관찰하거나 직접 체험해 보는 방법이다. 견학 전에 견학의 목적과 일정, 학습내용 등에 관한 정보를 명확하게 학습자에게 전달하고, 사전답사 등을 통해 현장 담당자와 협의 및 조정하는 것이 필요하며, 견학 후에는 학습목표가 달성되었는지 평가하도록 한다.

8) 시뮬레이션(simulation)

시뮬레이션은 학습자에게 실제와 유사한 환경이나 과정을 단순화하여 그 상황과 동일하게 재현함으로써 학습자가 부담 없이 안전하게 그 상황에 필요한 기술이나 능력을 발휘할 수 있도록 교육하는 것이다. 이 방법은 학습자의 능동적 참여를 촉진하고, 다양한 상황 안에서 인지적, 정의적, 심동적 영역에 대한 학습이 동시에 진행될 수 있다. 시뮬레이션 학습을 설계할 때 중요한 점은 사실성과 유사성 정도이며, 교육 시에는 상황에서 학습자에게 가장 필요한 부분이 무엇인지를 파악하고 이를 집중적으로 다루어야 한다. 이 방법의 장점은 실제상황을 극화해봄으로써 실제와 같은 동일한 효과를 얻을 수 있고, 흥미와 동기유발이 쉽고, 비판적 사고능력을 배양한다는 것이다. 단점은 역할선택이 어렵고, 시설과 준비물품에 제한이 있다.

9) 문제중심학습(Problem Based Learning; PBL)

문제중심학습은 학습자들이 제시된 상황에서 직면한 문제점과 한계를 발견하고 비판적 사고를 통한 문제해결 과정을 통해 지식, 기술, 태도를 학습하면서 유사상황에 대처하게 하는 학습방법이다(Walton & Mathews, 1989). 특정 상황에 대한 가상 시나리오를 체계적으로 구성하여 학습자들에게 제시하면 학습자들은 문제를 해결하기 위해서 자기주도적인 해결방안을 찾고 의사결정을 하면서 지식 습득뿐만 아니라 임상추론능력을 개발할 수 있다.

10) 액션러닝(action learning)

액션러닝은 학습자들이 과제해결을 위해 모여서 실제 과제를 해결하거나 해결안을 도출하는 과정에서 학습자들 상호 간에 질문이나 자기성찰을 통해 학습이 이루어지는 학습방법이다. 이 방법은 학습자들이 기존의 강의식 학습에 비해 실무경험을 통합하고 자신의 전문직관 정립 및 전문능력이 향상되는 학습방법이며, 보건교육자의 역할은 교수-학습활동 조력자, 과정 상담자, 촉진자, 분위기 조성자 등의 역할을 한다.

액션러닝은 문제중심학습과 실제적이라는 측면에서 유사하다. 하지만 문제중심학습은 학습과제가 실제상황과 유사한 상황을 교육적 측면에서 개발한 것에 비해 액션러닝은 기업조직이나 개인의 실제문제를 가져온다는 측면에서 학습과제의 실제성이 문제중심학습에 비해 높다고 하겠다.

액션러닝의 장점은 팀웍을 향상시킬 수 있다고 문제해결과정에서 지식을 습득하며 질문이나 피드백 등을 통한 문제해결과정을 학습할 수 있다. 단점은 사전준비 및 학습활동이 필요하고 액션러닝 프로그램과 학습지원환경을 유기적으로 구축하는 노력이 요구된다.

11) 팀 기반학습(Team Based Learning; TBL)

팀 기반학습은 공동의 목표를 달성하기 위해 구성원들이 비전을 공유하고 효율적인 의사소통 체계를 갖추며 상호작용함으로써 성과를 달성하는 팀 체계에 바탕을 둔 교수-학습 방법이다.

12) 건강교실(health class)

건강교실은 대상자나 건강문제 및 관심도에 따라 다양하게 운영할 수 있고, 집단지도의 한 형태로서 대상자들의 자발적인 참여와 노력을 통해 교육의 바람직한 효과를 기대할 수 있다. 예를 들면 결혼한 여성을 대상으로 하는 모성 교실, 임신육아교실, 이유식 교실 등이 있고, 특정 건강문제를 다루는 당뇨 교실, 고혈압 교실, 근관절질환 예방 건강교실 등이 있다.

건강교실을 운영할 때는 교육목적, 교육내용, 교육방법, 학습자, 교육자, 시간, 장소 등을 고려하여 운영한다. 대상자 수는 15~20명 정도가 좋으며 많을 경우에는 50명 내외로 한다. 대상자들은 비슷한 문제를 가진 집단으로 구성하는 것이 좋고, 교육내용은 일정 기간 내에 동일한 대상자들에게 반복해서 교육을 실시하여 교육의 지속적인 효과를 높이도록 하며, 교육방법은 대상자들이 자발적으로 참여하도록 한다. 교육평가는 교육자, 학습자가 함께 참여하여 평가하도록 하고, 평가결과는 재계획에 반영하도록 한다.

3. 지역사회 보건교육방법

지역사회 보건교육은 지역사회를 대상으로 건강과 관련된 문제가 다수의 지역사회주민들에게 영향을 미칠 때 사용하며, 지역사회 주민의 적극적인 참여와 협조가 필요하다. 그 종류로는 건강전시회, 건강캠페인, 공개토론회 등이 있다.

1) 건강전시회(health exhibition)

건강전시회는 보건교육이 필요한 대상자들에게 특정 장소를 활용하여 일정한 기간 동안 건강에 관련된 내용을 전시함으로써 대상자들이 건강에 대한 관심을 가질 수 있도록 하는 방법이다. 건강전시회 자료는 실물, 모형, 포스터 등으로 다양하게 활용할 수 있다.

2) 건강캠페인(health campaign)

건강캠페인은 건강에 대한 지식과 기술 증진, 특정 건강문제에 대한 인식을 증진시키기 위해 단기간 내 집중적이고 반복적인 과정을 통해 건강관리에 대하여 올바른 교육내용을 널리 알리는 보건교육방법이다. 교육매체로는 포스터, TV, 라디오 등을 활용할 수 있으며, 캠페인 시간은 수일에서 1개월까지 특정 주제 및 상황에 따라 매우 다양하게 진행된다.

3) 공개토론회(forum)

공개토론회는 1~3명 정도의 전문가가 10~20분간 공개 연설을 한 후, 발표한 내용을 중심으로 청중과 질의응답하는 방식으로 토의가 진행되는 교육방법이다. 토론자 간 또는 청중과 토론자 간에 의견 교류가 매우 활발하게 이루어져 의견 충돌과 합의가 형성된다는 점에서 심포지엄과는 차이가 있는 방법이다. 공개토론회는 청중이 직접 토의에 참가하여 공식적으로 연설자와 질의응답을 할 수 있다는 것이 특징이다.

4. 멀티미디어를 이용한 보건교육방법

멀티미디어를 활용한 교육방법은 최첨단 기기나 컴퓨터, 인터넷을 활용한 컴퓨터 프레젠테이션, 컴퓨터 보조학습, e-러닝, u-러닝, m-러닝 등이 있다.

1) 컴퓨터 프레젠테이션(computer presentation)

이 방법은 애니메이션이나 그림 효과 등을 적용하여 슬라이드 형식으로 입력한 후 직접 빔 프로젝트(beam projector)에 연결하여 교육에 활용하는 방법으로 프레젠테이션용 소프트웨어는 파워포인트 프로그램이 대표적이다.

2) 컴퓨터 보조학습(computer assisted instruction; CBI)

전문가에 의해 컴퓨터를 활용하여 제작된 개발 프로그램을 가지고 학습하는 교육방법으로 학습자 스스로 학습을 진행한다. 컴퓨터 보조수업(Computer Based Instruction; CBI)이라고도 불리며, 교수-학습용 프로그램을 통해 학습내용을 제시하고, 학습자와 상호작용하며 진행과정을 통제 및 평가한다.

3) e-러닝(electronic learning)

e-러닝은 인터넷을 활용하는 네트워크를 기반으로 디지털화된 학습내용을 학습자가 학습하는 활동이다. e-러닝은 학습자가 원하는 시간과 원하는 장소에서 학습할 수 있고, 개인별 학습지도에 따라 진행되며, 학습자는 한 곳에서 여러 학습자원들을 통합적으로 활용할 수 있는 온라인 교육체제를 말한다. 따라서 학습자와 교수자 모두에게 다양한 편리성을 주어 시공간을 넘어 누구나 수준에 맞게 최신 학습정보에 쉽게 접근할 수 있도록 하는 체제라 할 수 있다.

e-러닝은 인터넷이란 정보통신을 이용하는 실시간으로 상호작용이 강조된 양방향 교육이라는 특징을 가진다.

e-러닝의 유형에는 보조학습형(전자메일, 게시판 기능 등), 사이버형(EBS 수능강의 시스템 등), 블랜디드형(오프라인 교육과 온라인 교육을 결합한 형태) 등이 있다.

4) 블랜디드러닝(blended learning)

블랜디드러닝은 혼합형 학습으로 두 가지 이상의 학습방법을 결합하여 이루어지는 학습이다. 일반적으로는 온라인 학습과 면대면 학습(오프라인 학습)이 혼합된 학습을 말한다. 즉, 시간(실시간 여부), 공간(오프라인, 온라인), 학습자(개인, 집단), 내용(구조화 여부), 방법(강의, 사례연구, 시뮬레이션, 워크숍 등), 테크놀로지(미디어 선택), 상호학습자 활동(학습자 간, 강사 간) 등 여러 가지 측면에서 다양한 학습환경 및 기술을 혼합하여 효율적인 교육활동을 조합하는 것이다. 2010년 미국 교육부에서 실시한 블랜디드러닝의 메타분석에 따르면 100% 면대면 또는 온라인 강의보다 더 효과적인 것으로 나타났다.

기존의 면대면 교육과 e-러닝 등을 결합한 블랜디드러닝이 최근 주목받는 이유는 면대면 교육이 가진 시간적, 공간적 제한점을 온라인 학습의 장점을 통해 보완할 수 있기 때문이고, 반대로 온라인 학습의 문제점으로 지적되는 인간적인 접촉의 상실이나 나 혼자하는 학습에 대한 두려움, 이로 인한 동기유발 저하 등을 면대면 교육으로 보완할 수 있다는 점이 면대면 교육과 온라인 학습을 결합한 블랜디드러닝의 장점이 된다.

블랜디드러닝의 형태로는 온라인 오프라인 연계형(오프라인 중심 온라인 보충형, 온라인 오프라인 병행형, 오프라인 보조형)과 온라인 중심형 등의 모형이 있다.

5) 플립러닝(flipped learning)

Jonachan Bergmann과 Aaron Sams이 플립러닝을 처음 사용하였으며, 이들은 플립러닝의 개척자이다. 플립러닝은 테크놀로지 기반의 명료한 동영상 강의를 통한 교수자 중심의 사전학습과 협력 및 상호작용이 강조되는 학습자 중심의 교실수업으로 이루어진 교수-학습방법의 하나이다. 플립러닝은 멀티미디어 자료를 활용한 예습을 통하여 습득한 개념을 수업에 적용해 봄으로써 학습자는 습득한 개념을 사용하여 문제를 해결할 수 있는 기회를 가진다(그림 5-1) .

플립러닝의 특징은 첫째, 교수자와 학습자 간 상호작용과 개별화 접촉시간이 증가한다. 둘째, 학습자들이 자신의 학습에 대해 책임을 가진다. 셋째, 교수자가 중심이 아닌 조력자나 안내자의 역할을 한다. 넷째, 직접적인 교수법과 구성주의 학습의 블랜디드가 일어난다. 다섯째, 특별한 이유로 학습결손이 있더라도 공부가 뒤처지지는 않는다. 여섯째, 학습내용을 계속적으로 재검토 및 재점검할 수 있고 다시 적용할 수 있어 학습내용이 축적된다. 일곱째, 모든 학습자가 자신의 학습에 참여하고 스스로 관리한다. 여덟째, 모든 학습자는 교수자로부터 개별화된 교육을 받을 수 있다.

플립러닝 설계 시 중요한 4개의 축을 보면 다음과 같다. 첫째, 융통성 있는 환경(flexible environments)은 플립러닝에 적용되는 개별, 소그룹 작업, 연구, 평가 등의 다양한 학습방법의 활용을 위해 학습자의 학습시간이나 물리적 공간에 대해 탄력적으로 운영해야 한다. 둘째, 학습 문화의 대체(shift in learning culture)는 기존의 강의 분위기와는 다르게 교실에서 교수자는 안내자, 조력자의 위치를 가지게 된다. 학습 중심을 학습자에게 둠으로 학습자는 자신의 능력에 맞추어 속도를 조절하고 수업에 적극적으로 참여하게 된다. 셋째, 의도된 학습내용(intentional contents)은 교수자들이 교실수업 전 학습자들에게 제시하도록 준비된 개념을 제시한다. 이는 학습자들이 어떤 내용을 학습해야 교실수업의 효과를 최대화할 수 있고 어떤 학습내용과 어떤 교수방법으로 해야 가장 적절한 방법인지 등에 대한 고려와 관련된다고 할 수 있다. 넷째, 전문성을 갖춘 교육가(professional educators)는 플립러닝에서 수업활동의 전 과정에서 잘 훈련되고 전문성을 갖춘 교수자가 더 중요하다는

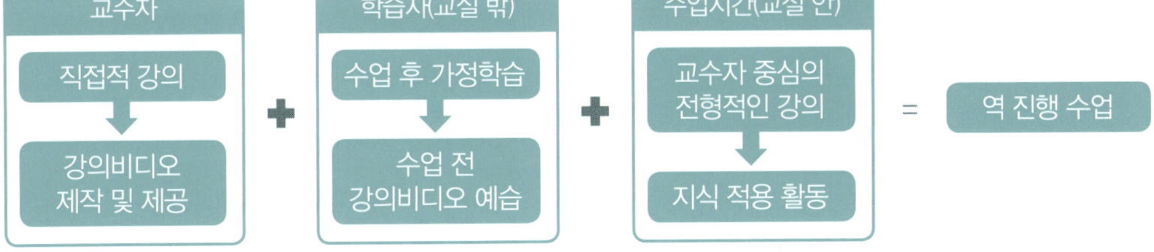

그림 5-1 **역진행 수업의 이론적 틀**

※ 출처: 김보경(2014). 교직수업을 위한 역진행수업모형 개발. 교육종합연구, 제12권 제2호. p.33

것을 말한다. 그렇다고 해도 교수자의 역할이 사라진 것은 아니다(그림 5-2).

플립러닝의 교수학습 설계모형은 다섯 단계로 수업요소분석, 수업설계, 수업개발, 수업실행 및 수업평가와 성찰단계로 구성할 수 있다(그림 5-3).

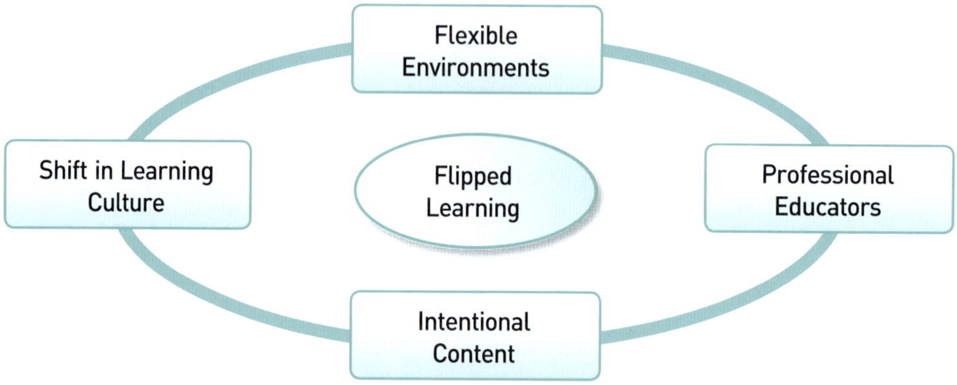

그림 5-2 플립러닝 설계시 네 개의 축

※ 출처: Hnmdan. N. & Mcknight. P. & Mcknight. K. & Arftstorm. K. M.(2013). The Flipped Learning Model: A White paper Based on the literature review titled a Flipped Learning. Pearson. George Mason University.

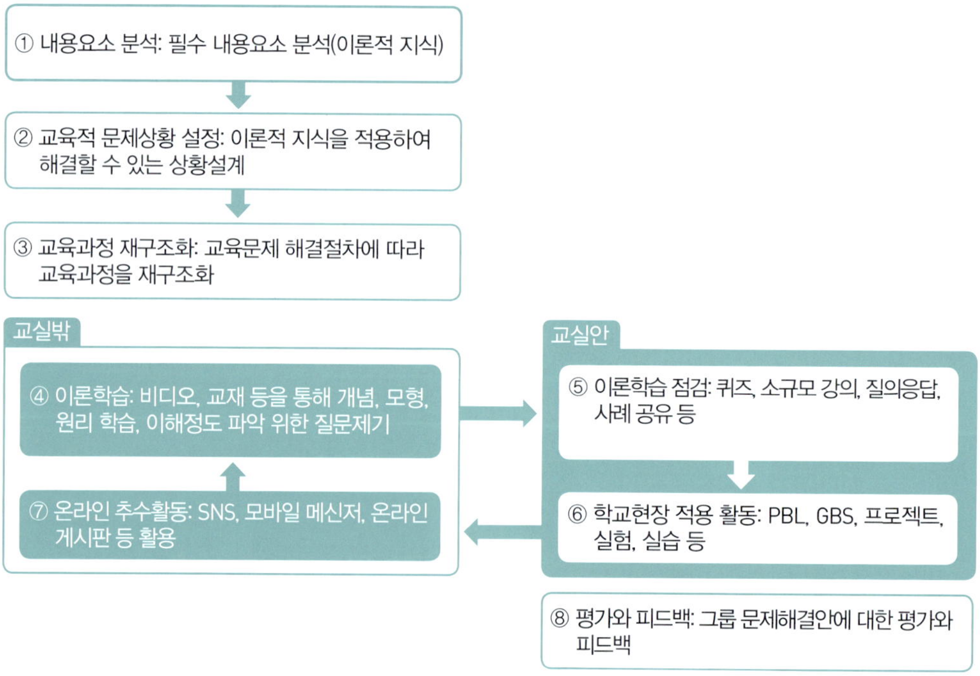

그림 5-3 플립러닝 수업모형

※ 출처: 김보경(2014). 교직수업을 위한 역진행수업모형 개발. 교육종합연구. 제12권 제2호. p.37.

효율적인 수업방안을 그림 5-3에서 살펴보면, 플립러닝 수업 계획에 속하는 부분은 단계 ①,②,③으로, 수업요소를 분석하고 이를 바탕으로 수업 설계 및 개발이 진행된다. 단계 ④는 교실 밖 활동 중 사전에 이루어지는 이론학습이며, 또 이 부분에서 사전이론학습으로 시행된 지식을 어느 정도 이해했는지를 사전에 동영상 강의 때 미리 질문을 제시해 준다. 단계 ⑤는 교실 안에서 이루어지는 과정이며 이때는 사전학습 때 동영상으로 제시한 퀴즈 등을 점검하고, 단계 ⑥의 PBL수업에서는 문제해결과정수업 또는 프로젝트개발수업 등으로 이루어진다. 단계 ⑦과 ⑧에서는 추수 및 피드백이 이루어진다.

플립러닝의 장점과 단점을 보면, 장점은 학습내용을 학습자 수준에 맞게 교실 수업 전에 미리 선행학습이 가능하다는 것, 학습자는 수동적인 수강자에서 능동적이며 활발한 학습자로 바뀌게 된다는 것, 학습자의 수준에 따라 예습과 복습이 가능하여 이로 인한 학습 성취도가 높아진다는 것, 자기주도적인 학습을 통해 효과적인 문제해결을 통한 자기효능감 증진, 학습자 간 실력의 편차가 줄어든다는 것, 학습공간이 온라인과 오프라인으로 이루어져 있어 교실이라는 한정된 공간에만 있지 않다는 점이 있다. 단점은 교수자 측면에서 충분하고 객관적인 출처가 가장 중요한 만큼 교수자가 출처를 확보하지 못한다면 학습자들에게 충분한 선행학습을 제공하지 못하게 된다. 교수자가 가르치고자 하는 내용과 학습자가 선행학습을 통해 습득한 내용과 일치하여야 하므로 어떤 내용을 습득해 오게 할 것인지에 대한 교수자의 분명한 사전계획과 의도가 있어야 하는 어려움이 있다. 교수자와 학습자 측면에서는, 교수자 및 학습자가 플립러닝 방식에 익숙해지지 않으면 산만한 수업이 될 수도 있다. 기존의 정형화된 강의식 수업에 비해 교수자와 학습자 모두에게 혼란이 발생할 수 있다. 학습자 측면에서는, 플립러닝에 소외된 학습자가 발생하고 자발적인 참여가 이루어지지 않고 수업이 진행된다면 실패할 수 있고 과제수행에 적극적이지 못한 학습자는 의문을 해결할 수 없고 효과적인 학습이 이루어지지 않는다는 것이 단점이다.

6) u-러닝(ubiquitous learning)

u-러닝은 교육과 관련된 물리적 공간의 관련 기관과 사물들을 지능화하고 이들을 연결시켜 학습자가 언제 어디서나 교육내용에 상관없이 교육용 디지털 단말기를 통해 학습정보에 접근하여 필요한 학습을 할 수 있는 이상적인 학습체제를 말한다.

7) m-러닝(mobile learning)

m-러닝은 휴대폰이나 개인휴대용 단말기(personal digital assistant; PDA) 등과 같은 모바일 통신매체를 이용하여 이루어지는 학습을 말한다.

표 5-2 보건교육방법의 종류와 장 · 단점

분류	방법	장점	단점
개인 대상	면담	• 학습시간과 장소의 제약이 없다.	• 교육효과를 위해 학습자 수가 제한적이다. • 학습자와 관계 형성에 시간이 많이 소요된다. • 많은 인원과 시간이 소요된다.
	상담	• 상담을 통해 학습자 내면의 깊은 건강문제를 해결할 수 있다. • 교육수행 시 장소, 시간 등의 제한을 받지 않는다. • 교육자와 대상자 간의 상호작용이 많다. • 개별적으로 진행되어 교육효과가 크다.	• 많은 시간과 인력, 비용이 필요하며 비경제적이다. • 타인을 보고 학습하거나 비교할 수 있는 기회가 줄어든다.
집단 대상	강의	• 정해진 시간에 여러 가지 다양한 지식과 최신 정보를 많은 대상자에게 동시에 전달할 수 있다. • 일정한 시간 내에 대규모의 학습자를 대상으로 할 수 있어 경제적이다. • 전달하고자 하는 교육내용에 대한 대상자의 기본적인 지식이 없을 때 효과적이다. • 교육자의 언어적 표현 능력에 따라 대상자의 이해력을 높일 수 있다.	• 대상자들의 학습동기유발이 어렵고 수업태도가 수동적이 될 수 있다. • 일방적인 지식 전달로 학습자의 개별화, 사회화를 기대하기 어렵다. • 교육자의 숙련도에 의존해야 한다. • 문제해결 능력을 연마하거나 사고 능력 발전에 비효과적이다.
	시범	• 학습자의 동기유발과 주의집중을 유도할 수 있다. • 학습자가 직접 시행해 봄으로써 학습목표에 쉽게 도달할 수 있다. • 배운 내용을 실무에 적용하기 쉽다. • 눈으로 직접 상황을 관찰할 수 있어 학습자의 흥미와 동기유발이 용이하다. • 교육수준이나 학습경험이 일정하지 않아도 관찰에 의해 목표 도달이 용이하다. • 즉시 행동수정과 개별화가 가능하다.	• 시범과 체험을 위한 준비에 시간이 많이 필요하다. • 시범교육을 위한 다양한 교육자료 및 학습환경이 필요하다. • 다수를 대상으로 진행하기 어렵기 때문에 경제성이 낮다. • 교육자의 준비도에 따라 학습효과가 달라진다.
	그룹 토의	• 소규모로 진행되므로 학습자가 능동적으로 토의에 참여할 수 있다. • 비판적 사고력을 키울 수 있다. • 학습의욕이 향상된다. • 타인의 의견을 경청하고 의사전달하는 능력이 배양된다.	• 문제에 대한 충분한 지식을 사전에 갖고 있어야 한다. • 압도적으로 발언을 하는 학습자나 반대로 소극적인 학습자가 있을 경우 토의의 진행이 어렵고 시간이 낭비된다.
	배심 토의	• 청증과 발표자 사이의 자발적인 의사 교환이 가능하다. • 계획적으로 잘 조직된 경우 발표내용의 수준이 높고 다양하여 흥미 있게 참여할 수 있다. • 타인의 의견을 듣고 판단력 및 분석력을 기를 수 있다. • 배심원들 간의 비찬적 토론이 가능하고 그 과정에서 청중이 깊이 있는 학습을 할 수 있다.	• 학습자가 토의주제에 대한 배경이 지식이 없을 경우 토의내용을 이해하기 어렵다. • 논쟁이 커져 예기치 않은 문제가 발생할 수 있으며, 의미 있는 내용으로 토론이 진행되지 못할 수도 있다. • 사회자의 역량에 따라 성패가 좌우되며, 전문가의 발표시간을 통제하기가 어렵다. • 일정한 시간에 다수의 전문가를 초빙해야 하므로 경제적 부담이 크다.

표 5-2 보건교육방법의 종류와 장 · 단점-계속

분류	방법	장점	단점
집단 대상	브레인스토밍	• 대상자들 간의 관계 형성으로 상호존중 및 협력적인 분위기를 조성하는 데 유용하다. • 특별한 장비 없이 손쉽게 실행할 수 있다. • 다양한 아이디어를 얻을 수 있다. • 어떤 문제든지 주제로 삼을 수 있다. • 참가자들 간 상호자극과 창의성 발달을 유도할 수 있다.	• 소극적으로 참여하는 참가자가 생길 수 있다. • 결과를 예측할 수 없다. • 계속적으로 아이디어를 내야 하는 부담감이 있다. • 토론을 성공적으로 이끌기 위해서는 고도의 기술이 필요하다.
	분단토의	• 문제를 다각도로 분석할 수 있고 전체 참여를 통해 문제해결 방안을 모색할 수 있다. • 집단사고, 협동작업, 공동체험 등 반성적 사고능력과 사회성이 함양된다. • 참석 인원이 많아도 진행이 가능하며, 전체의 의견을 교환할 수 있으므로 적극적인 토의를 유도하게 된다.	• 제한된 시간 및 시설 등으로 진행이 원만하게 이루어지지 않으면 소란한 분위기에서 토의 참여가 불가능할 수 있다. • 주장이 강한 소수의 의견이 마치 집단 전체의 의견이 되어버릴 수 있다. • 발표력이 부족하거나 소심한 성격의 경우 의견 발표에 대해 부담을 느낄 수 있다.
	심포지엄	• 다양한 지식과 경험을 얻을 수 있다. • 많은 대상자가 참여 가능하다. • 특정 주제에 대해 깊이 있게 접근 가능하다. • 강연자가 계속 바뀌므로 흥미롭다.	• 학습자가 배경 지식이 없을 경우 토의내용의 이해가 어려워 교육효과가 떨어질 수 있다. • 강연자의 사전 준비가 부족하면 일반적인 강연에 그칠 수 있다. • 강연자가 주로 전문가이므로 발표내용을 간섭할 수 없어서 의도된 주제를 철저히 다루기 어렵다.
	세미나	• 토의주제에 대해 심층적 연구와 전문 연구의 기회를 제공하며, 전문적인 정보 교류가 가능하다. • 높은 전문성, 다양한 발표와 토의를 통해 흥미유발과 전문성을 높이는 효과가 있다. • 능동적 참여가 가능하다. • 비판적 사고력을 키울 수 있다.	• 사전에 철저한 토론 준비가 이루어져야 한다. • 참가자들이 해당 주제에 대한 충분한 지식을 사전에 갖고 있어야 한다. • 토의주제와 관련하여 전문적인 식견과 정보가 없는 사람들이 구성원인 경우 효과를 거두기가 어렵다.
	워크숍	• 스스로 자신을 뒤돌아보면서 타인을 이해하는 포용력을 기를 수 있다. • 스스로 문제를 해결하려고 노력함으로써 합리적 사고를 할 수 있는 능력이 배양된다. • 소집단을 주도하거나 집단의 의견을 수렴하고 그 내용을 발표함으로써 리더십이 고취될 수 있다. • 소집단 정도의 인원으로 특정 문제나 과제에 대한 새로운 지식, 기술, 통찰 방법을 서로 교환하는 과정을 통해 자부심과 성취감을 얻을 수 있다.	• 주어진 토론 주제에 대한 논의가 부족했을 때 원하는 효과를 얻기가 어렵다. • 시간이 부족할 경우 마무리 토론을 하지 못한 채 끝날 수도 있다.

표 5-2 보건교육방법의 종류와 장 · 단점-계속

분류	방법	장점	단점
집단 대상	역할극	• 대상자의 직접 참여로 흥미와 동기유발이 용이하다. • 극중 역할을 통해 심리적 정화를 경험하게 된다. • 참석 인원이 많아도 적용할 수 있다. • 여러 사람이 참여하므로 사회성이 개발될 수 있다. • 특정 주제에 대한 학습자의 태도 변화가 용이하다. • 실제 활용이 가능한 기술 습득이 용이하다.	• 준비시간이 많이 요구된다. • 대상자 중에 극중 인물 배정이 쉽지 않다. • 대상자의 참여도에 따라 학습효과에 차이가 있다. • 역할극을 수행하는 사람, 상황, 환경이 사실과 거리가 있을 때는 효과가 저하될 수 있다.
	문제 해결법	• 학습자의 능동적 참여와 자율성을 배양할 수 있다. • 비판적 사고와 협동심을 기를 수 있다. • 실생활에서 일어나는 문제해결의 기회를 얻을 수 있다. • 하나의 정답을 요구하지 않는다.	• 지식을 학습하는 데 시간이 오래 걸린다. • 체계적인 기초 지식을 함양하기 어렵다. • 노력에 비해 능률이 낮다.
	프로 젝트법	• 학습자 중심의 활동이기 때문에 동기유발이 용이하다. • 자기주도적 학습방법으로 자주성과 책임감이 개발된다. • 탐구 능력, 의사결정 능력, 문제해결 능력이 계발된다. • 주제에 대한 학습자의 태도변화가 용이하다.	• 수동적인 학습자들은 목표달성이 어려울 수 있다. • 집단의 우수한 구성원에 의해 주도적으로 진행될 수 있다. • 능력과 의욕이 부족한 경우 목표 달성이 어렵다. • 시간이 많이 소요된다.
	견학	• 실물이나 실제 상황을 직접 눈으로 관찰함으로써 이해력을 증진시킨다. • 학습내용에 대한 흥미와 동기를 유발할 수 있다. • 학습내용의 현장 적용이 가능하다. • 어려운 주제를 체계적으로 교육할 수 있다.	• 견학을 위해 사전 답사 등 체계적인 계획이 필요하다. • 시간과 비용이 많이 든다. • 예측불허의 사고가 발생할 수 있다. • 투입된 노력에 비해 교육효과가 적을 수 있다.
	시뮬 레이션	• 실제와 유사한 조건에서 안전하게 학습할 수 있다. • 학습자의 행동이나 결정에 대한 즉각적인 피드백이 가능하다. • 학습자의 참여를 조장하고 교육자가 학습 상황을 통제할 수 있다. • 윤리적인 문제가 발생하지 않는다. • 임상기술에 대한 평가도구로 활용가능하다. • 팀 훈련에 활용할 수 있다.	• 사실성이 너무 결여된 시뮬레이션의 경우 배우고 나서 실제 상황에 적용하기가 어렵다. • 시행착오를 경험하는 학습자의 경우 문제점을 해결하기 위해 많은 시간이 필요하다. • 학습 진행에 시간과 비용이 많이 든다. • 사용방법과 조작이 어려우므로 교육자의 숙련된 운영능력과 평가능력이 필요하다.
	문제 중심 학습	• 실제 상황을 통해 학습하므로 문제해결 능력이 강화된다. • 사고력과 창의력을 기를 수 있다. • 학습자의 자율성과 능동성이 함양된다. • 지식, 기술, 태도 등의 전인적 발달을 가져올 수 있다. • 임상에서 발생하는 다양한 상황에 대한 추론 능력이 길러진다. • 학생들의 학습동기를 유발한다.	• 교과과정 기획과 문제 설계가 복잡하다. • 충분한 기초학력 배양이 어렵다. • 반드시 습득해야 할 수기를 빠뜨리거나 불필요한 것을 학습할 수 있다. • 교육자의 학생들에 대한 할애 시간이 많으며 사전교육과 준비가 필요하다. • 충분하고 다양한 학습매체가 준비되어야 하고, 충분한 교실확보도 필요하다. • 문제해결에 대한 참여도, 성취도 등 형성평가가 이루어지므로 총괄 평가에는 적절하지 못하다.

표 5-2 보건교육방법의 종류와 장 · 단점-계속

분류	방법	장점	단점
집단 대상	팀중심 학습	• 팀별 소집단 학습으로 지식의 공유와 활발한 상호작용을 통해 개인의 문제해결 능력과 창의력을 신장시킬 수 있다. • 팀별 학습을 통해 상호배려, 협동심, 응집력, 사기, 만족감 등을 높일 수 있다. • 성과지향형 과제해결을 기획하고 수립함으로써 학습에 대한 자기 통제감과 팀 구성원들의 합의와 협력을 도출하는 원활한 의사소통 능력을 배양할 수 있다. • 상호 의존적, 독립적으로 과제를 수행하며 다양하게 의사소통하고 상대방의 다양한 관점들을 수용하거나 비판함으로써 반성적 사고 능력이 함양될 수 있다. • 적절한 피드백으로 개인과 팀의 성장과 발전을 가져올 수 있다.	• 팀에 적응을 못하는 학습자의 경우 학습능력이 저하될 수 있다. • 한 모둠이라는 동료의식이 없다면 모둠원 사이의 시너지 효과를 기대하기 어렵다. • 학습자가 사전에 준비를 하지 않았을 경우 학습자 사이의 수준 차가 생길 수 있다. • 주도적 소수 참여자에게만 학습이 제한될 수 있다. • 이질적이되 응집력이 높은 팀을 구성하기가 어렵다. • 과제 제시, 적절한 피드백과 평가 등 교육자의 역량이 요구된다.
	건강 교실	• 비슷한 문제를 가진 집단을 대상으로 하므로 교육효과가 크다. • 대상자나 문제 및 관심도에 따라 다양하게 운영할 수 있다. • 대상자들끼리 건강문제를 공유할 수 있다. • 경험담을 통하여 건강문제해결에 도움을 줄 수 있다. • 자발적으로 참여하여 교육에 대한 흥미와 동기유발이 용이하다.	• 거동이 불편한 사람들은 참여가 제한될 수 있다. • 대상자의 건강문제와 관련성이 낮을 때나 자발적인 참여자가 아닌 경우 흥미를 잃을 수 있다. • 대상자의 수준에 맞는 교육내용이 아닐 경우 교육효과가 떨어질 수 있다.
지역 사회 대상	건강 전시회	• 전시물을 통해 건강에 관한 핵심정보 축적으로 목표달성이 용이하다. • 대상자의 주의집중과 흥미유발이 쉽다.	• 전시 장소를 선정하기 어려울 수 있다. • 전달하고자 하는 정보는 자주 교체하여 전시해야 한다.
	건강 캠페인	• 비교적 단시간에 건강과 관련된 지식과 기술을 증진시킬 수 있다. • 새로운 정보와 지식을 빠른 시간 내에 전달할 수 있다. • 학습내용의 현장 적용이 가능하다. • 학교, 병원, 보건소, 산업장 등 지역사회 어디에서나 활용할 수 있다.	• 복합적인 행위 변화가 필요한 경우에는 적합하지 않다. • 캠페인 종료 후 건강에 대한 관심이 감소할 수 있어 지속적인 관리가 필요하다. • 일방적인 전달방법이다. • 대상자의 지식수준 등에 따라 정보의 이해능력에 차이가 있을 수 있다.
	공개 토론회	• 청중이 직접 토의에 참여하여 발표한 토론자에게 질문한 후 답변을 들을 수 있다.	• 청중의 질문이 없는 경우 원활한 토론의 진행이 어려울 수 있다.
멀티 미디어를 활용한 교육 방법	컴퓨터 프레젠테이션	• 다양한 소리, 영상, 그림 등과 같은 멀티미디어 기능으로 원하는 학습내용을 어디서나 전달할 수 있다. • 뛰어난 애니메이션 효과를 사용할 수 있어 흥미 유발이 용이하고 학습효과를 높일 수 있다. • 제작물을 웹 페이지에 링크시킬 수 있고, 내레이션까지 포함시킬 수 있다.	• 프로그램 사용 기술이 있어야 한다. • 오랜 시간 사용 시 학습자의 집중력이 떨어진다.

표 5-2 보건교육방법의 종류와 장 · 단점-계속

분류	방법	장점	단점
멀티 미디어를 활용한 교육 방법	컴퓨터 보조 학습	• 학습자 개인의 학습수준 속도에 맞게 진행할 수 있다. • 반복학습이 가능하다. • 교육자와 학습자 간 상호작용이 계속적으로 이루어질 수 있다. • 운영이 편리하다.	• 학습자가 컴퓨터를 다루는 기술이 있어야 한다. • 컴퓨터를 통해 이용 가능한 교육내용이 제한적일 수 있다.
	e-러닝	• 기존의 오프라인 교육에 비해 비용효과성이 있다. • 학습자가 원할 때 언제든지 학습활동을 할 수 있다. • 학습 수준과 속도 등을 고려한 개별학습이 가능하다. • 인터넷이 연결되는 곳이면 어디든지 학습이 가능하다. • 학습자와 교육자, 학습자와 학습자, 학습자와 학습 콘텐츠, 학습자와 운영자 간의 다양한 상호작용이 가능하다.	• 인터넷이 없는 곳에서는 활용이 불가능하다. • 인터넷 사용과 네트워크 사용이 익숙하지 않은 학습자는 활용이 어렵다. • 학습에 대한 요구와 동기가 없으면 학습이 불가능하다.
	u-러닝	• 현장에서 다양한 자료를 수집할 수 있다. • 즉각적인 평가와 피드백을 주고 받을 수 있다. • 장소와 시간에 구애받지 않고 의사소통이 가능하며 정보를 공유할 수 있다. • 학습도구를 항상 휴대하여 실생활 속에서 학습이 이루어질 수 있다. • u-러닝 기기를 활용하여 현장에서 즉각적인 자료 분석이 가능하다.	• 인터넷이 없는 곳에서는 사용이 불가능하다. • 학습자의 학습에 대한 동기가 없으면 학습이 불가능하다. • 학습자의 인터넷 사용 능력이 없으면 학습이 불가능하다.
	m-러닝	• 휴대용 단말기를 통해 편리하게 접속이 가능하다. • 문자, 그림, 영상, 음성 등 다양한 학습형태를 선택할 수 있다. • 시간과 공간을 초월함은 물론 이동 가능성까지 갖추고 있다.	• 인터넷이 없는 곳에서는 사용이 불가능하다. • 학습자의 인터넷 사용 능력이 없으면 학습이 불가능하다. • 학습자의 학습에 대한 동기가 없으면 학습이 불가능하다.
	블랜디드 러닝	• 시간적, 공간적 제한점을 온라인 학습의 장점을 통해 보완할 수 있다. • 온라인 학습의 문제점으로 지적되는 인간적인 접촉의 상실이나 나 혼자 하는 학습에 대한 두려움, 이로 인한 동기유발 저하 등을 면대면 교육으로 보완할 수 있다.	• 교수자 및 학습자가 블랜디드러닝 방식에 익숙해지지 않으면 산만한 수업이 될 수도 있다. • 교수자의 분명한 사전계획과 의도가 있어야 한다는 어려움이 있다.

표 5-2 **보건교육방법의 종류와 장 · 단점-계속**

분류	방법	장점	단점
멀티미디어를 활용한 교육 방법	플립러닝	• 학습내용을 학습자 수준에 맞게 교실 수업 전에 미리 선행학습 할 수 있다. • 학습자는 수동적인 수강자에서 능동적이며 활발한 학습자로 바뀌게 된다. • 학습자의 수준에 따라 예습과 복습이 가능하여 이로 인한 학습 성취도가 높아진다. • 자기주도적인 학습을 통해 효과적인 문제해결을 익혀 자기효능감이 증진된다. • 학습자들 간 실력의 편차가 줄어든다. • 학습공간이 온라인과 오프라인으로 이루어져 있어 교실이라는 한정된 공간에만 있지 않다.	• 교수자가 출처를 확보하지 못한다면 학습자들에게 충분한 선행학습을 제공하지 못하게 된다. • 교수자가 가르치고자 하는 내용과 학습자가 선행학습을 통해 습득한 내용이 일치하여야 하므로 어떤 내용을 습득해 오게 할 것인지에 대한 교수자의 분명한 사전계획과 의도가 있어야 하는 어려움이 있다. • 교수자 및 학습자가 플립러닝 방식에 익숙해지지 않으면 산만한 수업이 될 수도 있다. • 기존의 정형화된 강의식 수업에 비해 교수자와 학습자 모두에게 혼란이 발생할 수 있다. • 플립러닝에 소외된 학습자가 발생하고 자발적인 참여가 이루어지지 않고 수업이 진행된다면 실패할 수 있고 과제수행에 적극적이지 못한 학습자는 의문을 해결할 수 없고 효과적인 학습이 이루어지지 않는다.

>> 참고문헌

- 고재희(2008), 보건교육방법 및 교육공학, 교육과학사.
- 공은숙 외(2016), 보건교육학, 정담미디어.
- 김영희 외(2016), 간호교육 사례중심 교수학습법, 포널스.
- 김보경(2014), 교직수업을 위한 역진행 수업모형 개발. 교육종합연구, 12(2);33(Bishop & Verieger, 2013 재구성함).
- 박영임 · 유재순 · 김인자 · 이인숙(2006), 건강증진과 보건교육, 수문사.
- 박인혜 외(2011), 보건교육, 정문각.
- 서문자 · 박영임 · 유재순 · 김인자(2000), 건강증진과 건강교육, 수문사.
- 서문자 · 박영임 · 유재순 · 김인자(2000), 건강증진과 건강교육, 현문사.
- 설양환 외 7인 옮김(2006), 교육공학과 교수매체, 아카데미프레스.
- 신경림 등(2004), 간호교육론, 현문사.
- 안양희 외(2013), 보건교육학, 현문사.
- 이영란 외(2017), 보건교육학, 수문사.
- 정복례 외 공역(2003), 문제중심학습의 이해, 현문사.
- 이동엽(2013), 플립러닝 교수학습 설계모형 탐구, 디지털융복합연구, 11(12):83-92.
- 이우숙 외 공역(2003), 문제중심학습의 원리, 현문사.
- 이지연 · 김영환 · 김영배(2014), 학습자 중심 플립러닝 수업의 적용사례, 교육공학연구, 30(2): 163-191.
- 이혜정 · 김태현(2008), 이러닝 콘텐츠 제시 유형이 학습결과에 미치는 영향, 평생학습사회, 4(1):75-92.
- 하영수 등(1997), 간호교육론. 신광출판사.

- 한숙정 · 정현철(2016), 플립러닝 학습 효과와 경험에 대한 연구, 한국자료분석학회, 6(1):101–8.
- Burgoon, J. K., & Floyd, K.(2000), Testing for the motivation impairment effect during deceptive and truthful interaction. Western Journal of Communication(includes Communication Reports), 64(3):243–267.
- Clark et al.(2003), e-learning and the Science of Instruction. Biochemistry and molecular biology education, 31(3):217.
- Davies, R. S., Dean, D. L., & Ball, N.(2013), Flipping the classroom and instructional technology integration in a college-level information systems spreadsheet course. Educational Technology Research and Development, 61(4):563–580.
- Enfield, J.(2013), Looking at the impact of the flipped classroom model of instruction on undergraduate multimedia students at CSUN. TechTrends, 57(6):14–27.
- Hamdan. N. & McKnight. P. & McKnight. K. & Arftstorm. K. M.(2013), The Flipped learning model: A white paper based on the literature review titled a Flipped learning, Pearson, George Mason University.
- Papadopoulos, C., Roman, A. S.(2010), Implementing an inverted classroom model in engineering statics: Initial results. In American Society for Engineering Education. American Society for Engineering Education.

CHAPTER

06 교육매체의 활용

학습목표

1. 교육매체의 개념을 설명한다.
2. 유형별 교육매체의 특성을 설명한다.
3. 교육매체를 개발한다.
4. 보건교육에 적절한 교육매체를 활용한다.

제 1 절 교육매체의 개념

1. 교육매체의 필요성

매체(media)라는 단어는 medium의 복수로 '맺어주는 역할'이란 의미를 가진 라틴어 'medius'에서 유래되었다. 교육매체는 학습자의 학습목표를 효과적으로 달성하기 위하여 교육자와 학습자 간 활용되는 교육내용 전달수단을 의미한다. 협의의 개념으로는 교수활동을 하는 데 있어서 내용을 보충하는 보조 자료 정도로 생각되기도 하였지만, 점차 교수-학습과정에서 학습목표에 도달하기 위하여 학습자와 교수 간에 사용되는 모든 수단을 의미하는 광의의 개념으로 바뀌게 되었다. 즉, 광의적 개념에 따른 교육매체는 인쇄자료, 시청각 기자재 뿐만 아니라 인적 자원, 학습내용, 학습환경, 시설 등을 포함하는 종합적이고 포괄적인 개념이다.

교육에서 적절한 교육매체의 사용은 교수자와 학습자 간에 효과적이고 효율적인 의사소통을 하도록 하여 학습자의 주의를 끌거나 학습동기를 유발하는데 용이하다. 매체가 사실적이고 구체적인 경험을 제공할수록 학습자의 이해도를 높일 수 있으며 학습목표 달성에 용이하게 된다. Kemp & Smellie(1989)는 교육매체의 기능을 다음과 같이 분류하였다.

① 교육활동이 표준화될 수 있다.
② 학습자의 주의를 집중시킨다.
③ 학습동기를 유발한다.
④ 매체에 따라 상호작용적인 교육환경을 만들어준다.
⑤ 칠판의 사용에 비하여 빔프로젝터 등의 다양한 매체 활용은 교육에 소요되는 시간을 줄여준다.
⑥ 실물, 사진, 동영상 제공 등의 매체 활용은 학습의 질을 높여준다.
⑦ 온라인 매체 활용 등은 학습자가 원하는 시간과 장소에서의 교육이 가능하게 한다.
⑧ 효과적인 매체의 선정에 따른 학습 효과 증대 등은 교육자의 역할이 긍정적으로 변화하는데 도움을 준다.

2. 교육매체의 발달

교육매체의 발달은 교사의 음성(구술) 사용 시대, 문자 발달 후 친필 사용 시대, 인쇄술 시대, 그리고 전자매체 시대로 구분할 수 있다. 각 시대별 특징을 간단히 살펴보면 다음과 같다.

1) 음성 사용 시대

고대부터 교육에 교육자의 목소리가 이용되었다. 학습을 위해 학생은 교사의 말에 귀를 기울이고, 교육자는 반복해서 말함으로써 학생들의 기억을 도왔다. 고대 그리스에서는 교육방법으로 강의 · 토의 · 문답 등 교육자의 음성을 사용한 방법이 이용되었다. 이 시대에 서양에서는 그리스의 소피스트(Sophist)들이나 소크라테스가 활약하였고, 동양에서는 공자, 맹자가 활약하였다.

소크라테스는 육성에 의한 교육방법을 강조하였으며, 교사와 학생의 음성에 의한 질의-응답 형태의 문답법, 대화법을 사용하였다. 실제로 소크라테스가 직접 기록하여 후세에 남긴 내용은 거의 없다. 오늘날 전해지는 것은 모두 플라톤 등 그의 제자들이 기록한 것이다.

2) 친필 사용 시대

문자가 발달된 뒤 손으로 직접 책을 쓰고 이를 통해 교육하던 시기를 친필 사용 시대라 한다. 서양에서는 기원전 약 3,000년경에 쐐기 형태의 설형문자가 사용되었음이 발견되었고, 동양에서는 비슷한 시기에 중국에서 갑골문자가 사용되었다. 이 글자들은 종이가 보급되지 않아 양피지나 나무껍질 등에 잉크와 펜 또는 먹과 붓을 이용하여 손으로 직접 써서 책을 만들었고, 일부 귀족층에게만 보급이 되어 대중화되지 않았기에 교육의 확대에는 한계가 있었다.

3) 금속활자(인쇄술) 시대

금속활자가 발명됨에 따라 인쇄술이 발달하였고, 서적의 대량 생산이 가능하였으며, 일반 대중에게까지 널리 책이 보급될 수 있었다. 역사적으로 최초의 금속활자는 우리나라에서 고려시대 때 발명되어 1452년 독일의 구텐베르그의 발명보다 앞섰지만, 책이 대중교육매체로 확고히 자리 잡은 시기는 서양보다 크게 뒤쳐졌다. 그 이유는 인쇄술이 발달하였으나 동양에서는 글자 수가 너무 많은 한자였기에 책을 대량 생산할 수 없었던 반면 서양에서는 글자 수가 비교적 적은 알파벳이었기에 책이 널리 보급될 수 있었다. 또한 종교개혁운동으로 성서의 보급이 촉진되어 대량 보급되었고, 다양한 분야의 책들이 대량 저술 · 보급되어 '책의 혁명'으로 불리면서 대중교육체제가 확립될 수 있었다.

4) 전자매체 시대

19세기 후반부터 각종 전자매체들이 발명되면서 교육매체의 전자시대가 시작되었다. 전자매체는 실물을 통한 직접 경험은 아니지만, 시각과 청각을 동원하여 감각적 경험을 이용한 교육을 가능하게 하였다. 그동안의 교육이 주로 언어를 사용한 상징적 경험의 제공에서 학생들에게 구체적인 감각적 경험을 제공하기 위한 시청각자료의 필요성이 제기되며 기존의 시각적 매체 이외에 음향 녹음 등이 첨가되면서 1930년대에 시청각 수업(audio-visual instruction)이 시작되었다. 시청각 수업은 녹음기, 테이프, 비디오, CD, 환등기 등이 활용되어 오다 점차 컴퓨터의 발달로 빔프로젝터를 비롯하여 온라인 학습 컨텐츠가 활발히 개발되어 활용되는 시대로 접어들게 되었다.

학교 뿐 아니라 의료기관, 산업장, 지역사회 전반에 걸쳐 급속한 세대 변화를 경험하면서, 바람직한 건강습관 형성을 위한 보건교육 매체의 선택 또한 역동적이고 다양화 되었다. 따라서 오늘날 교육자는 학습자의 특성 및 시대변화, 학습목표에 적합한 교육 매체를 선택하여 활용할 때 더욱더 효과적인 교육이 될 수 있다.

3. 교육매체 이론

1) 호반(Hoban)의 시각적 자료 분류

매체의 선택에 대하여 호반(Hoban, 1937)은 시각적 자료 분류를 통하여 사실과 가까운 매체일수록 더 정확한 메시지를 전달할 수 있고 추상성이 높아질수록 이해도가 낮아진다고 하였다. 언어로만 이루어진 교육이 가장 추상적이며 전체 장면을 시각화하여 보여줄 때 가장 구체적 자료가 되며 학습자의 이해를 높일 수 있다고 하였다.

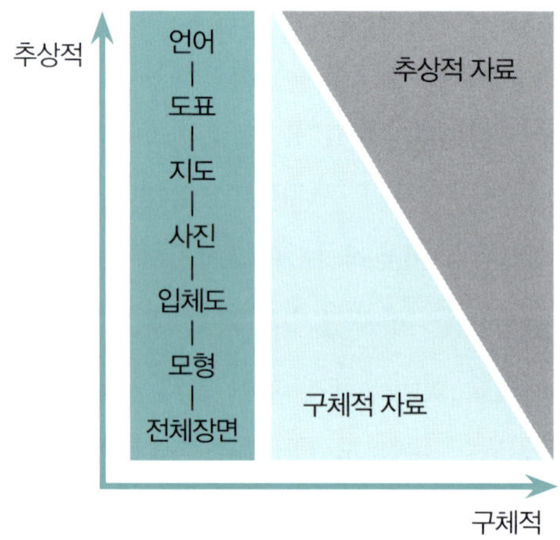

그림 6-1 호반(Hoban)의 시각자료 분류

2) 데일(Dale)의 경험의 원추(Cone of Experience)

데일(Dale, 1969)은 호반의 교육매체의 구체성-추상성 분류를 발전시켜 추상적, 시청각적, 행동적 등 3단계로 분류한 경험의 원추 이론을 제시하였다. 실제로 가서 보거나 해보는 것이 행동적 학습이고, 시청각 매체를 통한 간접적인 경험 단계가 관찰에 의한 학습이다. 언어와 기호 등을 통한 상징적인 학습은 추상적 학습이라고 하였다. 원추에서 위로 올라갈수록 추상성이 높아지며 구체적 경험을 한 후에 이루어지는 간접경험이나 추상적 경험은 의미 있게 받아들여질 수 있다고 보았다.

3) 브루너(Bruner)의 표상분류

브루너(Bruner, 1960)는 아동 발달단계에서 아동이 외부세계를 보는 눈과 외부세계에 대한 반응의 양태에 따라 구분하고 이를 '표상'이라는 용어를 사용하였다. 브루너는 학습자의 인지발달은 행동적-영상적-상징적 표상으로 계열화 하여 교육할 때 효과적이라고 하였다. 행동적 표상은 학습자가 직접 경험하거나 알고 있는 사실을 행동을 통해서 표현하는 것을 말한다. 영상적 표상은 간접적인 그림이나 영상 또는 모형을 사용하여 이해하는 것이며, 상징적 표상은 언어나 기호 등을 사용하여 추상적으로 이해하는 것이다.

브루너는 각각의 발달단계에 맞게 학습내용을 행동적-영상적-상징적 표상 순으로 구조화하여 교육할 때 효과적 교육이 될 수 있다고 하였다. 즉 행동적 표상에 의한 경험이 영상적 표상에 대한 이해를 높이고 이를 통하여 추상적인 상징적 표상에 대한 이해도 용이해질 수 있다고 보았다. 아동의 표상단계는 발달과정에 따라 순차적으로 나타나 각 발달시기의 특질이 되지만, 성인은 세 가지 표상이 상호작용을 하면서도 각자가 독자성을 갖고 병행해서 존재한다고 보았다.

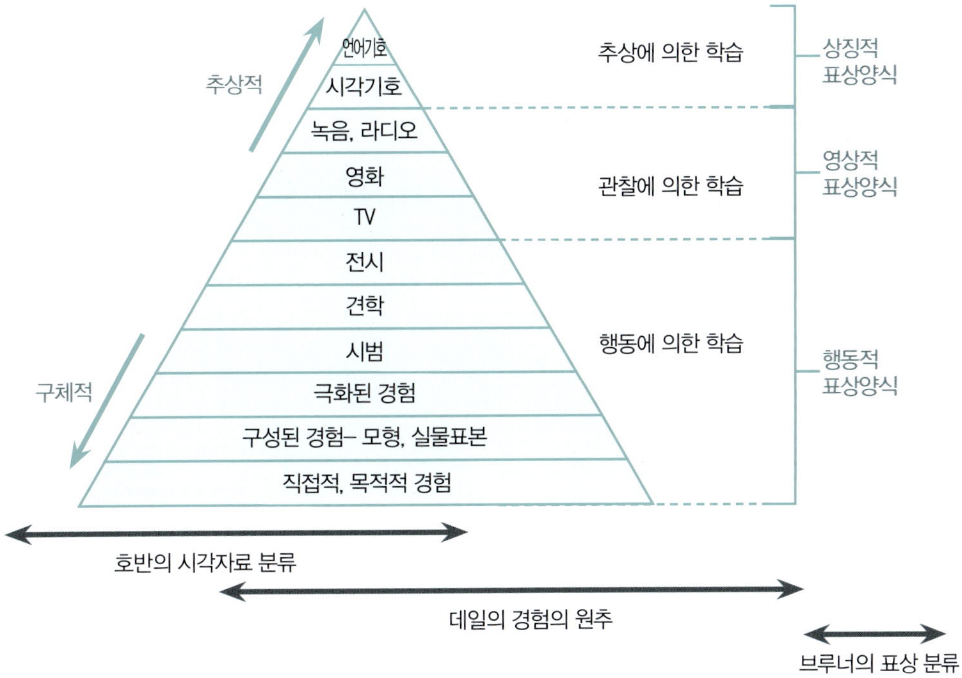

그림 6-2 교육매체 관련 이론 및 관련성

제 2 절 교육매체의 유형

교육매체로 사용하는 자료를 교육매체 이론과 관련하여 분류할 때 상징매체(인쇄자료), 영상매체(시청각자료), 행동자료(상호작용자료)로 구분할 수 있다(표 6-1). 인쇄자료는 보건교육에서 가장 흔히 사용되고 있는데 학습자의 읽기 수준에 따라 읽고 이해할 수 있는 시간적 여유를 제공할 수 있어 복합적인 개념과 논리적 사고를 필요로 하는 교육내용 전달에 적합하다. 인쇄자료는 약국이나 병 · 의원, 보건소 등의 각종 건강 관련 시설 등에서 찾아볼 수 있고, 도로안전이나 사고예방 등 건강한 삶과 관련된 내용으로도 활용된다.

표 6-1 교육매체의 유형

구분	매체 종류	특성
상징적 매체 (인쇄물자료)	리플릿, 팜플릿, 유인물, 소책자	추상에 의한 학습자료
	괘 도	
	그림 및 사진	
	포스터	
	게시판	
영상 매체 (시청각자료)	녹음기 및 카세트 테이프	관찰에 의한 학습자료
	투시물 환등기(Over Head Projector; OHP)	
	슬라이드 환등기(slide projector)	
	실물화상기(real image presenter)	
	실물환등기(Opaque Projector; OP)	
	컴퓨터 활용수업	
	PPT(power point)	
	동영상, 영화	
	하이퍼미디어(hypermedia)	
행동 및 상호작용 매체	칠판	행동 및 상호작용에 의한 학습 자료
	융판, 자석판	
	실물 및 표본	
	모형 및 유사물	
	애플리케이션	
	교육용 3D 콘텐츠 : 3D 프린터 활용 교육	
	VR 및 AR	
	메타버스	
	LMS(learning management system) 플랫폼	

시청각 자료나 컴퓨터를 활용한 자료의 개발도 활발하게 이루어지고 있다. 이들 자료도 인쇄자료와 마찬가지로 보건교육의 보조 자료로 사용할 수 있으나 이들 자료 중 일부는 기구가 필요하기 때문에 병 · 의원이나 보건소, 각종 건강 관련 시설 등을 대상자가 방문하여 교육을 받을때 주로 사용이 가능하였으나 최근에는 온라인 및 컴퓨터 활용 등 교육환경이 개선되어 장소에 관계없이 활용도가 높아지고 있다.

정보기술의 발달에 따른 컴퓨터, 스마트폰의 확산 및 보급으로 때와 장소를 초월한 교육 또는 반복학습 등이 가능해져 첨단 매체에 의한 원격교육, VR, AR, 메타버스 등 간접 체험이 가능한 교육 프로그램의 개발이 가속화되고 있으며, 모바일 기술로 구현된 서비스를 통해 소셜 네트워크(SNS)를 활용한 교육 등 각종 건강 관련 교육 매체가 개발 및 이용되고 있다. 기타 기존의 책이 아닌 전자책의 일반화, 다양한 교육자료를 보관하고 활용하는 USB(Universal Serial Bus) 메모리, 클라우드, 전자칠판의 활용 등은 교육매체의 다양성을 보여주고 있다.

1. 상징매체(인쇄물 자료)

1) 리플릿, 팜플릿, 유인물, 소책자

리플릿과 팜플릿은 알리고자 하는 정보를 짤막하고 명확하게 요약해서 그림과 함께 중요한 내용을 이해하는 데 도움을 준다. 필요할 때 독자적으로 읽을 수도 있다. 인쇄자료는 그림이나 활자를 알기 쉽게 하고 색상 등도 고려하여 보기 좋게 제작되어야 한다. 글자체의 종류나 색이 너무 많으면 오히려 전달효과가 떨어질 수 있다. 내용은 대상별, 목적별로 만드는 것이 좋다. 소책자는 교육 후 학습강화 또는 기억을 위해 읽어볼 수 있다. 일상생활에서 매일 실천이 필요한 내용은 리플릿으로 제작하여 가정에 두고 수시로 보고 실시할 수 있도록 코팅해서 주면 더 오래 사용할 수 있다.

보건소, 병 · 의원, 건강 관련 시설 등에서 식이, 개인위생, 금연 등의 리플릿을 비치하여 필요로 하는 사람이 가져다 볼 수 있게 할 수도 있고, 보건교육 프로그램 운영 시 운동방법, 식사요법 등의 교육 보조 자료로 소책자나 유인물을 사용할 수도 있다.

(1) 장점

- 대부분의 사람들에게 익숙하고, 사용하기 쉽다.
- 관련 있는 그림을 효과적으로 사용할 때 이해가 빠르며 쉽게 기억할 수 있다.
- 어떤 환경에서도 쉽게 사용할 수 있다.

- 비교적 쉽게 제작할 수 있고 경제적이다.
- 반복적으로 이용할 수 있고 다른 사람과 공유할 수 있다.
- 학습목표 이외의 부수적인 정보도 제공할 수 있다.

(2) 단점

- 학습목표와 동떨어지게 제작되면 자원이 낭비되고, 정보 제공이 제한된다.
- 너무 보편화되어서 학습자의 흥미를 끌기가 어렵고, 주의집중을 유도하기 쉽지 않다.
- 시력이 나빠서 글씨를 읽을 수 없는 사람에게는 외면당할 수 있다.
- 읽고 싶지 않은 사람은 자료를 선택하지 않을 수 있다.
- 사용한 언어를 이해하지 못할 수 있다.
- 자료가 적절하지 않을 수 있다.

2) 괘도

괘도는 복잡한 내용의 요점이나 개념 간의 상호관계를 이해시키기 위하여 도표, 그래프, 그림(diagram), 지도 등을 일정한 크기의 종이 위에 그리거나, 인쇄하여 조직적으로 시각화한 간편한 교재이다. 흥미와 관심을 끌 수 있고, 개념을 단순화할 수 있으며, 학습자들의 생각을 집중시킬 수 있다. 괘도용 종이를 작게 해서 파일(file)을 만들거나 스케치북을 활용하는 것도 한 방법이 될 수 있다.

(1) 장점

- 비교적 쉽게 제작할 수 있고, 여러 건강 관련 기관에서 쉽게 사용할 수 있다.
- 내용이 복잡하거나 너무 작아서 잘 볼 수 없는 것, 또는 이해가 곤란한 것 등을 간단하게 그림이나 글로 요약, 확대하여 제시함으로써 학습자의 이해를 도울 수 있다.
- 제작비가 저렴하여 필요할 때마다 수시로 만들어 쓸 수 있다.
- 다양한 기법을 사용하여 자료를 제작하면 대상자의 주의집중에 효과적이며 학습에 대한 흥미유발도 높아지게 된다.

(2) 단점

- 너무 평면적이고 정적인 자료이므로 장시간 사용하면 지루함을 느끼게 된다.
- 많은 내용을 한꺼번에 다룰 수가 없다.
- 정밀하고 복잡한 그림을 그리기가 어려울 뿐 아니라 제작에도 많은 시간이 소요된다.
- 크기가 제한되어 있기 때문에 대상자의 수가 많을 때는 적합하지 못하다.

- 종이는 자주 사용하게 되면 닳게되고, 변색되므로 반영구적인 자료로 볼 수 없다.
- 학습자가 잘 볼 수 있도록 도표나 글씨가 충분히 커야 한다.

3) 그림 및 사진

그림이나 사진을 사용하여 사건들이나 실생활의 상황을 설명할 수 있고, 개인이나 소집단교육에 유용하며, 학습자에게 주제에 대한 흥미와 참여를 증진시킬 수 있다. 신문, 잡지, 책, 포스터 등에서 자료를 쉽게 구할 수 있고 염가로 제작, 복제가 가능하기 때문에 학습에 다양하게 활용할 수 있다.

(1) 장점

- 현장감을 지닐 수 있다.
- 어떤 상황이나 모양을 축약하여 간결하게 표현할 수 있다.
- 구하기 쉽고, 비용이 적게 들며, 기계적 장치를 필요로 하지 않으므로 손쉽게 사용할 수 있다.
- 필요시에는 복사하여 여러 장을 만들어 학습자에게 배부할 수 있다.
- 휴대하기 간편하여 어떤 장소, 어떤 집단에서도 활용할 수 있다.
- 아동들에게 인기가 있다.

(2) 단점

- 평면적이어서 입체성을 묘사할 수 없다.
- 움직임을 묘사하지 못한다.
- 자료의 크기가 작으면 집단을 대상으로 교육할 때 제한이 있다.
- 아동들은 전달하고자 하는 메시지보다는 행동에 집중한다.

4) 포스터

포스터는 특정 주제와 관련하여 사람들의 인식을 향상시키고 흥미를 유발하며, 홍보의 목적으로 사용된다. 세계보건기구 및 보건복지부, 대한보건협회 등 각종 단체에서 제작하여 배포하는 것을 이용할 수도 있고, 주제에 적합한 내용으로 직접 제작하여 사용할 수도 있다. 건강 관련 주제, 치아 건강, HIV와 AIDS에 대한 포스터를 제작하여 부착한다. 일반적으로 가로 60cm, 세로 90cm 크기의 종이에 글씨, 그림, 상징들을 사용한다.

(1) 장점

- 많은 사람들이 볼 수 있다.
- 한 번 만들면 계속 사용할 수 있다.
- 쉽게 보관할 수 있다.

(2) 단점

- 만약 포스터가 잘못 부착되었거나 오랫동안 부착되어 있을 경우에는 사람들이 포스터를 무시할 수 있다.
- 파손되거나 떨어질 수 있다.

5) 게시판

게시판은 전달하고자 하는 메시지를 명확하고 간결하게 시각화해서 게시하는 판으로서 보는 사람의 관심을 끌고 흥미를 유발시킨다. 게시판은 건강과 관련된 새로운 주요사업 내용과 일정, 보건교육 일정, 크리닉 시간표, 예방사업 안내 등에 관한 내용을 포스터나 리플릿, 만화, 그림이나 사진 등으로 제작하여 게시한다.

게시판은 사람들의 왕래가 빈번한 곳에 설치하여 많은 사람들이 볼 수 있도록 한다. 사람들의 관심을 끌 수 있도록 눈에 띄는 색과 디자인을 사용한다. 게시물은 1주일 정도를 게시한 후 떼어내고 1~2일 정도 게시판을 비워 놓으면 사람들은 다음 메시지를 궁금해 하고 기다리게 되고 새로운 게시물이 게시되었을 때 관심을 갖는다.

(1) 장점

- 특정한 정보나 지식 내용에 대해 대상자들의 흥미를 유발시킬 수 있다.
- 교육자 없이 게시판에 게시된 내용이 대상자들에게 전달될 수 있어 경제적이다.

(2) 단점

- 전달하고자 하는 메시지가 길거나 복잡할 경우에는 게시판 사용이 어렵다.
- 한 번 게시한 내용물을 교체하지 않고 오랫동안 방치하면 사람들은 게시판 내용에 관심을 갖지 않는다.

2. 영상매체(시청각 자료)

1) 녹음기 및 카세트 테이프

녹음기와 카세트 테이프는 쉽게 구할 수가 있어서 학습내용이 청각적인 것일 때 이용하면 효과적이다. 녹음기의 일반적인 특성은 몇 번이건 녹음이나 재생할 수 있는 반복성과 어떤 사건, 대화 등을 사실 그대로 기록해 두는 기록성과 보존성, 시간 · 장소 등의 장애를 극복할 수 있는 시공간의 극복성 등을 들 수 있다. 슬라이드나 인쇄된 자료와 함께 이용하면 효과를 더 높일 수 있다. 아동들에게 건강과 관련된 이야기를 들려줄 수도 있고, 이완요법이나 유도 · 심상요법 등에 사용한다.

(1) 장점

- 보고 읽을 수 없는 대상자들에게 유용하다.
- 녹음과 재생이 간편하여 실제 상황을 대상자에게 그대로 옮겨줄 수 있어 실제 견학과 동일한 효과를 얻을 수 있다.
- 녹음 테이프의 가격이 저렴하여 경제적이다.
- 교육자가 없어도 자율학습이 용이하고, 반복 사용이 가능하다.
- 보관이 용이하고, 제작이 간편하다.
- 작고 이동이 편리하여 거의 모든 곳에서 이용할 수 있다.
- 구입하여 사용하는 데 비교적 비용이 적게 든다.

(2) 단점

- 들을 수 없는 대상자는 이용하지 못한다.
- 뚜렷한 목적을 설정하여 녹음하지 않으면 시간 낭비를 초래할 수 있다.
- 녹음기술이 부족하면 잡음이 많이 삽입되어 학습자의 주의가 산만해지기 쉽다.
- 다른 자극 없이 청각자극만으로 교육하면 집중하기가 어려워 효과가 떨어질 수 있다.

2) 슬라이드 환등기(Slide Projector)

슬라이드는 구하기 어려운 실물이나 보기 어려운 실제 상황 또는 어떤 현상을 환등기를 통하여 확대 투영함으로써 많은 사람이 시간이나 공간적 제한을 받지 않고 시각적으로 보고 배울 수 있는 교육매체이다. 실제 상황을 상상할 수 있도록 도와줌으로써 사실이나 사고(ideas)의 이해를 촉진시킨다. 가정에서의 위험물 예나 비타민 종류에 따른 음식 그림,

아기 돌보기에 대해서 교육하기 전에 행복한 부모와 아기의 그림을 보여줄 수도 있고, 기술을 사진 등으로 시범 보일 수 있어 자가 학습이 가능하다.

(1) 장점

- 그림을 선호하는 학습자들의 취향을 만족시킨다.
- 확대된 실제 상황을 정지된 상태에서 보여줄 수 있다.
- 육안으로 볼 수 없는 장면이나 사실을 관찰할 수 있게 함으로써 시간과 공간을 초월할 수 있다.
- 학습자의 이해 정도에 따라 동일 화면을 반복해서 볼 수 있으므로 개인차를 극복할 수 있고 학습효과를 높일 수 있다.
- 제작이나 보관이 용이하고 제작비가 저렴하여 쉽게 실무에 활용할 수 있다.
- 학습목적에 따라 그림, 글 등 다양한 영상을 제시할 수 있으며, 슬라이드 순서를 재배치하는 등 융통성 있게 내용을 전개할 수 있다.
- 슬라이드 자료의 보관이 쉽다.
- 학습자들이 기구를 조작할 수도 있다.
- 필요 시 녹음기 등과 같이 사용할 수 있다.

(2) 단점

- 슬라이드를 활용하기 위하여 암막과 전기시설이 요구되므로 시설의 제한이 있다.
- 움직이는 영상이 아니므로 전체 과정을 계속적으로 보여줄 수 없다.
- 암막의 사용으로 실내가 어두워지면 학습자의 주의집중이 분산되므로 슬라이드 활용이 아니면 해결하기 어려운 경우에만 활용하는 것이 좋다.
- 장비의 점검 및 유지가 필요하다.

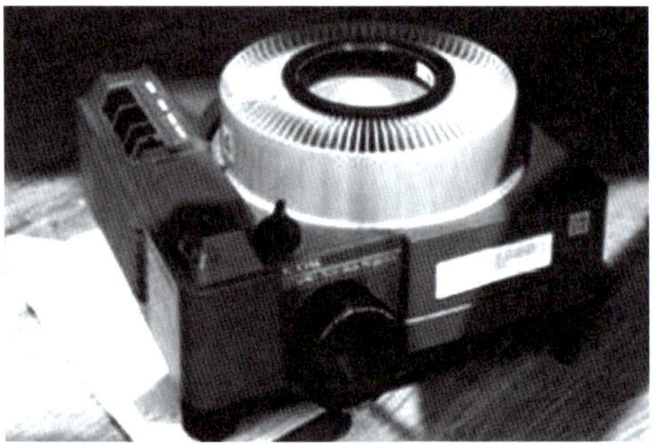

그림 6-3 슬라이드 환등기

3) 투시물 환등기(Over Head Projector; OHP)

투시물 환등기는 칠판에 적는 방식을 탈피하여 투명 필름지에 학습하고자 하는 내용을 적거나 인쇄하여 투사장치를 통하여 스크린에 비추도록 하는 기계이다. OHP에 사용되는 투시물(Transparency; TP)은 아세테이트지나 셀로판 등 투명 필름을 사용하게 되며, 전달하고자 하는 내용을 칠판 대신 OHP를 켜놓고 TP 필름위에 직접 유성펜 등으로 쓰거나 그림을 투영해 교육할 수 있어 교육 시 많이 활용되어 왔다. 전체 내용을 한꺼번에 스크린에 비치지 않고 교육자의 의도대로 노트나 종이로 가리면서 순서대로 부분만 비출 수 있어서 강조하고자 하는 내용 위주로 보여주어 집중력을 높일 수 있다. 또한 두 장 이상의 TP를 단계적으로 겹쳐가면서 영사하여 기억에 오래 남을 수 있도록 순차적으로 내용을 제시함으로써 학습자들의 주의 집중과 기억력 지속에 도움을 줄 수 있다. 최근에는 빔 프로젝터, 컴퓨터 학습 등이 발달되어 실제 학습에 거의 활용되고 있지 않다.

(1) 장점

- 암실을 사용하지 않고 밝은 장소에서도 그대로 사용할 수 있어 어둡게 함으로써 야기되는 주의 산만함을 예방할 수 있다.
- 교육자와 학습자가 시선을 마주하고 수업을 진행할 수 있어, 교육자는 학습자의 반응을 관찰할 수 있고, 학습자는 주의를 집중할 수 있다.
- 교육자가 서 있는 위치에서도 그림이나 글씨를 스크린에 실제의 5배 이상 확대할 수 있다.
- 기계 조작이 간편하고 자료 제작이 용이하며, 재료비가 저렴하여 경제적이다.
- 교육자가 계획한 대로 그리고 쓸 수 있고 색채의 표현을 다양하게 할 수 있어 표현에 융통성이 있으므로 학습효과를 높일 수 있다.
- 칠판에 적는 시간을 줄일 수 있으므로 실제 학습에 소요되는 시간을 늘릴 수 있다.
- 대집단이나 소집단교육에 모두 적절하다.
- 이동과 보관이 쉽다.

(2) 단점

- 사전에 교육자의 치밀한 준비가 필요하며, 목적에 맞는 자료를 준비하는 데 많은 시간과 기술이 요구된다.
- 움직임이 없는 평면적인 상과 흑백 자료만을 제시하여 단조로운 교육이 되기 쉽다.
- 필름 자료의 도표나 글씨는 충분히 보이도록 커야 한다.
- TP 용지에 수록하는 정보는 최소화해야 한다.

4) 실물환등기(Opaque Projector; OP)

실물환등기는 인쇄물, 사진, 도표, 지도 등을 환등 장치를 이용하여 확대하여 스크린에 보여주는 매체이다. 빛이 통과되지 않는 불투명한 자료를 스크린에 투사시켜 확대해 보이도록 하는 원리를 활용한 기자재로 암막 환경에서 사용이 가능하다. OP는 흑백 사진이나 도표 등을 지원하며 기계의 부피가 크고 무거워서 운반이 용이하지 않은 단점이 있다. 최근에는 교육에 거의 활용되지 않으며 빔프로젝터(beam projector)로 대체되고 있다.

(1) 장점

- 인쇄물, 사진 등을 원색 그대로 컬러로 영사해서 보여준다.
- 도표나 실물의 모양을 확대해서 칠판에 비추거나 종이에 옮겨 그대로 그리고자 할 때 쉽게 활용할 수 있다.
- 조작이 용이하다.
- 이미 제작된 사진 등을 활용하므로 OHP에 비해 자료의 수집이나 제작이 쉽고 비용이 적게 든다.
- 투사물의 축소나 확대가 가능하다.

(2) 단점

- 기계에 따라 강한 빛으로 인해 사용 중 기계가 과열되거나 전력 소모가 많을 수 있다.
- 과열이 지속되면 자료가 훼손될 수 있다.
- 기계가 크고 무거워 이동이 어렵다.

5) 빔 프로젝터(Beam Projector)

실물 환등기가 암막 장치가 필요한 불투명 투사의 방법으로 사진, 도표 등 실물을 찍어 놓은 자료를 투사하는 용도인 반면, 빔 프로젝터는 PPT자료, 영상자료 등 다양한 자료를 확대 투사하여 교육할 수 있는 복합적 용도를 가지고 있는 매체이다. 자료에 따라 컬러, 흑백으로 평면 자료 뿐 아니라 동영상 지원이 가능하여 영화나 TV 프로그램, 컴퓨터 소프트웨어, CD, USB, 인터넷 자료를 활용할 수 있다. 빔 프로젝터를 사용하려면 컴퓨터나 스마트폰 등 기기를 연결한 후 스크린에 투사하여 사용하여야 한다. 스크린이 없는 경우 흰색 벽이나 화이트보드 등을 활용하기도 한다. 최근에는 빔프로젝터의 활용도 점차 감소하여 대형 TV 모니터에 스마트 기기를 유 · 무선으로 직접 연결하여 영상자료를 활용하는 방법이 활성화 되고 있다.

(1) 장점

- 평면자료 뿐 아니라 동영상 자료 활용도 가능하다.
- 컴퓨터의 지원체계에 따라 다양한 자료 저장장치와 인터넷 자료 등을 사용할 수 있다.
- 낮은 전력으로도 밝고 선명한 영상을 제공한다.
- 가볍고 이동이 가능하다.

(2) 단점

- 빔 프로젝터와 연결할 컴퓨터 장치와 스크린이 필요하다.
- 빔프로젝터, 컴퓨터, 스크린이 준비되어야 하므로 비용이 고가일 수 있다.
- 컴퓨터와 연결하여 사용하는 방법을 알아둬야 하므로 사용법이 어려울 수 있다.

6) 실물화상기(Real Image Presenter)

실물화상기는 책이나 인쇄물, 프린트물의 내용 등을 실물 그대로 TV 모니터나 프로젝터에 연결하여 여러 사람이 볼 수 있도록 해 주는 매체이다. 렌즈 하단에 놓인 실물의 모습을 실내밝기 그대로 TV, 프로젝터, 컴퓨터 등으로 영상을 전달한다. 기존의 OHP나 실물환등기가 자료를 스크린에 투사하여 교육하는 형식에 비하여, 실물 화상기는 실물을 화상기로 투영하여 보여주는 매체이다. 실물이 소량이거나 크기가 작은 경우 여러 사람에게 보여주는 장치로 활용된다. 실물이 너무 크면 화상기로 비추기가 어려운 단점이 있으나, 이 경우 모형을 축소하여 만들어지는 디오라마를 활용하여 특정 장면을 재현하기도 한다.

(1) 장점

- 주로 TV나 대형 모니터와 연결하여 실물을 스크린에 대형으로 투사하여 자료나 교구, 표본 등을 효과적으로 설명하고 전달하므로 교육효과를 극대화한다.
- 화질이 선명하여 어떠한 물체나 문서, 책자도 손쉽게 영상을 전달한다.
- 접어서 보관할 수 있어 보관이 편리하다.
- 어떠한 위치에 있는 피사체라도 영상화가 가능하다.

(2) 단점

- 투영하는 자료의 크기가 커서 자료대 안에 들어가지 못하면 투영할 수 없다.
- 사물이 스크린에 보여지는 면은 입체가 아닌 단면만 제시된다.

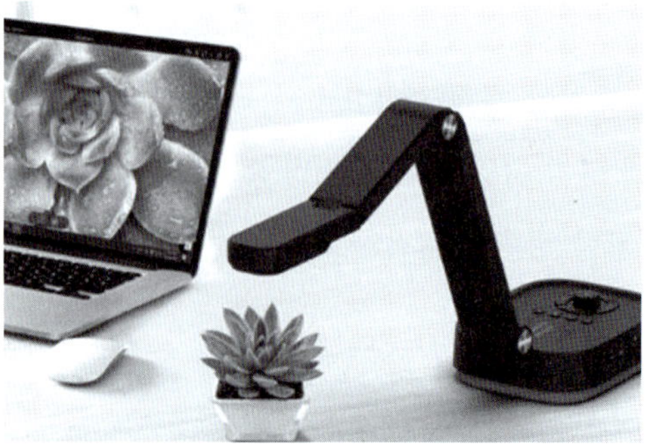

그림 6-4 실물 화상기

※ 출처: https://smartstore.naver.com/koamcp/products/6577959691?NaPm

7) 컴퓨터 활용

컴퓨터의 활용은 교육에 컴퓨터를 활용하는 것을 의미한다. 교육에서의 컴퓨터는 교육자료를 생산하는 도구이자 프리젠테이션을 할 수 있다는 두 가지 기능을 가진 범용성(versatility)을 갖고 있다는 점에서 다른 매체들과 차별화된다. 컴퓨터는 정보를 얻고, 정보를 재구성이 가능하게 한다. 컴퓨터를 활용한 수업은 컴퓨터보조수업(Computer Assisted Instruction; CAI)과 컴퓨터 운영수업(Computer Managed Instruction; CMI)으로 구분해 볼 수 있다. CAI는 국내에 소개되어 일반적으로 사용하는 용어이지만, CAI와 CBI(Computer Based Instruction)는 거의 동일한 용어로 사용하고 있으며, 보다 포괄적인 개념으로 CAE(Computer Assisted Education)와 CBE(Computer Based Education) 등이 있다.

컴퓨터 보조수업(CAI)은 프로그램화된 교과를 학생이 다루게 함으로써 컴퓨터의 수업 기능을 이용하는 것이다. 컴퓨터에서 제공하는 수업양식에는 여러 가지가 있다. 내용 설명에 따른 질문이 주어지고 학습자가 답을 하면 그것을 분석하여 피드백하고 행로를 지시해 주는 개인 수업, 개념이나 규칙의 예들을 반복 습득시키는 연습식 수업, 문제를 주고 학생이 귀납적 방법에 의해 해결하도록 하는 발견식 수업, 실생활을 유사하게 꾸미고 학습하도록 하는 모의식 수업, 놀이를 통한 게임식 수업 등이 있다. 컴퓨터 보조수업은 다양한 교육형태로 개별적인 지도를 실시함으로써 학습자의 흥미를 유지시켜 주며, 많은 학습자를 반복적으로 교육시킬 수 있어 결과적으로 교육자가 개별적인 교육지도에 전념하도록 지원해 준다. 컴퓨터 게임에서 역할 모델을 통해 청소년으로 하여금 부모들이 직면한 자녀의 출산과 양육비용을 이해하고 성과 피임법을 배우게 하여 스스로 의사결정 능력이 향상되도록 할 수 있다.

컴퓨터 운영수업(Computer Managed Instruction; CMI)은 직접적으로 수업의 기능을 하기 보다는 수업을 보조하는 체계로 교사의 수업을 도와주는 형태이다. 학생들의 학습진전 상황을 기록하고, 수업을 지시해주고, 시험을 채점하고 학생과 교사에게 유용한 자료를 제공해주는 방식으로 컴퓨터를 통해 개별학습자의 학습내용이나 학업성취도 등 학습에 관한 정보를 저장하고 평가하면서 개별적인 지침을 주어 학습을 관리하고 도움을 주는 시스템이다.

컴퓨터는 수많은 정보의 저장과 응용, 즉각적인 반응, 그리고 다양한 특성을 가진 학습자에게 각기 다른 처방을 줄 수 있으며, 학습자의 반응을 저장 · 분석 · 종합한다. 따라서 학습자의 보건교육 요구를 사정하여 요구에 맞는 교육을 실시함으로써 건강과 관련된 지식, 기술을 제공할 수 있다.

(1) 장점

- 학습자의 동기를 유발시킬 수 있다.
- 학습자 개인의 속도에 따라 개별화 학습이 가능하다.
- 동영상을 제공하여 학습자의 흥미를 끌고 수업내용의 현실성을 높여 준다.
- 다양한 경험을 제공해 주고, 또한 각종 수업도구의 활용을 가능하게 한다.
- 다양한 온라인 의사소통 방법을 통하여 학습의 효율성과 효과를 높일 수 있다.
- 젊은 학습자에게 인기가 있다.
- 반복적으로 이용할 수 있다.
- 정보의 접근성을 높일 수 있다.

(2) 단점

- 대면 수업에 비하여 정의적, 심동적 영역을 가르치기에는 비효과적이다.
- 수업자료 설계에 전문가의 도움을 필요로 할 수 있다.
- 일방적 정보제공 식 학습의 경우 학습자의 창의성과 독창성이 무시될 수 있다.
- 연령이 많은 학습자의 경우 어려움을 호소할 수 있다.
- 컴퓨터 성능에 따라 하드웨어와 소프트웨어 간의 호환문제가 있을 수 있다.
- 비용이 비싸다.

8) PPT(Power Point)

파워포인트는 마이크로소프트사의 오피스 시스템에서 개발된 프레젠테이션 소프트웨어이다. 사무용 통합 프로그램인 마이크로소프트 오피스에 포함되어 있으며 마이크로소프트 윈도우와 맥 오에스(OS) 운영체제에서 구동이 가능하다.

파워포인트는 세계에서 가장 널리 쓰이는 프레젠테이션 프로그램이며, 사업가, 교사, 학생 등의 다양한 사용자들이 설득기술의 형태로 가장 적절하게 사용하는 방식들 가운데 하나인 프레젠테이션 소프트웨어이다. 프레젠테이션이란, 파워포인트 등의 효과적인 매체를 이용하여 자신이 전달하고자 하는 바를 청중들에게 전달함으로써 원하는 목적을 달성하는 커뮤니케이션 방법을 의미한다.

파워포인트는 기본적으로 슬라이드와 객체에 애니메이션 효과를 주는 등 프레젠테이션을 위해 다양한 옵션을 제공하고 있다.

좋은 PPT를 만들기 위해서 유의할 사항은 다음과 같다.

첫째, 핵심적인 단어를 추출한다(키워드 추출). 키워드 추출 시 세부내용보다는 중심제목에서 추출해 요약한다. 중요한 내용이 아니면 최대한 버리고, 간단 명료한 글을 사용하고, 서술형 어미를 생략해 명사형 종결 어미로 정리한다. 단어의 순서를 조정하고 의미에 큰 변화가 없는 한 조사는 생략하며, 쉼표, 마침표, 따옴표와 같은 문장부호도 생략한다.

둘째, 이미지, 도표(diagram), 표(chart), 그래프(graph) 등을 적절히 활용한다. 추출된 키워드가 개념일 경우에는 도표 형식으로 바꾼다. 추출된 키워드가 양이 많거나 복잡할 경우에는 표 또는 행렬(matrix) 형식으로 바꾼다. 추출된 키워드가 수치일 경우에는 그래프로 표현한다.

셋째, 표 또는 그래프는 단순하게 표현한다. 그래프를 입체로 표현하면 정밀도가 떨어지고 알아보기 힘든 경우가 있기 때문에 3차원보다는 2차원으로 표현하는 편이 내용을 정확히 전달하기에 적합하다.

넷째, 알맞은 색상을 사용하면 내용 전달 및 설득이 용이하다. 프레젠테이션을 하기 위해서는 발표자가 주인공이 되어야 한다. 그래서 화려한 슬라이드보다는 차분하면서 발표자를 돋보이게 하는 색깔이 주가 되어야 하며 발표용 슬라이드의 배경은 어두운 색상을 선택하여 문자, 도표, 차트 등이 돋보이게 해 주어야 하고, 배포용 슬라이드의 배경은 밝은 계열로 제작한다.

다섯째, 학습환경 및 학습자의 특성에 따라 적당한 글자크기를 사용하여 학습자가 학습내용을 이해하는 데 불편하지 않도록 한다. 하나의 슬라이드 안에 여러 가지의 폰트를 사용하게 되면 학습자나 청자들은 불편해 할 수도 있다. 따라서 가급적 1~2개의 폰트를 지정하여 PPT를 작성한다.

PPT는 상대방을 설득하기 위한 도구라는 것을 명심한다. PPT를 멋지게 만드는 것보다 왜 PPT를 만들어야 하는지, 학습자들의 이해를 돕기 위해 어떻게 만들어야 하는지가 더욱 중요하다. 프레젠테이션 파일 한 장에 얼마나 많은 정보를 담을 것인지는 발표자의 재량에 맡겨야 한다. 적은 정보를 담을 때 더 주목도가 높아질 수도 있고, 많은 정보를 담아야 청중의 이해를 도울 수 있는 경우도 있다.

(1) 장점

- 다양한 사진과 삽화 삽입 기능으로 다른 프로그램보다 시각적 효과가 우수하다.
- 동영상에 삽화 기능을 제공하여 학습자의 흥미와 수업내용의 현실성을 높여 준다.
- 다양한 경험을 제공해 주고, 각종 수업도구의 활용을 가능하게 한다.
- 반복적으로 이용할 수 있다.
- 다른 프로그램과 호환이 잘 되어 다양한 학습자료를 즉시 인터넷 등에 연결하여 보여줄 수 있고 주의집중을 용이하게 하며 흥미를 유발시킬 수 있다.
- 실제 상황뿐 아니라 영상물까지 편집하여 보여줄 수 있으며, 인터넷과 연결되어 있는 경우에는 더욱더 많은 실제적인 자료들을 보여줄 수 있어 이해력과 집중력을 높일 수 있다.

(2) 단점

- 제작을 위한 기본적인 지식과 기술이 필요하며 시간이 오래 걸릴 수도 있다.
- 수업자료 설계에 전문가의 도움을 필요로 한다.
- 학습자의 창의성과 독창성이 무시될 수 있다.
- 컴퓨터 활용 교육은 사회성 결여를 초래할 수 있다.
- 비용이 비싸다.
- 슬라이드 모양이 획일적인 경우 오히려 집중력이 떨어질 수도 있다.
- 프로젝터 기기와 컴퓨터, 암막장치 등 일정한 시설이 필요하다.

9) 동영상, 영화

실물이나 모형으로는 보여주기 어려운 상황이나 진행과정 등을 대상자들에게 보여주어야 할 경우에 영상자료로 제작하여 간접적으로 보여줄 수 있다. 실제 상황을 재연할 수 있어 건강과 관련된 지식, 태도, 기술에 영향을 줄 수 있다. 영상자료는 강한 정서와 상상을 불러일으키므로 대상자가 화면 속의 연기자와 같은 경험을 하도록 유도한다. 문제를 어떻게 해결할 것인가를 가르치기 위해 활용한다. 또한 토의주제를 소개하거나 학습활동의 초기에 학습자가 어떤 목적을 가지고 무엇을 어떻게 해야 하는가를 알게 하여 능동적으로 학습에 참여하게 할 수 있다. 병원 대기실에서 환자에게 입원 절차를 보여주는 등 가정, 학교, 지역사회, 각종 시설, 의료기관 등에서 다양하게 활용할 수 있다.

(1) 장점

- 대다수 사람들에게 인기 있는 매체이다.
- 움직이는 전 과정을 대화와 함께 보여줄 수 있으므로 사실과 가장 가깝게 접근할 수 있다.
- 사물이나 어떤 현상에 포함되어 있는 시간 · 공간적 요소를 배제해서 보여줄 수 있다.
- 학습자의 주의를 계속적으로 집중시키는 것이 용이하며, 학습자의 정의적 반응을 유발시킬 수 있다.
- 학습자에게 공통된 경험을 줌으로써 다른 매체 사용 시에 야기되는 개인차를 최소화 할수 있다.
- 필요한 장면을 자세히 보기 위해 화면을 정지시킬 수도 있고, 교육목적에 맞게 재구성할 수 있다.
- 실제 상황이나 실물을 확대 또는 축소해서 보여줄 수 있다.
- 읽는 데 제한이 있는 사람들에게 유용하다.
- 비교적 사용이 간단하고, 반복해서 사용할 수 있다.

(2) 단점

- 전문가의 교육을 대신할 수는 없다.
- 실물보다 현실감은 부족하다.
- 제작, 구입, 기구 준비에 비용이 많이 들어 비경제적이다.
- 속도가 빠르게 진행되므로 동기유발에는 좋으나, 실제 실기를 습득하는 데는 제한이 있다.
- 이용하기 전에 타당성이나 적합성, 그리고 저작권법에 저촉되지 않는지 검토해야 한다.
- 대상자의 주의 집중시간이 짧을 수 있다.
- 암막이 있어야 한다.
- 장비를 점검하고 안전하게 보관해야 한다.

10) 하이퍼미디어(Hypermedia)

하이퍼미디어는 사용자가 해당 정보 내에서 용이하게 활동할 수 있도록 글, 그래픽, 비디오, 음향 등의 정보를 유용하게 연결시켜 주는 컴퓨터 소프트웨어를 말한다.

하이퍼미디어는 각기 독립된 다양한 매체를 통합하여 각각의 자료와 정보를 요구자의 필요에 따라 비선형적으로 선택할 수 있게 하는 것을 말한다. 하이퍼미디어는 유사한 개념으로 쓰이는 하이퍼텍스트의 원리에다 멀티미디어의 원리를 통합시켜 놓은 것이라 할 수 있다. 즉, 하이퍼미디어는 노드(node)-링크(link)의 관계를 통해 정보를 연결하는 하이퍼텍스트와 정보전달의 원리에 있어서는 비슷한 것이지만 정보구현의 매개가 텍스트에 머무르지 않고 멀티미디어화 되어 있다는 점에서 큰 차이가 있다. 멀티미디어는 텍스트, 그래픽스, 애니메이션, 비디오, 오디오 등을 복합한 다중모드(multimode)의 미디어로써 표현한 정보를 의미하지만, 서로를 연결시켜 주지는 못한다는 단점을 가지고 있다. 하이퍼미디어는 하이퍼텍스트의 장점과 멀티미디어의 장점을 하나의 형태로 통합한 것이라 할 수 있다. 교육현장에서 하이퍼미디어를 활용하게 되면 문자, 그림, 음성 및 음향, 동영상 등의 정보전달 매개체를 수요자의 요구에 따라 임의적으로 선택할 수 있다.

(1) 장점

- 학습자 중심의 탐구학습이 가능하다. 하이퍼미디어의 구성이 노드-링크의 관계를 통해서 비선형적으로 연결되어 있기 때문에 교육자가 찾고자 하는 정보를 제시하기만 하면 학습자가 자발적으로 관련된 정보들을 검색할 수 있다. 이 과정에서 학습자는 거미줄처럼 얽혀 있는 정보의 바다를 헤치며 자신이 원하는 정보를 찾을 수 있다.
- 교육자-학습자가 같은 조건의 동일한 환경에서 수업을 하기 때문에 심리적 일체감을 맛볼 수 있다. 이는 학습 성취도를 증대시키는 데 매우 효과적이다.
- 학습자가 자신에게 필요한 대량의 정보를 효과적으로 저장하고 또 재생할 수 있다. 인간의 기억은 제한되어 있지만 컴퓨터의 기억용량은 무한정에 가깝다. 컴퓨터에 저장된 정보를 수시로 출력할 수 있기 때문에 자료의 관리도 매우 효과적이다.
- 학습자의 인지능력을 향상시킬 수 있다. 사람은 자신이 경험하지 못한 것에 대해서는 구체적인 연상을 하지 못한다. 만약 교육자가 학습자의 경험 범위를 초월한 것에 대해 수업하려 한다면 학습자를 이해시키는 데까지 많은 시간이 소요될 것이다. 그러나 하이퍼미디어를 활용하면 빠른 시간 안에 이해의 폭을 증대시켜 학습효과를 극대화할 수 있다.
- 자율학습이 가능하다. 굳이 교육자와 학습자가 자리를 함께하지 않아도 학습자 스스로 충분히 정보를 탐색할 수 있다. 정보탐색의 결과 이해되지 않는 부분에 대해서 교육자가 설명해 주면 된다. 만약 학습자가 가정에 컴퓨터를 가지고 있다면 학교에서와 마찬가지로 스스로 학습할 수 있다.

(2) 단점

- 수업자료 설계에 전문가의 도움을 필요로 한다.

- 그릇된 정보를 검색할 경우 정보에 대한 정확성과 신뢰성이 떨어질 수 있다.
- 비용이 비싸다.

3. 행동 및 상호작용 매체

1) 칠판

칠판은 분필을 이용하여 대상자에게 전달할 글이나 도형, 그림 등을 쓰거나 그릴 수 있는 매체로 우리나라 학교 교육에서 오랫동안 가장 많이 사용해 오고 있었다. 이 후 분필 가루의 유해성이나 청소의 불편함으로 보드마커를 활용한 화이트보드(white board)가 활용되고 있으며 최근에는 IT기술의 발달로 전자칠판으로 바뀌는 추세이다. 칠판은 교육자와 대상자가 교육할 내용이나 알고 있는 내용을 전달하고 확인할 수 있으며, 교육 진행 사항에 따라 적절하고 자유롭게 활용할 수 있다.

(1) 장점

- 누구나 쉽게 활용할 수 있다.
- 기록한 자료를 쉽게 지우고 다시 쓸 수 있다.
- 교육자의 질문에 학습자가 의견을 칠판에 기록하는 등 학습자의 참여가 가능하다.
- 대상자의 특성에 따라 다양한 방법으로 활용할 수 있다.
- 대상자의 주의 집중 상태에 따라 내용과 방법을 달리하여 활용할 수 있다.

(2) 단점

- 짧은 시간에 많은 양의 정보를 제공하기 어렵다.
- 글이 많아지면 흥미나 집중이 어려워 질 수 있다.
- 대상자가 많은 경우 집중력이 낮아진다.
- 그림을 그리는 경우 교육자에 따라 현실감이 낮을 수 있다.
- 교육자의 필체에 따라 학습자에 전달이 어려울 수 있다.
- 교육자의 기록 속도에 따라 학습자가 지루함을 느낄 수 있다.
- 분필을 활용할 경우 분필가루로 비위생적일 수 있다.

2) 융판, 자석판

융판이나 자석판은 복잡한 이야기나 내용을 시각적으로 간단히 묘사할 수 있고 융통성

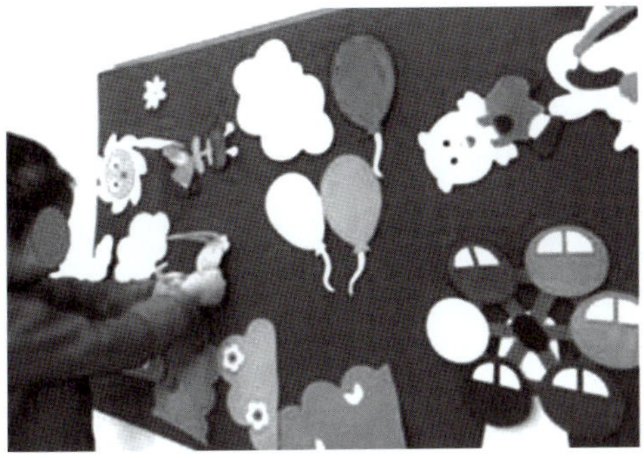

그림 6-5 융판

※ 출처: https://cafe.naver.com/dongsimchild/9636?art

있는 자료의 제시가 가능하다. 다른 시청각 기자재와는 달리 기계와 전기장치를 필요로 하지 않으며 적은 비용으로 교육자가 직접 제작할 수 있다. 또한 자료를 자유롭게 떼었다 붙였다 함으로써 학습내용의 진행을 교육자 임의대로 조절할 수가 있고 학습자의 참여가 가능하다. 이동이 쉬워 출장교육이나 가정방문 시에 가지고 다니면서 활용할 수 있다.

(1) 장점

- 자료의 제작방법이 쉽고, 사용할 때 특별한 조작기술이 필요 없다.
- 재료비가 비교적 저렴하여 경제적이다.
- 한 번 제작하면 반복해서 사용할 수 있다.
- 다양한 색깔과 모양으로 제작이 가능하고, 붙이고 떼기가 용이하여 다른 고정된 교육자료보다 주의 집중이 용이하다.
- 전기가 없는 장소에서도 교육을 흥미 있게 진행할 수 있다.
- 학습자의 반응을 살펴가며 학습속도를 조절할 수도 있고, 생략할 수도 있으며, 순서를 바꾸어 보여줄 수도 있는 융통성이 있다.

(2) 단점

- 섬세한 설명이 불가능하다.
- 사전준비에 많은 시간이 요구된다.

3) 실물 및 표본

실제 생활의 구체적인 장면이 교육에서 필요할 때 직접 사용하는 것이 실물이다. 전혀 인공적 상황이 가해지지 않은 실제상황으로 학습을 위해 사용되는 실물은 모두 여기에 포함된다. 학습할 때 실물보다 더 좋은 학습자료는 없다.

환자나 가족을 교육할 때 실제 주사기를 가지고 당뇨환자의 인슐린 자가 주사법을 교육하거나, 가족계획 방법을 교육할 때 실제 피임약이나 콘돔, 자궁 내 장치를 가지고 피임원리를 설명하거나 시술 · 시연해 보일 수 있다.

(1) 장점

- 가상 상황이나 모형이 아닌 실체를 배울 수 있어 교사와 학습자 간에 의사소통이 잘 되고, 교육 후 실생활에서 즉시 활용할 수 있다.
- 학습자는 모든 감각기관을 통하여 입체적인 학습을 할 수 있기 때문에 흥미를 갖고 학습목표에 도달하기가 쉽다.

(2) 단점

- 구입이나 활용이 용이하지 않은 경우가 많다.
- 대상자가 소수일 때 적합하며, 다수일 때에는 활용하기가 어렵다.
- 시간, 계절, 비용 등의 제한이 있다.
- 사용 시 쉽게 손상을 입을 수 있고, 보관이 용이하지 않다.

4) 모형 및 유사물

실물과 닮은 것을 모형이라 한다. 실물의 크기가 작아서 교육에서 사용하기 불편한 것은 교육의 효과를 높이기 위해 실제보다 크게 만들어 교육의 효과를 높일 수 있다. 유사물은 실물과 같이 움직이거나 기능할 수 있는 모형을 말한다. 학습자가 적극적으로 참여하여 관찰하고, 만지고, 조작해 볼 수 있다. 기술을 가르칠 때 시범을 보이면서 실습할 수 있다. 실습실에서 볼 수 있는 인형이나 인공순환기, 투석기기 등이 유사물에 속한다. 음식 모형을 이용하여 영양과 식이를 설명하거나 곰 인형을 이용하여 수술 예정인 소아에게 설명해 줄 수 있다.

(1) 장점

- 실물이나 실제 상황을 활용할 때와 거의 비슷한 효과를 얻을 수 있다.
- 시각과 촉각을 자극하여 학습효과를 높인다.
- 실물을 활용할 경우와는 달리 학습자가 완전히 익숙해질 때까지 반복해서 실습할 수 있다.
- 실물을 축소하거나 단면화함으로써 실물이나 실제상황에서는 불가능한 세부적인 부

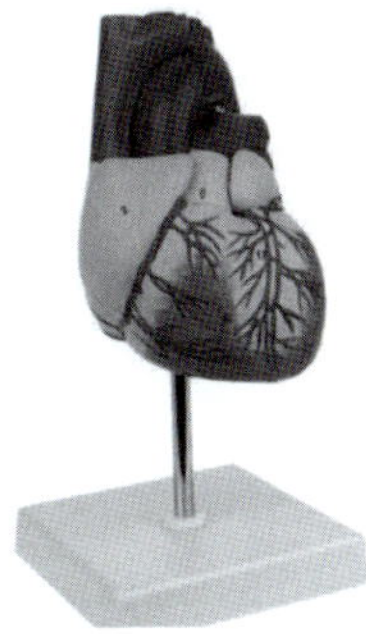

그림 6-6 **모형**

※ 출처: 워너비팩토리, 심장 모형 인체 해부 교육 소품

분까지 실제로 볼 수 있다.

- 학습목표에 맞는 모형을 제작하여 사용함으로써 학습자의 자신감을 높여줄 수 있다.

(2) 단점

- 교육 대상자가 소수일 때만 적용 가능하다.
- 분실하거나 파손될 우려가 있으며, 보관할 공간이 필요하고, 운반하기에 불편하다.
- 값이 비싸서 경제성이 적다.

5) 애플리케이션

애플리케이션이란 특정한 목적을 가지고 만들어진 응용프로그램을 뜻한다. 우리가 자주 사용하는 컴퓨터의 한글 프로그램, 엑셀 프로그램, 동영상 재생 프로그램도 모두 애플리케이션에 속한다고 볼 수 있지만 스마트폰이 보편화되면서 활용도를 높이기 위한 다양한 앱들이 개발되고 활용되고 있다. 스마트 기기는 내용적으로 다양한 애플리케이션을 그 안에 담음으로써 사용가치를 증폭시키고 있다. 수업에서는 한 가지 이상의 애플리케이션들을 통합적으로 활용할 수 있으며 수업 이후에도 자신의 스마트 기기를 통하여 애플리케이션을 조작하여 교과내용을 심화 · 보충할 수 있기 때문에 양질의 애플리케이션의 개발은 교육의 효과성 측면에서 그 필요성을 인정받고 있다.

교수 · 학습에 있어 애플리케이션의 가치가 인정됨에 따라 애플리케이션의 스마트 기기 보급률의 증가 및 교육용 앱들이 많이 개발됨에 따라 교육 현장에서도 앱을 수업에 활용하는 사례가 늘고 있다. 수많은 앱들이 무수히 개발되는 상황에서 어떤 앱을 수업에 활용하기 위해서는 반드시 다음과 같은 조건을 생각해 보아야 한다.

- 교육의 목적을 달성하기 위하여 효과적 앱인가?
- 학습자의 수준에 적합한 앱인가?
- 앱을 활용하여 의도하는 결과는 무엇인가?
- 기존의 학습 활동을 대체하는 수단으로 앱의 활용이 효과적인가?

(1) 장점

- 다양한 유형의 자료를 사용함으로써 학습자와 상호작용을 촉진시킬 수 있다.
- 학생들이 응용프로그램들을 신속하게 접함으로써 응용력과 이해력을 증진시킬 수 있다.
- 학생들이 직접 스마트패드의 내용을 보며, 입체적이거나 움직임 등을 동영상으로 확인하는 활동을 통하여 흥미와 동기유발이 되며, 적극적으로 참여할 수 있다.
- 자기주도학습능력 향상에 긍정적이다. 학습자들의 주의력이 향상되고, 자신감과 만족도가 높아질 수 있다.
- 사회적 효능감이 높다. 스마트러닝 기반 협력학습 집단은 스마트러닝 기반 개별학습 및 전통적인 ICT 활용수업 집단에 비해 사회적 효능감이 높았다. 스마트러닝 환경에서 학습자들이 다양한 상호작용 도구를 활용하여 커뮤니케이션을 통해 협력학습을 수행하는 것은 학습자들의 사회적 효능감을 증진시킬 수 있다.
- 이동성에 따른 학습 기회가 확대된다. 개인 학습관리로 효율성이 증대된다. 이러닝 시스템에서 제공하는 학습관리나 이 포트폴리오에 쉽게 접속하여 실시간으로 관리에 따른 학업의 적시성이 증대된다.
- 학습자의 제약 없는 상호작용이 도모된다. 교수자와 학습자 간의 정보 교류를 강화시킴으로써 교수자-학습자, 학습자-학습자 간의 상호작용을 통해 효율적인 학습 기대효과가 높다.

(2) 단점

- 시간이 흐름에 따라 관심도가 낮아질 수 있기에 새로운 내용으로 업그레이드가 필요하다.
- 교육자가 교육에 앱을 활용할 준비가 덜 된 경우에는 활용도가 낮은 것으로 연구결과 보고되기에, 교육자의 지속적인 자기개발과 앱 활용 교육이 이루어져야 매체 활용이 가능하다.
- 스마트폰의 교육적 적용을 위해서 전문가와 교육자들의 공동연구개발이 필수적이다.
- 교육의 장에서 스마트폰을 활용하기 위한 이해와 노력이 요구된다. 성인학습자인 경

우에는 문제가 되지 않지만, 학교 교육인 경우 현실적으로 휴대폰 반입 또는 활용이 규제되고 있는 학교현장에서 스마트폰에 대한 인식전환과 더불어 스마트폰을 교육적으로 활용하기 위한 제도적 뒷받침이 필요하다.

6) 교육용 3D 콘텐츠 : 3D 프린터 활용 교육

3D(3차원 입체영상)는 인간이 두 눈으로 보는 시각차를 적용하여 입체감을 느낄 수 있는 화면으로 구성된 영상을 말한다. 3D를 구현하는 방법 중 3D 효과를 제공하는 안경을 이용한다. 3D 프린팅은 디지털 모델을 기반으로 레이어에 재료를 배치하여 실제 개체를 제작하는 프로세스이다. 모든 3D 프린팅 프로세스에서는 소프트웨어, 하드웨어, 재료가 함께 작동해야 한다. 3D 프린팅 기술은 프로토타입과 간단한 부품은 물론, 고도의 기술력이 요구되는 최종 제품(예: 비행기 부품, 친환경 건물, 생명을 구하는 의료 임플란트, 인체 세포층을 사용한 인공 장기)에 이르기까지 모든 항목을 제작하는 데 활용될 수 있어, 의학교육에도 활용하고 있다(의학교육 활용 동영상 예: https://www.youtube.com/watch?v=ehhRh2HQuuo 3D 프린팅 실습을 통해 학생 및 교사들에게 설계 기반학습을 제공하고 있다). 3D 프린팅을 교육에 활용하는 사례를 모아둔 사이트들은 아래와 같다.

- 인물 동상 만들기: https://goo.gl/DEkUtv
- 엑셀과 openSCAD를 이용한 3차원 출력 : http://cafe.naver.com/chaosfractals
- 입체도형, 4D프레임: https://goo.gl/Tw7VMj
- 역사 인물 부조 만들기: https://goo.gl/DEkUtv
- 세계 속 건물 만들기: https://goo.gl/xP7qSH
- 신체 조직 프린팅: http://goo.gl/I7CBcH
- 동물 알기: https://goo.gl/00Cf2e, https://goo.gl/1jhxY5
- 나사의 우주 3D 프린팅 프로젝트: http://goo.gl/PJCP2j
- 빛의 반사: https://goo.gl/WRdvyy
- 인체의 구조: https://goo.gl/WRdvyy
- 몸의 특징: https://goo.gl/WRdvyy
- 다른 사람의 처지 생각하기: https://youtu.be/1rFk8sSJhXk
- 조립형 학습 도구: http://goo.gl/GgWxtS
- makersn.com(한글)
- https://www.rinkak.com/jp/(일본)
- https://www.rinkak.com/jp/ready-mad(일본)

(1) 장점

- 교육용 3D 콘텐츠는 현실감 있게 내용을 전달하기 때문에 학생들의 흥미와 집중력을 높인다.
- 3차원의 입체적 객체를 통해 현실감 있는 정보를 제공하는 증강현실에 대한 관심도 높아지고 교육용 3D영상 콘텐츠를 활용한 수업은 학생의 창의성을 향상시키는 데 효과적이다.
- 새로운 영상의 구조 및 특징에 적응하는 동시에 그것을 길들이기 위해 자신의 지각과 감각을 새롭게 개발하게 되며 3D 콘텐츠는 단순히 눈으로만 영상을 수용하는 것이 아니라 육체적 자극을 지향한다.
- 교사와 학생 모두이해, 기억, 흥미 유발, 집중, 실감 요소에 대해 긍정적이다.
- 교사들은 멀티미디어 편집 능력이 높을수록 3D에 대한 관심이 높다.
- 학생들은 3D 콘텐츠에 대한 관심이 높을수록 3D 콘텐츠를 이용한 학습에 대한 흥미도 높고, 3D 콘텐츠 제작에 대한 흥미와 학습의지도 높다.

(2) 단점

- 교사의 멀티미디어 편집능력이 낮은 경우에는 효과가 떨어진다.
- 3D 콘텐츠는 일주일에 한두 번 수업의 주요 내용 일부분에 활용하는 것이 좋기에, 새로운 내용이 아닌 경우에는 효과가 낮을 수 있다.
- 실감 난 정보를 제공하는 경우에 유익하기에 교육내용에 따라 활용을 고려해 보아야 한다.

7) VR 및 AR

VR(Virtual Reality, 가상현실)은 AR(Augmented Reality, 증강현실)과 함께 몰입을 위한 교육과 영화, 전시 등과 같은 방법을 활용해 학생들의 집중도를 높여 교육목표 달성을 효과적으로 돕는 방법 중 하나로 활용하고 있다. 증강현실이란 실세계와 가상세계를 이음새 없이(seamless) 실시간으로 혼합하여 사용자에게 제공함으로써, 사용자에게 보다 향상된 몰입감과 현실감을 제공하는 기술이다. 가상현실과 증강현실은 모두 가상성에 바탕을 두고 있으나, 증강현실 기술은 컴퓨터가 구축한 가상공간 속에 사용자를 몰입하게 하는 기술인 가상현실과 TV 영상과 같은 현실의 중간에 위치하는 기술로 학습자의 실제 환경에 가상의 정보를 더해줌으로써 실제감을 향상시키는 기술이다. 학습자가 가지고 있는 기존의 실제 환경 정보를 유지한다는 점에서 증강현실 기술은 실제 환경을 컴퓨터가 생성한 환경과 완전히 대체하는 가상현실 기술과 차이점을 지닌다. 3차원 방식의 다감각적(multi sensory) 정보 제공 증강현실은 가상현실과 같이 다양한 감각을 지원하는 3차원의 입체적 객체를 통해 현실감 있는 정보를 제공한다. 이렇게 현실감 있는 경험은 시각, 청각, 촉각, 후각 등을 통해 이루어진 지각화(perceptualizion)의 결과이다.

인간의 능동적 탐구를 통해 보고, 듣고, 느끼는 다양한 감각이 서로 보완적으로 상호작용함으로써 인지 활동이 가능해진다. 증강현실은 다감각에 의존한 표현 방식을 통해 인간의 지각력을 높임으로써 정보에 대한 몰두로 현실과 가상세계 간의 자연스러운 전환을 경험하게 한다.

(1) 장점

- 증강현실은 실세계와 가상세계를 연결한 순조롭고 매끄러운 상호작용을 제공한다.
- 맥락화된 환경에서 학습객체에 대한 실제적인 조작활동이 수반되기 때문에 학습자의 학습경험을 증진시키며 학습장면에 몰입을 유발하게 된다. 이는 학습자의 현존감을 향상시킨다.
- 협업에서 학습자나 참여자에게 공간적인 정보를 제공한다.
- 가상 세계와 현실세계의 부드러운 전환을 가능하게 해준다.

(2) 단점

- 증강현실 기술의 활용이 비맥락적 측면에서 제공될 때는 단순한 감각적 호기심 제공만으로 끝나는 경우는 학습효과보다는 오락적인 면이 될 수도 있다.
- 학습 자체에 대한 몰입과 효과를 위해 교육적 콘텐츠 개발 및 활용에 초점을 두어야 한다.

8) 메타버스

'메타버스(Metaverse)'는 초월과 추상을 뜻하는 '메타(Meta)'와 우주를 뜻하는 '유니버스(Universe)'가 결합한 합성어로, '현실을 초월한 가상세계'를 의미한다. 메타버스는 디지털 기술을 통해 현실과 가상 공간을 결합해 만든 가상 세계로 시 · 공간의 제약없이 상호작용하고 사회 · 경제적 활동이 가능한 가상세계이다. 미래 사회는 메타버스를 이해하고 거기에서 요구하는 규범과 활동 방식에 따라 소통과 상호작용하면서 새로운 컨텐츠를 창출할 수 있는 역량을 필요로 한다. 그러므로 미래 교육에서는 메타버스가 무엇이고 거기에서 어떻게 소통하고 사회 · 경제적 활동을 해야 하는지 교육할 필요가 있다.

가상공간에서의 합리적 의사소통 능력 함양을 위한 윤리교육의 필요성이 절실하다. 가상 공간에서 발생하는 여러 문제에 대한 도덕적 민감성을 기르며, 지켜야 할 예절과 규칙을 알고 습관화될 때까지 교육의 역할이 필요한 것이다. 가상공간으로서의 메타버스는 대부분 텍스트, 이모티콘, 사진, 동영상, 간단한 대화체를 통해 소통하거나 상호작용한다. 따라서 그에 적합한 언어와 소통 방식을 배워야 하고, 언어에 대한 AI 기능으로 욕설과 폭언이 있을 때 자동으로 걸러주는 기계적 장치가 작동되어야 한다.

학습자의 흥미 유발과 몰입을 이끄는 요소 중 게임이 중요한 역할을 하며 메타버스 컨텐츠의 대부분은 게임형식을 적용하고 있다. 따라서 메타버스를 활용한 교육이 성공하기 위해서는 교육적으로 양질의 콘텐츠가 있어야 가능한 것이다. 예를 들면, 교실에서 진행하기 어려운 활동이나 실험을 메타버스에서 실제로 경험해 볼 수 있게 하거나, 단순한 문제 풀이형 수학 게임보다는 가상세계에서 수학 게임을 하며 첨단 기술 및 물건에 적용된 수학의 원리와 법칙을 3차원 영상으로 경험할 수 있도록 제작 되어야 한다.

메타버스의 교육적 가능성으로서 역동적 교육관계의 가능성, 언어에서 체험으로 교육소재 확장의 가능성, 관습적 교육관이라는 그릇된 교육관 수정의 가능성이 도출되었다. 한편 메타버스의 교육적 한계로서 교육적 시숙의 어려움, 접근성의 문제, 교육적 효과의 경험적 검증 부재라는 결론을 얻을 수 있었다.

(1) 장점

- 메타버스 수업은 학생이 주체적이고 능동적으로 배우는 '학습자 주도성'신장에 도움을 줄 수 있다.
- 학습자의 다양성을 존중할 수 있다.
- 미래사회에서 요구하는 역량을 키우는 데 도움을 줄 수 있다.
- 역동적 교육관계의 가능성
- 언어에서 체험으로 교육 소재 확장의 가능성
- 관습적 교육관이라는 그릇된 교육관 수정의 가능성

(2) 단점

- 욕설과 폭언 등 의사소통에 대한 통제가 어렵다.
- 메타버스 플랫폼에 게임적(gamification) 방식을 수업에 적용하고 있으므로 양질의 컨텐츠가 아니면 교육의 효과가 낮아진다.
- 플랫폼이나 활용방식 등 접근성이 부족하다.
- 교육적 효과의 경험적 검증이 부족하다.
- 가벼운 유희 위주의 관계 형성이 될 수 있다.

9) LMS(learning management system) 플랫폼

코로나19로 인한 비대면 시대를 경험하면서 다양한 온라인 매체를 활용한 교육이 활발히 이루어지고 있다. 대부분의 대학에서는 LMS(learning management system) 학사운영 플랫폼을 구축하여 컴퓨터 온라인을 통하여 학생들의 성적과 수업 진도는 물론 학습 콘텐츠의 개발과 전달 · 평가 · 관리에 이르기까지 교수학습의 전반적 과정을 통합적으로 운영 · 관리하고 있다. 구글, 네이버 등 플랫폼 개발 업체에서도 구글클래스룸, 네이버밴드 수업 등의 학습 플랫폼을 개발하여 비대면 학습 환경을 제공하고 있으며, 줌(Zoom), 웨벡스(webex), 카카오톡(kakaotalk) 등 상호 소통할 수 있는 채팅 기능을 탑재한 다양한 컨텐츠가 개발되어 학습에 활용되고 있다.

제 3 절 교육매체의 개발 및 활용

질이 좋은 교육매체를 개발하려면 시간과 비용이 많이 필요하다. 따라서, 새로운 교육매체 개발계획에 우선하여 기존에 개발된 교육매체의 사용가능성 여부를 검토해 볼 필요가 있다. 즉, 기존에 개발된 교육매체가 관련 주제인지, 가르치고자 하는 내용을 충분히 자세히 포함하고 있는지, 대상자 집단의 연령, 생활습관 등의 특성에 적절한 자료인지 등을 검토한 후 새로운 교육매체 개발을 계획한다. 비용이 더 저렴하면서도 효과적이고 활용도가 높은 교육매체를 개발한다는 것이 쉬운 일은 아니다. 다음의 과정에 따라 교육매체를 개발한다.

1. 교육매체의 개발과정

1) ASSURE 모형

ASSURE 모형은 매체 개발 및 활용 시 사용할 수 있는 가장 보편적인 모형으로 학습자와 수업환경, 수업내용에 따라 매체를 선택하고 활용하는데 필요한 절차적 지침을 제공한다.

(1) 학습자 분석(Analyze leaner characteristics)

이 모형의 첫 단계는 학습자의 일반적 특성과 행동 양식을 분석하는 것이다. 학습자의 인지적 수준(지식), 정의적 수준(태도), 신체 발달, 사회문화적 특징, 환경적 요인, 매체 선호도 등을 분석한다.

(2) 목표 진술(State objectives)

목표 진술 단계에서는 수업 내용에 대한 구체적인 목표를 제시한다. 목표 진술 내용에는 학습자가 수업의 결과로 습득한 지식, 기술, 태도를 나타낼 수 있도록 진술한다. 목표 진술에는 대상, 행동(내용), 조건, 변화 정도가 포함되어야 한다.

(3) 방법, 매체, 자료의 선정(Select methods, media & materials)

이 단계에서는 수업목표를 달성하기 위하여 수업에 어떠한 매체와 자료를 선정할 것인지를 결정한다.

(4) 매체와 자료의 활용(Utilize methods, media & materials)

선정된 매체와 자료를 활용하는 단계이다. 어떤 방식으로 매체를 적용할 것인지에 대한 전략을 수립하는 것을 포함한다. 교육 매체를 효과적으로 활용하기 위하여는 다음 내용을 고려하여 활용하여야 한다.

- 자료에 대한 사전검토(previws the materials) – 학습자의 특성 및 목표와의 적합성 검토
- 자료준비(prepare the materials) – 교육매체느 자료준비 및 사용순서 결정
- 환경정비(prepare the envirinment) – 매체와 자료 사용에 알맞은 시설 준비 및 기자재 작용 확인
- 학습자 준비(prepare the learner) – 전반적인 개요 제시, 매체 설명
- 학습경험 제공(provide the learning experience) – 교육 형태에 적합한 학습경험 제공

(5) 학습자 참여 유도(Require learner participation)

매체를 통하여 학습자가 학습과정에 능동적으로 참여할 수 있도록 유도한다. 자료는 그 자체도 유용하지만 이를 효과적으로 활용하기 위하여 가장 중요한 것은 학습자의 참여를 유도하는 것이다. 교육자는 학습자의 참여 및 연습 활동에 즉각적이고 정확한 피드백을 제공한다. 네 번째 단계의 매체와 자료의 활용이 교육자가 학습자에게 제시하는 것에 초점을 맞추었다면 이번 단계의 학습자의 참여유도는 학습자의 능동적 반응을 유도하는데 초점을 둔다.

(6) 평가와 수정(Evaluate & revise)

마지막 단계에서는 수업이 성공적으로 이루어졌는지 수업의 효과와 영향에 대한 평가 및 수정을 해야 한다. 평가는 학습자의 학습목표 도달 정도와 매체 선정 및 활용의 적합

성, 교수방법이 적절했는지에 대하여 평가한다. 평가 결과에 따라 매체와 자료를 수정 또는 다른 매체의 선정, 매체의 개발 등을 통하여 학습에 반영한다.

2) 인쇄자료 개발

인쇄자료는 대상자의 읽기 수준에 맞지 않는 용어 선택이나 제한된 피드백 등의 문제점이 지적되기도 하지만, 읽고 이해하는 데 필요한 시간 제약을 받지 않기 때문에 대상자가 읽기에 문제가 없다면 언어를 사용한 교육보다 더 효과적일 수 있다는 장점이 있어 보건교육에서 가장 많이 사용되고 있다.

인쇄자료 개발 시 다음의 사항을 고려하여야 한다.

(1) 목표 확인

개발된 인쇄자료가 도달해야 하는 학습목표를 확인한다.

(2) 내용 선정

인쇄자료를 사용할 대상 학습자의 지식 수준과 요구에 적합한 내용을 선정한다.

(3) 구조 결정

서론, 본론, 결론의 논리적 사고가 될 수 있도록 한다. 서론은 학습자의 흥미를 유발할 수 있고, 학습자가 본 자료를 통해 무엇을 얻을 수 있는지를 제시한다. 본론은 서론에서 제시된 내용을 전개한다. 결론은 학습자에게 기대하는 것이 무엇인지를 명확하게 제시한다.

(4) 양식 결정

읽기에 가장 이상적인 양식은 짧고 구체적이면서 능동적인 용어를 사용하여 짧은 문장으로 만들어야 하고, 대상 학습자의 지식과 교육수준에 적합한 문법을 사용한다.

2. 교육매체 적용 전 사전검토

개발된 교육매체는 사전검사 또는 예비교육을 통해 수정 · 보완되어야 한다. 보건교육의 대상자는 이미 과거의 보건교육 경험이나 대중매체를 통해 높은 수준의 인쇄자료나 도표 자료에 익숙해져 있을 수 있어 제작기술이 부족한 자료를 접하게 되면 오히려 부정적인 결과를 얻게 된다. 예를 들면, 포스터를 제작하였으나 학습자의 관심을 끌지 못한다면 대상자는 포스터를 무시하게 될 것이다. 따라서 사전에 문제점을 확인하고 이를 수정 · 보완하여 질이 높은 교육매체를 개발할 수 있다면 더 효과적인 교육을 기대할 수 있을 것이다.

표 6-2 교육매체 사전검토(previws the materials)

유용성(availability)
• 교육에 사용이 가능한가? • 대상자 규모를 고려하여 적합한가? • 필요한 자원(장비나 기구, 소모품, 예산 등)의 확보가 가능한가? • 매체의 조작이 가능한가?
내용(content)
• 내용은 정확하고 최신의 상태인가? • 학습자의 알고자 하는 요구를 충족하는가? • 객관적이고 편견은 없는 내용인가?
교육수준과 언어(educational level and language)
• 학습자 수준을 고려하고 있는가? • 인쇄자료의 경우 문장이 간결하고 문법이 정확하면서 알기 쉬운 용어를 사용하고 있는가? • 학습자의 읽기, 보기, 듣기 수준에 적합한가?
양식과 편집(style and presentation)
• 정보는 논리적으로 전개되고 있는가? • 단순한 내용에서 복잡한(어려운) 내용으로 순차적으로 전개되는가? • 용어나 양식은 일정한 형식을 띄고 있는가? • 전문적인 용어는 최소화하고 설명이 잘 되고 있는가? • 학습자의 관심을 끌 수 있게 편집이 되어 있는가? • 주요 부분은 심볼 등을 사용하여 강조하고 있는가? • 그림이나 도표가 내용의 강조에 도움이 되는가? • 자료개발의 기술적 수준이 적합한가?

사전 검사는 최종 자료를 사용하여 교육할 학습자 특성과 비슷한 사람 4~5명을 선정하여 유용성, 내용, 교육수준과 언어, 양식과 편집상태 등에 대하여 실시한다. 사전 검사를 통하여 개발된 매체를 사용하여 교육을 실시한 후에는 문제점을 검토하고 자료를 수정한다.

3. 교육매체 선정 시 고려사항

교육매체를 선정할 때에는 다음의 사항을 고려하여야 한다.

① 교육 내용을 올바르게 제시할 수 있어야 한다(학습목표와 내용, 방법 등)

② 교육 내용을 효과적으로 전달할 수 있어야 한다.

③ 학습자의 규모, 연령, 지능, 경험 등 특성에 적합하여야 한다.

④ 매체의 기능과 성능이 양호해야 한다.

⑤ 매체 사용이 용이해야 한다.

⑥ 교육자의 매체 활용에 대한 태도와 능력이 고려되어야 한다.

⑦ 교육환경(장소, 시설, 채광, 음향 등)이 적합해야 한다.

>> 참고문헌

- 김상균 (2020), 메타버스: 디지털 지구, 뜨는 것들의 세상. 플랜비디자인
- 김 영 외(2017), 보건교육방법 및 자료개발. 계축문화사
- 김영진, 허지훈, 최승훈, 백성혜(2022). 교육공간으로서 메타버스에 관한 고찰.
- 도승연(2017), 교육매체의 발전에 따른 교양교육의 비판적 변화의 필요성, 한국교양교육학회 학술대회 자료집, 2017(6), 239-245.
- 두산백과사전, LMS [learning management system]
- 박상준(2021), 미래 사회에서 메타버스 교육의 방향. 미래융합교육, 29(2), 561-580.
- 보건교육 건강증진 연구회(2021), 건강증진을 위한 보건교육학. 현문사
- 유미리 · 최형신(2015), 3D 프린팅의 교육적 활용 방안 연구: 창의적 디자인 모델 기반수업. 정보교육학회지, 19(2);167 ~174.
- 융합교육연구, 8(1). 1-14.
- 이영란, 문원희, 이소영(2021), 보건교육학 제4판. 수문사
- 이영주 · 박판우(2017), 구글 앱을 활용한 VR 수업 개발 및 적용, 정보교육학회 학술대회.
- 전수진 · 한선관(2016), 3D 콘텐츠 활용 교육을 위한 교사와 학생의 인식, 정보교육학회지, 20(6), 535-542.
- 정순원 외 8인(2014), 스마트교육용 애플리케이션 개발을 위한 교육과정 분석, 한국교육학술정보원 연구용역보고서.
- 정유남, 이영희(2022), 메타버스 플랫폼을 활용한 초등 융합교육 사례 연구. 학습자중심교과교육연구, 22(16), 561-580.
- 조정미 · 공병훈(2017), 디지털 기술 발전과 전자책 진화 단계 연구, 글로벌문화콘텐 츠학회지, 26,185-208.
- https://blog.naver.com/skim1301/30188289961
- https://cafe.naver.com/dongsimchild/9636?art=ZXh0ZXJuYWwtc2VydmljZS1u
- https://ko.dict.naver.com/#/entry/koko/10f6d987b8e445f0bcd81748043fbe74
- https://smartstore.naver.com/koamcp/products/6577959691?NaPm

CHAPTER

07 보건교육평가

학습목표

1. 보건교육평가의 목적을 설명한다.
2. 보건교육평가의 단계에 대해 설명할 수 있다.
3. 보건교육평가 유형에 대해 설명할 수 있다.
4. 보건교육평가방법 및 도구에 대해 설명할 수 있다.

제 1 절 보건교육평가의 이해

1. 보건교육평가의 목적

평가는 수행된 교육과 관련된 특정 활동의 가치를 반영하는 과정이다.

평가의 중요한 목적은 교육의 효과를 규명하고 교육의 질을 개선하는 것이라 할 수 있고, 교육과 관련된 평가결과는 의사결정의 중요한 근거로 활용될 수 있다. 즉, 평가결과를 어떤 목적으로 사용할 것인가는 보건교육평가의 가장 핵심적인 부분이라 할 수 있다.

보건교육평가의 목적은 보건교육의 전 과정을 통해 교육의 목표를 달성했는지를 확인하는 것으로 지식, 태도 및 행동의 변화가 있었는지를 확인하는 것이다. 구체적인 보건교육의 목적은 다음과 같다.

- 학습자가 교육받은 내용을 수행할 수 있는지를 확인하기 위함이다.
- 학습자의 동기부여를 통해 프로그램의 내용을 개선하기 위함이다.
- 교육과정의 강점과 약점을 파악하기 위함이다.

- 학습자가 설정된 교육목적과 목표를 어느정도 달성하였는가를 확인하기 위함이다.
- 학습자에게 바람직한 행동변화가 어느 정도 발생하였는가를 확인하기 위함이다.
- 보건교육 관련 정책 결정에 정보를 제공하기 위함이다.

교육평가는 학습과 교육과정에 최대한 도움을 주어 학습을 극대화시킨다. 이를 좀 더 구체화하면 첫째, 학습자의 교육목표에 대한 성취도를 파악하고, 둘째, 학습과정에서 학습자의 학습능력을 진단하여 보다 효율적인 학습을 독려하기 위함이며, 셋째, 교육자의 교육활동에 대한 효과와 타당성을 파악하며, 넷째, 교육의 향상을 위한 시설, 제도, 행정 등의 교육 전반에 대한 개선을 위해 필요한 증거를 제공하고, 의사결정을 위한 기초자료로 활용할 수 있다. 따라서 교육평가의 목적은 교육을 도와주는 기능이지 판단하는 기능이 아니므로 교육평가가 교육 대상에 긍정적인 영향을 주어야 한다.

교육평가의 기능은 평가를 통해 얻어진 결과를 이용하는 사람(학습자, 교육자, 교육정책 의사결정자 등)과 이용하는 형태에 따라 그 기능이 달라진다. 첫째, 학습상태를 점검하여 학습 과정에서 학습자의 학습 습득 정도 및 성취도에 관한 정보를 얻는다. 이를 통해 학습자에게 알맞은 교육계획을 수립할 수 있다. 둘째, 평가 자체가 학습 동기를 강화하고 특히 외적 동기를 유발시킨다. 즉 평가를 예고함으로써 학습자로 하여금 평가와 관련된 준비를 하도록 할 수 있으며, 평가결과를 학습자에게 알림으로써 학습자는 자신의 학습 역량을 확인하고 이를 통해서 자신의 결점을 보충하고 좋은 결과를 얻으려는 동기가 유발될 수 있다. 셋째, 평가결과를 통하여 학습목표의 선정, 교수법, 교육 프로그램, 교육매체 등의 활용이 적합하였는지를 검토하고 개선시키기 위한 자료로 사용될 수 있다.

평가를 실시할 때는 다음의 평가에 대한 항목들의 점검이 필요하다.

- 활용성(utility): 평가결과를 활용함에 있어서 만족도
- 실행가능성(feasibility): 현실에 적용 가능하고 실용적인가
- 적절성(propriety): 평가항목의 행동이 도덕적, 사회적으로 적절한가
- 정확성(accuracy): 타당성과 신뢰성의 수준
- 수용성(acceptarvirity) : 사회적 맥락에서 수용가능한가

2. 보건교육평가의 대상 및 영역

보건교육평가의 대상자는 보통 교육을 받는 학습자 및 교육과정에 관계된 모든 관련 요인들이 포함된다. 다시 말해 학습자, 교육담당자, 학습환경, 교육과정 등 모두가 평가의 대상이다.

보건교육평가의 내용은 인지적, 정의적, 심동적 영역에 따라 평가방법이 다르게 적용된다.

1) 인지적 영역(지식 영역)

인지적 영역에 대한 평가는 보건교육을 통해 대상자의 지식정도를 평가하는 것이다. 주로 지필검사나 구술시험으로 측정할 수 있다.

예 올바른 투약법 5가지에 대한 기억정도 평가

2) 정의적 영역

정의적 영역에 대한 평가는 건강을 유지 · 증진하는 데 필요한 태도나 감정적인 부분을 평가하는 것이다.

정의적 영역에 대한 평가는 관찰법, 평정법, 면접법, 질문지법을 통해 평가할 수 있다.

예 환자가 가족이나 의료진의 말을 잘 따르고 있는가?

예 매일 저녁 시행하는 운동은 나의 건강유지를 위해 좋은 습관이다.

3) 심동적 영역

심동적 영역에 대한 평가는 의사소통 기술, 의사결정 기술, 문제해결 기술 등 결정이 필요한 순간에 올바른 판단과 대처를 할 수 있는 기술에 대한 평가이다. 기술영역을 평가하는 방법에는 토론법, 관찰, 실기시험 등의 방법을 통해 평가할 수 있다.

예 자기 전에 양치질을 했는가?

예 정맥주사를 올바르게 실시하고 있는가?

예 무균법을 올바르게 시행하고 있는가?

3. 보건교육평가의 단계

보건교육평가 단계는 교육목표의 달성도, 즉 교육의 결과로 학습자에게 나타나는 행동의 변화에 대해 일정한 기준에 따라 교육 활동의 효율성을 파악하고, 그 결과에 대한 가치를 판단하는 체계적인 과정을 의미한다. 이 과정은 교육의 전 과정에서 이루어지며, 앞으로의 교육계획을 수립하는 데 도움이 되는 자료를 얻는 각종 활동을 의미한다.

1) 평가 대상 확인 및 평가기준 설정

평가 대상을 확인하고 평가기준을 설정하는 과정에서 보건교육의 목적을 재확인하는 단계이다.

2) 자료수집

평가대상과 관련된 다양한 자료를 수집하는 과정으로, 직접 보고, 관찰하는 1차 자료와 2차 자료를 활용할 수 있다.

3) 자료분석 및 평가 결과에 대한 가치 부여

수집된 평가 자료를 계획단계에서 설정한 보건교육목표와 비교하여 현재의 지식, 태도 및 기술변화 수준을 확인해 본다. 분석된 평가결과로 학습목표에 도달한 정도에 따른 접근도와 미달 정도에 따른 원인을 조사하고, 보건교육의 성공 여부에 영향을 주는 요인들을 확인해 본다.

4) 평가결과의 활용

도출된 보건교육 결과를 통해 보건교육의 지속 여부를 결정하며, 다음 사업에 어떠한 요인들을 사용하여 보건교육을 계획할지를 구체적으로 활용한다.

제 2 절 보건교육평가 유형

1. 평가기준에 따른 분류

1) 상대평가

상대평가는 학습자의 능력이나 학업성취가 정규분포를 이룬다는 전제하에 학습자의 성취 수준에 근거하여, 그 학습자가 속한 집단 내에서의 상대적인 위치를 알아보기 위한 평가이다. 표준점수 척도에 의거한 규준지향적 평가라고도 한다. 상대평가는 주어진 교육목표 달성도라기보다는 다른 학습자가 자신보다 시험점수가 높은가 낮은가에 따라서 자신의 성적수준의 서열이 결정된다. 주된 목적은 집단 내에서 각 점수의 개인별 비교를 하는 데 의의가 있다.

(1) 장점

- 학습자 상호 간 외적 동기를 유발하고, 선의의 경쟁을 유도하는 자극제가 될 수 있다.
- 개인차의 변별이 가능하고 교수자의 편견이 배제되는 평가가 가능하다.

(2) 단점

- 타 집단과의 비교가 불가능하다.
- 교육목표 달성 여부를 밝히는 기준적 판단이 불가능하다.
- 지나친 경쟁의식을 조장할 수 있다.
- 교수학습의 개선기능을 약화시킬 우려가 있다.
- 발전가능성에 대한 신념이나 교육의 효과에 대한 신념을 흐리게 할 우려가 있다.

2) 절대평가

교육목표를 정해 놓고 이 목표에 비추어 학습자 개개인의 학업 성취 수준이나 목표의 도달 정도를 알아보기 위한 평가이다. 목적 지향적 평가 혹은 준거지향적 평가라고도 한다. 기준은 집단의 평균치라는 기준이 아닌 절대기준이어야 한다. 상대평가에서는 평가도구의 신뢰도가 강조되는 반면, 절대평가는 수업목표를 얼마나 충실히 측정하고 있느냐의 타당도가 강조된다. 따라서 사전에 평가기준이 되는 구체적인 교육목표가 사전에 반드시 설정되어야 하고 평가해야 할 학습과제의 성격과 내용의 한계가 명료하여야 한다. 목표는 행동적인 용어로 정의되어야 하며 성취 수준이 명시되어야 한다.

- 목표에 비추어 해석: '무엇을 성취했는가'

(1) 장점

- 교육의 질적 향상을 도모하는 데 필요한 일련의 자료를 제공한다.
- 목표 지향적 평가이므로 달성되었을 때 학생들에게 성취감을 갖게 한다.
- 학습자 상호 간의 학업을 촉진시킨다.
- 교수–학습활동의 개선에 도움을 준다.
- 의미있는 점수를 제공한다.
- 불필요한 지적 능력의 구분을 배제한다.

(2) 단점

- 절대기준을 설정하기가 난해하다.
- 개인차에 대한 변별이 곤란하므로 집단 간의 비교에 어려움이 많다.
- 내적 동기를 중시하므로 외적 동기유발에 적합하지 않다.

상대평가의 교육관은 선발적 교육관, 절대평가의 교육관은 발달적 교육관이다. 이 두 평가방법은 서로 배타적이 아닌 상호보완적인 입장에서 활용하여야 한다.

2. 참조기준에 따른 분류

1) 능력참조평가

학습자가 지니고 있는 능력수준에 비추어 얼마나 최선을 다하였는가에 초점을 두는 평가이다. 교수-학습을 극대화시켜 학습자들의 인지적 · 정의적 · 심동적 영역의 행동을 긍정적으로 변화시키는 활동이라는 관점에서 자신이 가진 능력수준에서 학습활동에 최선을 다한 학습자에게 보다 좋은 평가결과를 부여하는 것이 바람직하다는 이론에 토대를 둔다. 따라서 능력참조평가는 우수한 능력을 지녔음에도 불구하고 최선을 다하지 않은 학습자와 능력수준이 낮더라도 최선을 다한 학습자가 있을 때 후자가 비록 성취수준이 낮더라도 더 좋은 평가결과를 얻을 수 있다.

(1) 장점

개인에게 보다 의미 있는 개별화된 평가를 실시할 수 있다.

(2) 단점

특정기능과 관련된 능력에 제한적으로 적용되므로 학습자의 수행을 해석하는데 한계가 있다.

2) 성장참조평가

일련의 교수-학습과정을 통해 나타난 학습자의 성장과 변화 정도에 관심을 두고 초기 수준에 비해 특정시점에서 얼마만큼 향상을 보였느냐에 중점을 두는 평가이다. 예를 들어 중간시험과 기말시험의 성적 차이가 많이 향상된 학습자일수록 성장참조평가에서는 더 좋은 평가를 얻을 수 있다. 평가결과가 타당하기 위해서는 사전에 평가한 점수와 특정시점에 평가한 점수가 신뢰할 수 있어야 하고, 두 점수 간 상관이 낮아야 한다. 성장참조평가는 학습자에게 성장의 기회를 적극 부여하고, 학습자의 개인차를 인정한다는 장점이 있다.

3. 평가주체에 따른 분류

1) 내부평가

내부평가에는 교수자평가, 동료평가 및 자가평가가 있으며, 동료평가의 경우 팀 기반학습 및 교육에 활용할 수 있다.

(1) 교수자평가

교수자는 교육의 일차적 정보 제공자로서 평가를 위한 자료를 수집하고, 해석 · 판단하는 근거가 된다. 또한 교육내용에 대한 전반적인 흐름과 상황을 잘 이해하는 장점이 있지만, 평가자의 주관성이 개입될 우려가 있다.

(2) 동료평가

평가자 1인의 평가보다 타당도와 신뢰도, 객관성을 높일 수 있다. 교육에 참여한 팀원들로부터 피드백을 받을 수 있고, 동료평가를 거듭할수록 자신감과 긍정적 태도가 증가하게 된다. 반면 동료들을 평가하는 과정에서 학습자 간 갈등을 초래할 수 있고, 공정성 및 일관성의 문제가 발생할 수 있다.

(3) 자가평가

학습자 스스로 교육에 적극적으로 참여할 수 있으며, 문제해결에 대한 접근도를 높일 수 있다. 반면 자신의 능력에 대한 과신 가능성, 평가를 통한 자기 합리화의 가능성 등 평가자의 편견이 개입될 수 있어 객관성을 유지하기 힘들다.

2) 외부평가

외부평가는 교육에 참여하지 않은 외부 기관 및 전문가에게 의뢰하는 것으로 외부평가는 내부평가에 비해 비용이 발생할 수 있으며, 교육의 실제적인 맥락이나 환경에 대한 이해가 부족할 수 있다. 반면 객관적이고 참신한 관점을 반영할 수 있고, 편견을 배제할 수 있으며, 포괄적이고 전문성이 높은 평가자를 활용할 수 있다.

4. 평가시기에 따른 분류

평가는 교육이 시작되기 전, 교육이 진행되는 과정, 그리고 교육이 끝난 후에 평가가 이루어져야 한다. 이때 실시하는 평가를 각각 진단평가, 형성평가, 총괄평가라고 한다. 그 각각의 평가는 평가시기, 평가 목적, 결과의 이용 등에 차이가 있다.

1) 진단평가

진단평가는 교육이 시작되기 전 학습자의 능력 및 특성을 사전에 파악하여 교육을 위한 기초 자료를 얻고 최적의 교육방법을 선택하기 위하여 이루어지는 평가이다. 진단평가를 통해 학습자들의 개인차를 확인하고 선수학습 정도를 진단하여 적절한 교수방법을 제공할 수 있으며, 학습자가 이미 알고 있는 학습내용의 중복을 피할 수 있다. 행동의 첫 출발점에서 진단에 따라 학습효과가 극대화될 수 있는 교육전략을 모색할 수 있다. 교육 전 퀴즈나 사전 지식 여부를 묻는 질문 등이 그 예이다.

2) 형성평가

형성평가는 교육이 진행되는 동안에 계획대로 진행되고 있는지 여부를 확인하고 점검하기 위하여 행해지는 평가이다. 교육과정 동안 학습자에게 직접적인 피드백을 제공함으로써 학습을 최대한 증진시킬 수 있다는 점이 가장 큰 특징이다. 학습자는 형성평가의 결과로부터 자신의 학습능력을 파악하게 되며, 교육과정의 각 단계에서 결함을 진단하고 교정하거나 보충하게 된다. 형성평가 결과에 대한 교육자의 긍정적 지지 및 보상은 학습자의 학습동기를 더욱 강화하고, 학습자에게 바람직한 방향을 제시하고 교육자의 기대수준을 구체적으로 파악하는 데 도움을 준다. 형성평가를 통해 교육자에게 자신의 교육과정을 반성하고 교육방법을 개선할 기회를 제공한다.

따라서 형성평가는 목적과 역할에 비추어 볼 때 준거지향적 평가, 즉 절대평가를 지향한다. 또한 형성평가는 학습의 곤란 정도를 파악하기 위함이므로 매우 어렵거나 매우 쉬운 문제보다는 적절한 난이도의 문제를 출제하는 것이 바람직하다. 즉 교육자가 기대하는 최저 성취기준과 유사한 난이도의 문항들로 검사지를 직접 제작하는 것이 효과적이다. 평가문항의 형식은 단답형, 선다형 등 다양하게 혼용할 수 있으나 논문형과 같이 고차원적 사고력을 요하는 문항 형식은 부석합하다.

3) 총괄평가

교육활동이 끝난 시점에서 교육목표의 달성 여부를 종합적으로 판정하는 평가로서, 학습자의 성취도를 종합적으로 파악하는 평가이다. 기말고사나 졸업고사 등이 포함된다. 총괄평가는 교육목표에 비추어 절대적인 수준에서 학습자의 성취 수준을 판정하며, 피드백을 제공한다. 총괄평가의 결과는 교수방법 개선 및 다음 학습을 위한 진단평가의 자료가 되며, 다른 집단과 비교할 수 있는 정보를 제공한다.

총괄평가는 목적에 따라 규준지향적 평가와 준거지향적 평가의 두 가지 유형으로 실시할 수 있다. 즉 서열에 의한 판단을 중요시한다면 규준지향적 평가를 지향하여야 하고, 절대적인 기준에서 얼마나 성취했느냐를 중요시한다면 준거지향적 평가를 지향하여야 한다.

일반적으로 총괄평가의 범위는 광범위하므로 교육목표를 대표할 수 있도록 평가 내용을 선정하여야 한다. 즉 총괄평가 문항은 형성평가 문항에 비해 상위 수준의 목표달성 여부를 측정한다.

5. 체계이론(투입-산출 모형)에 따른 분류

1) 투입평가

투입평가는 투입된 자원에 대한 평가로 보건교육에 투입된 자원으로는 인력, 물자, 시간 등에 대한 평가를 들 수 있다. 보건교육사업에 투입된 예산, 보건교육시행 인력의 수, 보건인력이 제공한 시간 및 시설 등을 평가하는 것이다.

2) 과정평가

과정평가는 사업진행평가로, 보건교육 또는 사업이 계획된 일정대로 잘 진행되고 있는지를 평가하는 것이다. 보건소 금연 클리닉에서 6회의 금연교육 프로그램을 계획했다면 매회 계획한 일정과 인력이 투입되어 매회 충실하게 진행되고 있는지를 평가하는 것이다.

3) 결과평가

결과평가는 목표달성 정도에 대한 평가, 사업의 효율성에 대한 평가가 있다.

목표달성 정도에 대한 평가는 설정된 목표가 주어진 기간 동안 어느 정도 달성되었는지를 구체적으로 파악하는 것이다. 목표에 쉽게 도달했는지, 목표 도달이 어려웠는지, 목표에 도달하지 못하였다면 왜 도달하지 못하였는지를 파악하는 것이다.

사업의 효율성에 대한 평가는 사업을 수행하는 데 투입된 노력, 즉 인적 자원, 물적 자원 등을 비용으로 환산하여 그 사업의 단위 목표량에 대한 투입된 비용이 어느 정도인가를 산출하는 것이다. 가장 바람직한 방법은 최소의 비용으로 최대의 효과를 얻는 것이다.

제 3 절 보건교육평가의 방법

1. 평가방법의 종류

1) 관찰법

관찰을 통해 다양한 정보를 수집하는 방법으로 비언어적 행동에 대한 자료를 수집하는 데 필요하다. 실험, 실습, 실기 등의 평가, 현장방문을 통한 직접 점검 및 확인 등이 그 예이다. 관찰법은 행동 측정에 매우 유용한 방법이지만, 체계적인 계획하에서 과학적으로 실시되어야 한다는 점을 유의해야 한다. 먼저 관찰하고자 하는 행동의 종류, 관찰방법, 관찰기간, 기록방법 등 관찰 계획을 구체적으로 수립해야 한다. 관찰자의 선입견이나 편견이 개입되지 않도록 객관적으로 관찰해야 하며, 관찰한 행동에 대한 주관적인 해석이나 판단을 내리지 않는다. 가능하면 자연스러운 상황에서 관찰을 해야 하며, 특정 상황이나 시기에 국한하지 말고 광범위하고 다양하게 반복적으로 관찰하는 것이 좋다. 관찰의 오차를 최소화할 수 있는 도구를 사용하여 관찰해야 하며, 한 가지 도구만을 사용하는 것보다 여러 도구를 종합적으로 사용하는 것이 좋다. 신뢰도를 높이기 위해 한 번에 하나의 행동만을 관찰해야 한다. 행동을 관찰하는 즉시 그 결과를 기록한다.

(1) 장점

- 학습자의 정의적 영역이나 심동적 영역에 대한 정보를 수집하고 평가하는 데 적합하다.
- 실태조사, 현장조사 등을 해야 할 경우 필요하다.
- 학습자 자신이 정확하게 인식하지 못하는 무의식적 행동이나 말, 글로 표현하기 어려운 행동에 대한 자료를 수집할 수 있다.
- 학습자의 연령이나 배경, 지적 수준에 관계 없이 다양한 상황에서 융통성 있게 적용할 수 있다.
- 학습자의 반응을 왜곡시킬 가능성이 적어 객관적인 측정을 할 수 있다.

(2) 단점

- 학습자가 드러내기를 꺼리는 사적인 행동은 자료를 수집하는 데 어려움이 있다.
- 교육자가 관찰하고 있다는 사실을 인식할 경우 의도적으로 행동을 변화시킬 수 있으므로 관찰결과가 왜곡될 수 있다.
- 관찰하고자 하는 행동을 미리 구체적으로 결정하지 않으면 피상적인 행동의 관찰에 그칠 가능성이 있다.
- 관찰결과를 해석하는 기준이나 방법이 명료하지 않을 경우 오류를 범하기 쉽다.
- 행동을 관찰하고 그 결과를 기록, 분석하는 데 시간과 비용이 많이 소요된다.

2) 구두질문

주로 교육자와 학습자가 일대일로 행해진다. 이는 특정 교육내용이나 주제에 대해서 학습자 자신의 의견이나 생각을 발표하도록 하여 학습자의 이해력, 판단력, 표현력 등을 직접 평가하기 위한 방법이다.

(1) 장점

- 학습자의 이해 정도를 교육자가 즉시 알 수 있다.
- 평가결과를 학습자에게 바로 피드백(feedback)할 수 있다.

(2) 단점

- 큰 집단에서는 시간과 비용 부담이 크다.

3) 지필평가

(1) 선택형(selection type)

문항에 실려 있는 여러 개의 답지 중에서 맞거나 가장 맞는 답을 고르게 하는 것으로, 객관식이라고도 한다. 선택형 문항은 중요한 개념이나 흔한 것 혹은 위험성이 많은 상황에 초점을 두며, 개별 사실의 암기가 아닌 지식의 응용을 평가하여야 한다. 답지를 보지 않고도 정답을 추정할 수 있어야 하며, 오답은 비교가능하도록 균질하여야 한다. 각 문항의 구성 시 문장에 결코, 아주, 반드시 등의 힌트를 주지 않아야 한다. 함정은 만들지 말고 오답을 매력있게 만들며, 문제에서 묻고자 하는 바를 명확하게 제시하여야 한다.

① 장점

- 정답이 분명하므로 객관적이고 신뢰도가 높은 채점을 할 수 있다.

- 비교적 많은 수의 문항을 출제할 수 있기 때문에 내용을 포괄적으로 다룰 수 있다.
- 채점 및 통계적 분석이 쉽다.
- 채점에 소요되는 시간과 노력이 적게 든다.
- 문항분석을 통해 교육활동의 개선에 이바지할 수 있다.

② 단점

- 정답을 전혀 모르고도 추측에 의해 응답할 수 있다.
- 단순 암기력을 측정할 위험이 있다.
- 조직력, 비판력, 표현력, 창의력 등의 고등 정신능력을 측정하기 어렵다.
- 문항 제작이 어렵고, 제작시간이 많이 걸린다.

가. 배합형(matching form)

일련의 전제와 답지를 배열하여 전제에 대한 질문의 정답을 답지에서 찾아 연결하는 형태로서 연결형이라고도 한다. 제작 시 유의할 사항은 전제나 답지는 같은 개념이나 사실에 속하는 고도의 동질성과 계열성을 가진 것끼리 제시하여, 학습자에게 정답의 단서를 주게 될 가능성을 배제한다. 전제의 문제 수보다 답지의 수를 두세 개 정도 더 많게 하여 마지막 남은 답지가 자연적으로 정답이 되는 경우를 방지하는 것이 바람직하다. 전제는 5개, 답지는 7~8개가 적절하며, 10개를 넘지 않도록 하여 피험자의 혼란을 제한한다.

예 아래 제시된 간호이론가를 바르게 연결하시오.

• 자가간호이론	• 베티 뉴만
• 적응이론	• 도로시 오렘
• 건강증진 모형	• 칼리스터 로이
• 건강관리체계모형	• 놀라 팬더
	• 버틀란피

나. 진위형(true false type)

학습자에게 진술문을 제시하고 그것의 진위를 판단하게 하는 유형으로 양자택일형이라고도 한다. 진위형 문항을 작성할 때 진술문에는 중요한 내용이 포함되어야 한다. 한 개의 문항은 하나의 내용만을 포함하도록 한다. 부정문의 사용은 되도록 줄이고 이중 부정은 피해야 한다. 가능한 한 단순한 문장으로 간단 명료하게 질문한다. 답의 단서가 될 수 있는 이구는 사용하지 않는다.

예 다음 중 평가의 시기에 따른 평가유형은?

1) 상대평가

2) 절대평가
3) 외부평가
4) 진단평가

다. 선다형(multiple choice)

두 개 이상의 답지가 부여되어 그중 맞는 답지 혹은 가장 알맞은 답지를 선택하는 문항 유형이다. 어떤 사실, 용어, 개념, 원리, 이론 등에 대한 지식을 측정하는 데 유용하다. 작성할 때 유의할 점을 살펴보면, 문항은 중요한 학습내용을 포함하여야 한다. 문항마다 질문의 내용이 하나의 사실을 묻도록 단순, 명쾌하게 구조화되어야 한다. 용어의 정의나 개념을 묻는 질문에서는 용어를 질문하고 답지에 그 용어의 정의나 개념을 나열하는 것이 좋다. 문항이나 답지를 간단하고 명확한 단어로 서술하여야 한다. 문항의 질문 형태는 가능하면 긍정문이어야 한다. 문항의 질문내용 중 답을 암시하는 내용이 포함되지 않아야 한다. 그럴듯하고 매력적인 틀린 답지를 만들어야 한다. 정답이 두 개 이상일 경우 최선의 답을 선택하도록 환기시켜야 한다. 피험자에게 옳은 답지를 선택하거나 틀린 답지를 제거시킬 수 있는 단서를 제공하지 말아야 한다. 가능하면 답지를 짧게 하는 것이 바람직하다.

예 다음은 절대평가에 대한 설명이다. 가장 옳은 것은?
1) 개인차의 변별이 명확하게 이루어진다.
2) 기준을 설정하기 용이하다.
3) 준거지향적, 목표지향적 평가라고 한다.
4) 선의의 경쟁을 유도하는 자극제가 될 수 있다.

(2) 서답형(supply type)

주어진 검사 문항에 대해 어떠한 단서도 주어지지 않은 상황에서 기억 속의 정답을 재생해서 답지에 기입하는 형태의 것을 말하며, 회상형 또는 주관식이라고도 한다.

① 장점

- 선택형 문항에 비하여 고차원적인 학습성과를 측정할 수 있으며 추측으로 정답을 맞힐 가능성을 최소화할 수 있다.
- 고등정신 능력의 측정에 효과적이다.
- 학습자의 태도와 학습방향을 개선한다.
- 문항 제작이 쉽다.
- 반응의 자유도가 크다.
- 학습내용에 대한 전체적이 통합이 강조된다.

② 단점

- 채점이 어렵다.
- 객관도와 신뢰성이 낮다.
- 문항의 표본이 제한되어 내용타당도가 낮다.

가. 단답형(short answer type)

간단한 단어, 어구, 수, 기호 등을 제한된 형태로 피험자가 써 넣는 문항유형으로서 용어의 정의나 의미를 측정할 때 자주 사용된다. 문항 작성 시 유의할 점은 간단한 형태의 답이 나올 수 있도록 문항을 만드는 것이다. 정답의 수는 되도록 한 개 또는 몇 개가 되도록 한정한다. 수치나 계산에 관련된 문제에서는 기대하는 정확성의 정도 혹은 계산 절차의 수준을 명시하도록 한다.

예 자가간호이론을 개발한 이론가는 누구인가?

나. 완결형(closed form)

비워둔 문장의 일부분에 적합한 내용을 기술하여 문장을 완성시키는 것이다. 문항 제작 시 중요한 부분을 비워두어야 하며, 비워둔 부분의 정답은 꼭 하나로 정해져 있는 것을 선택한다.

예 세계보건기구(WHO)의 건강에 대한 정의이다. 빈 칸을 완성하시오.

– 건강은 단순히 증상과 징후를 가진 질병이나 불규가 없는 상태가 아닌 (　), (　), (　)으로 완전한 안녕 상태를 의미한다.

다. 논술형(essay)

주어진 문제에 학습자의 반응을 자유로이 허용하는 것이다. 제작 시 유의할 사항은, 학습자의 특성을 고려하여 질문에 대한 반응이 지나치게 다양해지지 않도록 질문의 요지가 분명하게 구조화되어야 한다는 것이다. 문항은 난이도의 순서대로 배열하며, 문항 점수를 제시한다. 문항 점수를 제시함으로써 학습자는 시험시간과 적절한 답안을 작성할 전략을 세울 수 있다. 가능하면 채점 기준을 마련하여 신뢰도를 높인다.

예 보건교육평가의 개념에 대해 서술하시오.

(3) 자가보고서 및 평점법

자가보고서는 학습자 자신이 행동목록표나 특정 양식에 따라 자신의 행위를 기록하는 것이다. 행동의 기록을 더욱 구체적이고 측정 가능하도록 고안한 방법이 평점법이다.

비강 점적	매우 못함	못함	보통	잘함	매우 잘함
손을 씻는다.					
투약카드를 확인하고 필요한 물품을 정확히 준비한다.					
필요시 코를 풀게 한다.					
어깨 밑에 베개를 받치고 똑바로 눕혀 머리를 뒤로 젖힌다.					

척도의 개발은 구체적이고 측정 가능한 용어를 사용하여야 하며, 관찰하고자 하는 행동에 대한 일련의 하부 행동을 나누어 척도를 만들 수 있다. 3~5단계로 구분하여 순위를 정한다. 학습자들은 각 평점에서 '매우'라는 극단의 값보다 '보통이다'와 같은 중앙의 값을 선호하는 경향이 있으므로 이를 고려하여야 한다.

2. 평가도구

1) 타당도(validity)

평가도구가 평가하려는 내용(교육목표)을 어느 정도로 충실히 측정하고 있는지를 분석, 측정하는 것이다. 목표 달성도가 측정의 주된 목적이므로 목표 자체가 중요한 기준이 된다. 타당도는 내적 타당도와 외적 타당도로 분류할 수 있다. 내적 타당도는 평가도구가 교육으로 인한 변화의 정도를 측정하는 데 타당한지를 나타내는 것이며, 외적 타당도는 다른 대상에게 적용했을 때 같은 결과를 기대할 수 있는지, 즉 도구의 일반화에 대한 근거를 파악할 수 있다.

내적 타당도를 위협할 수 있는 요인은 다음과 같다.

- 역사성(history): 교육내용과 유사한 경험의 노출 정도
- 성숙(maturation): 성장과 성숙으로 인한 변화 정도
- 실험효과(testing): 사전 · 사후 평가방법이 동일한 경우 평가방법에 대한 익숙한 정도
- 평가대상 선택(selection): 실험군과 대조군의 동질성과 차이

내적 타당도를 통제하는 중요한 방법은 무작위화(randomization)이다. 평가대상을 무작위로 추출하는 것(random selection), 평가대상의 무작위 배정(random assignment) 등의 방법이 유용하지만 불가능할 경우 유사실험설계나 비실험설계를 선택하는 것이 유익하다.

외적 타당도를 위협하는 요인은 사회적 불평등, 기대효과, 호손효과, 위약효과 등이 있으며, 다양한 대상자, 다양한 현장에서 반복적으로 적용된 평가도구일수록 외적 타당도가 높다.

2) 신뢰도(reliability)

평가도구가 얼마나 정확하게, 얼마나 오차 없이 측정하고 있는가에 대한 개념으로 측정하고 있는 것이 일관성이 있는가, 측정의 오차가 얼마나 적은가 하는 문제이다. 도구의 신뢰도를 높이려면 문항 수가 많을수록 좋으며, 변별력이 높아야 한다. 시간 때문에 문제를 풀지 못하는 학습자가 있어서는 안된다. 신뢰도는 속도 검사에는 적용되지 않는다. 문항은 적절한 난이도를 가져야 한다. 매우 어렵거나 매우 쉬운 문항이 있으면 신뢰도가 낮아진다.

3) 객관도(objectivity)

한 가지 도구에 대해 여러 사람의 채점 및 평가가 일치하는 정도이다. 평가도구의 객관도란, 평가자가 시간적 간격이나 상황의 차이에 따라 같은 대상에 대해 다른 평가결과를 나타내는 것이다. 객관도를 높이기 위한 방법은 다음과 같다.

- 평가도구를 객관화한다.
- 평가자의 소양을 높인다.
- 명확한 평가기준을 설정한다.
- 다수인의 공동참여에 의한 평가가 이루어지도록 한다.

4) 실용도(practicality)

평가도구가 경비, 시간, 노력을 적게 들이고도 목적을 얼마나 달성할 수 있느냐의 정도를 말한다. 실용도를 높이기 위한 조건은 다음과 같다.

- 실시의 용이성이 보장되어야 한다.
- 채점이 용이성이 확보되어야 한다.
- 최저비용으로 최대의 효과를 얻을 수 있어야 한다.

>> 참고문헌

- 박인혜 외, 2011, 보건교육, 정문각.
- 안양희 외, 2013, 보건교육학, 현문사.
- 오만록, 2013, 교육과정론, 동문사
- 이영란 · 제갈정 · 문원희 · 이소영, 2014, 보건교육학, 수문사.
- 차경미 외, 2017, NEW 지역사회보건간호학, 정문각.
- 최연희 · 이지현 외, 2016, 최신 지역사회보건간호학2, 수문사.
- 최연희 외, 2014, 보건교육학, 정담미디어.

CHAPTER

08 보건교육 프로그램

학습목표

1. 생활습관이 건강에 미치는 영향을 설명한다.
2. 실무중심 보건교육 프로그램을 실시한다.

건강을 위한 생활양식은 개인이 매일 수행해야 하는 건강행위이다. 〈캐나다 보건에 관한 새로운 조망, 1974〉이라는 Lalonde 보고서에 의하면, 건강에 영향을 주는 요인은 유전 등의 생물학적 요인 20%, 의료관리 10%, 환경요인 20%이며, 생활양식이 50%를 차지하고 있다. 자동화되고 서구화된 생활양식은 편리하고 풍족한 삶을 가져왔으나, 신체활동량의 감소, 잘못된 식습관, 과도한 스트레스, 특히 음주와 흡연, 고지방 음식물의 섭취와 같은 바람직하지 못한 생활습관을 초래하게 되었다. 지난 십년간 국내 사망원인통계를 보면 악성신생물(암)이 압도적으로 1순위이고 심장질환이 2위, 폐렴 및 뇌혈관질환이 3위를 차지하고 있는 심각한 실정이며(그림 8-1), 국외 사망원인 통계를 보면 심장질환이 1위, 뇌혈관 질환이 2위, 호흡기 질환이 3위를 차지하고 있다(그림 8-2). 따라서 만성질환을 예방하고 건강을 유지 · 증진하기 위해서는 생활습관을 점검하여 건강문제를 유발할 수 있는 위험요인들을 확인하고 수정하여 건강한 생활로 바꾸는 것이 중요하다. 그러나 건강한 생활습관으로 바꾸는 것은 개인의 노력과 더불어 사회적인 차원에서의 지지가 요구된다. 즉, 현재의 건강문제를 일으키는 생활습관을 건강행위로 변화되도록 지원하기 위해 보건교육 프로그램을 제공하여 건강문제를 해결하고 건강을 유지하고 증진하며 건강한 생활을 영위할 수 있는 능력을 갖도록 하는 것이 필요하다.

따라서 본 장에서는 제5차 국민건강증진종합계획(HP 2030) '모든 정책에 건강을 담아 지역 간, 소득 간 건강격차 완화 한다!' 를 토대로 건강문제를 예방하고 건강을 유지하고

(단위: 인구 10만 명당 명)

순위	사망원인	사망률	'18년 순위 대비
1	악성신생물(암)	158.2	–
2	심장 질환	60.4	–
3	폐렴	45.1	–
4	뇌혈관 질환	42.0	–
5	고의적 자해(자살)	26.9	–
6	당뇨병	15.8	–
7	알츠하이머병	13.1	참(+2)
8	간 질환	12.7	토(–1)
9	만성 하기도 질환	12.0	토(–1)
10	고혈압성 질환	11.0	–

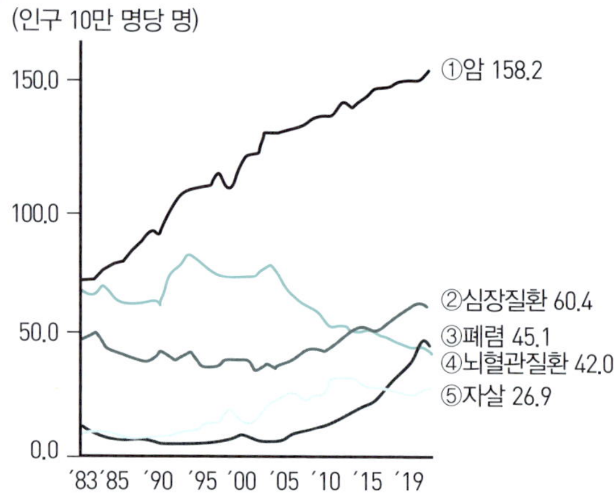

그림 8-1 국내 사망원인 통계

※ 출처: 2019년 사망원인통계

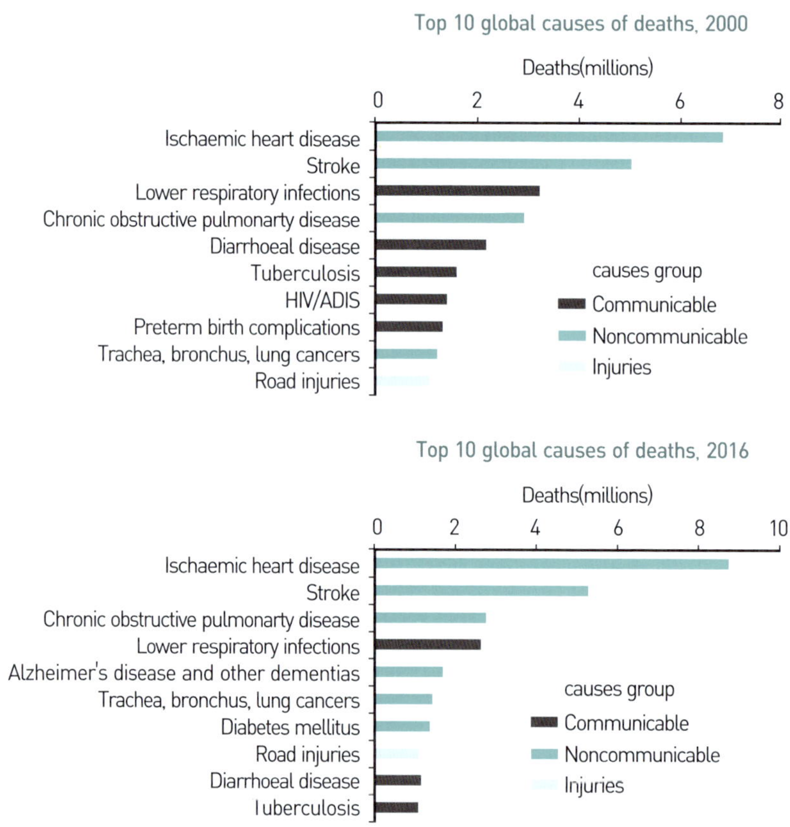

그림 8-2 국외 사망원인 통계(WHO)

※ 출처: WHO Global Health Estimates 2016

증진하기 위하여, 대상자의 자발적인 참여를 유도하여 생활습관과 행위를 변화시키기 위한 목적으로 금연 프로그램, 절주 프로그램, 운동 프로그램, 영양 프로그램 등의 필요성을 제시하였다(그림 1-5 참고).

제 1 절 금연 프로그램

인간의 건강에 위해가 되는 다양한 요인들 중에서 가장 많은 피해를 주는 것이 흡연이다. 만 19세 이상 성인을 대상으로 보건복지부가 조사한 결과에 의하면, 2020년 우리나라 흡연율은 남성이 34.0%, 여성은 6.6%로 나타나, 성인 남성 흡연율은 감소추세이나 여성흡연율은 오히려 증가하고 있는 실정이다. 2014년 기준 OECD 국가들의 15세 이상 성인 흡연율을 성별로 비교해 보면, 우리나라 남성의 경우 36.6%로 러시아(41.4%), 라트비아(37%)에 이어 3번째로 흡연율이 높은 국가이다. 우리나라 여성의 경우에는 4%로 OECD 회원국 가운데 가장 낮은 흡연율을 보이고 있다. 다행히도 최근 성인의 흡연율은 점차 감소하는 추세이며, 청소년의 흡연율도 지속적인 교육에 의하여 다소 감소하였으나 흡연의 저 연령화가 새로운 문제로 대두되고 있어 성장 · 발달하는 청소년의 건강을 위협하고 있다. 흡연자의 34%가 청소년기에 흡연을 시작하고, 56%는 20~25세에 흡연을 시작한다고 하여 흡연의 대부분은 25세 이전에 결정되므로 청소년 및 젊은 층에 대한 흡연 예방대책도 매우 중요하다. 그러나 흡연에 의한 폐암 등의 질병과 사망 발생을 예방할 수 있음에도 불구하고 흡연자들의 강한 중독성 때문에 이를 관리하기에는 어려움이 크다.

금연은 개인의 의지와 함께 사회의 협력을 통하여 이루어져야 하는데, 미국은 1997년 대통령이 담배를 마약으로 규정하고 강력한 금연정책을 추진한 결과 흡연율 감소로 이어져 현재 금연정책이 성공하였다. 우리나라도 1995년 국민건강증진법을 제정하여 담배에 대한 규제가 본격적으로 이루어졌으며, 2004년에는 담배 자동판매기에 성인인증장치를 의무적으로 부착하도록 함으로써 청소년에 대한 담배판매를 제한하였고, 2005년 WHO 담배규제기본협약(Framework Convention on Tabacco Control; FCTC) 비준, 2015년 담뱃값 인상, 금연구역 확대 등 금연에 대한 강력한 정책을 실시하여 우리나라의 19세 이상 남자 성인 흡연율은 1998년의 66.3%에서 2005년에는 51.6%, 2015년에는 39.3%, 2020년 34.0%까지 낮아졌다. 2014년 성인 남성 현재 흡연율은 43.2%, 중고등학교 남학생 현재 흡연율은 14.0%, 2015년 중고등학교 남학생 흡연율은 11.9%로 2020년 중고등학교 남학생 흡연율 목표인 9.0%에 다가가고 있지만 흡연율은 여전히 선진국에 비해 높은 수준으로 국민건강을 위협하고 있다.

국내 금연정책은 다음과 같다.

① 목적

흡연의 예방과 흡연자의 금연, 그리고 금연환경을 조성함으로써 흡연율을 낮추고 비흡연자를 보호한다.

② 추진방향

- 흡연자의 금연 및 사전 새로운 흡연자 발생을 차단하는 흡연 예방 정책 추진
- 비흡연자 보호 정책 강화
- 금연환경 조성
- 성별, 소득, 경제, 사회에 미치는 폐해에 대한 지식 전달
- 금연 및 흡연예방 관련 다부문 연계 정책 강화

③ 세부 추진계획

- 흡연예방사업: 흡연시작 가능성이 높은 초중고 학생, 취업 청소년, 대학생, 성인여성, 군인 등에 대해 집단별 특성을 반영하여 교육 및 홍보실시
- 흡연자 금연사업: 흡연자 및 흡연율이 높은 집단을 대상으로 금연치료(금연클리닉, 금연캠프, 찾아가는 금연지원 서비스 등), 교육, 의료인 권고, 홍보 사업 실시
- 비흡연자 보호사업: 직장금연, 가정실내금연, 공중이용시설 금연 및 금연구역준수 홍보, 간접흡연의 유해성과 간접흡연 노출시 행동지침에 대한 미디어 홍보.
- 금연환경 조성사업: 담뱃값 흡연 경고그림 표시, 금연조례, 금연구역 설정 및 관리, 실내 흡연시설 설치 금지 등 사업장 및 공공시설의 전면적 실내금연 추진, 담배규제 및 국제협력(FCTC 준수 및 국제 공동조사 참여), 제조판매 금지 추진

1. 흡연의 유해성

1) 담배의 성분

담배에는 약 4,000여 종의 화학물질과 69종의 발암물질이 함유되어 있는데, 흡연 시 이들 성분이 인체로 흡입된다. 담배연기는 기체 성분과 미립자 성분으로 나누어지며, 인체에 유해한 기체 성분으로는 일산화탄소, 이산화탄소, 니트로사인, 암모니아, 질소 화합물 등이 있고, 미립자 성분은 타르, 석탄산, 비소(개미 살충제), 포로늄 210(방사성 물질), 벤

조피렌 등이 있다. 한 번 흡연 시 약 50mg의 담배연기가 체내로 흡입되며 이때 기체 성분 32mg(2~5%는 CO 가스)과 미립자 성분 18mg이 흡입된다. 담배의 유해 성분 중에서 인체에 가장 큰 피해를 주는 대표적인 유해물질은 일산화탄소, 니코틴과 타르이다. 흡입된 담배의 일산화탄소는 전량이 흡수되며, 니코틴의 90%는 뇌에 도달하고, 타르의 70% 정도는 기도에 축적되어 독성을 일으킨다.

(1) 니코틴

무색 · 유성 알카로이드 액체인 니코틴은 독성이 강한 유독성 물질로 흡연 시 폐에 깊숙이 들어와서 혈액으로 속히 흡수되어 심장과 뇌로 전달하게 된다. 한 모금의 흡연 시 약 0.1~0.2mg(한 개비당 1mg)의 니코틴이 흡입되어 7~8초 만에 뇌에 도달하게 된다. 니코틴의 성질은 중추신경계 흥분제로서 각성제의 기능이 있고, 모세혈관 및 말초혈관 수축, 혈압 상승(한 개비: 20~30mmHg 증가), 심박동항진, 신경자극, 위산분비 증가, 혈청 지질의 변화(LDL 증가, HDL 감소), 혈소판 응집력 증가와 혈관벽에 손상을 일으켜 동맥경화를 촉진시킨다. 또한 경동맥과 대동맥에 위치한 화학수용체를 자극하여 카테콜라민을 증가시켜 심근 전위의 불균형을 유발한다.

(2) 타 르

발암성 물질로, 담배를 피우면 필터가 검게 되거나 오랜 흡연자의 손가락이 노랗게 착색되는 것은 타르 성분에 의한 것이며, 일반적으로 '담뱃진'이라고도 한다. 타르에는 4천여 종의 독성 화합물질이 들어 있고, 그중에는 약 40종류의 발암물질이 포함되어 있다. 타르의 함량은 담배의 종류에 따라 다르나, 대개 한 개비당 2.0~3.3mg이 들어 있다. 타르는 호흡기 점막의 섬모상피세포와 폐포세포에 손상을 입혀 그 결과로 폐에 비정상세포가 나타나며 폐암을 일으킨다.

(3) 일산화탄소

무색 · 무취의 유해가스로서 혈액의 산소운반능력을 방해하여 산소결핍을 유발시킨다. 담배연기 속에는 최고 5%의 일산화탄소가 함유되어 있다. 담배를 피우는 사람들의 혈액 중 일산화탄소 농도는 보통 33~48ppm에 달한다. 일산화탄소는 헤모글로빈과의 친화력이 산소보다 210배 정도로 강하여 흡연자의 산소 이용률은 비흡연자보다 20~30%가 떨어지게 되어 흡연으로 인해 만성 일산화탄소 중독(저산소증)에 처하게 된다. 일산화탄소의 혈액 내 농도가 2%에 도달하게 되면 중추신경계의 기능이 둔해지고, 기억력 감퇴와 동맥 내벽세포의 파괴가 있으며, 만성 저산소증은 모든 세포의 신진대사 장애를 일으킬 뿐만 아니라 노화현상을 일으킨다.

2) 간접흡연

흡연은 담배를 피우는 본인뿐 아니라 주위에 있는 사람들에게도 많은 피해를 주는 것으로 증명되었다. 담배연기는 주류연(main stream smoke)과 부류연(side stream smoke)으로 되어 있다. 주류연은 흡연자가 담배연기를 들이마신 후 내뿜는 연기이고, 부류연은 타고 있는 담배 끝에서 나오는 생담배연기를 말한다. 간접흡연은 부류연이 85%, 주류연이 15%를 차지한다. 부류연의 독성 화학물질의 농도는 주류연보다 높고 담배연기 입자가 더 작아서 폐의 더 깊은 부분에 침착될 수 있다. 여러 연구에 의하면 담배를 피우는 남편과 같이 살고 있는 부인은 그렇지 않은 부인보다 높은 폐암과 심근경색 발생률을 나타내며, 간접흡연에 노출된 소아와 청소년은 상기도 감염, 중이염과 천식 등에서 발생률이 높다고 하였다. 특히 임신한 여성이 간접흡연에 노출되면 태아도 흡연으로 건강장애를 입게 되어 유산, 전치태반, 태반조기박리, 저체중아 출산과 출생전후기(주산기) 사망률이 높아지게 된다고 하여 간접흡연에 의한 피해가 심각함을 알 수 있다.

3) 흡연으로 위험성이 증가하는 대표적인 질환

(1) 암

모든 암의 30%가 담배 때문에 발생하며 담배연기와 직접 접촉되는 기관들, 즉 구강, 식도, 폐와 기관지암의 90% 정도가 흡연 때문에 생긴다. 담배연기와 직접 접촉하지 않은 장기인 자궁경부, 췌장, 방광, 신장, 위장, 조혈조직의 암 발생률도 비흡연자에 비하여 1.5~3배 정도가 높다고 한다. 특히 담배연기는 초기와 말기에서 암 형성을 유발하는 강력한 발암인자로 작용하며 술과 같은 다른 인자와 상호작용을 하여 암의 발생 위험을 상승시킨다.

(2) 심혈관질환

흡연은 고혈압, 이상지질혈증과 함께 심혈관계 질환의 세 가지 주요 위험인자 중 하나이다. 흡연이 심혈관계질환을 유발시키는 이유는 니코틴이 심박수를 증가시켜 심근에 필요한 산소 소비량을 증가시키고, 일산화탄소는 심장으로 가는 혈액 속의 산소량을 감소시켜 심근으로 보내는 산소공급량이 줄어들어 심근에 산소 부족상태를 초래하기 때문이다. 여러 연구에서 흡연자에게서 관상동맥질환, 심근경색, 협심증 등의 발병률을 보고하여 흡연이 심장질환의 원인임을 나타내었다.

(3) 폐질환

흡연은 기관지, 폐포, 폐 모세혈관, 폐의 면역계에 병리변화를 일으키고 폐질환을 유발하는 위험인자이다. 만성 폐쇄성 폐질환(COPD)으로 인한 사망의 81.5%가 흡연에 의해 발생되므로 COPD의 연령에 따른 사망률은 비흡연자에서보다 흡연자에서 약 10배 높다고 한다. 또한 폐기종, 기관지염, 직경 30㎛ 이하인 세동맥 수의 감소, 동맥내막과 혈관중력의 비후가 나타난다.

4) 담배의 중독성

담배의 중독성은 담배 속에 들어 있는 니코틴 때문이다. 니코틴은 강력한 습관성 중독을 일으키기 때문에 의학적으로는 마약으로 분류된다. 니코틴은 흡연자가 더 흡연하도록 하는 쾌감을 만들어 내고 뇌세포 간의 정보전달을 방해함으로써 진정제 역할을 한다. 신경계가 니코틴에 적응함으로써 흡연자는 흡연량을 늘리게 되고 혈액 속에 니코틴의 함량을 증가시키고자 하여 이것이 장기간에 걸친 흡연량의 증가로 이끌어가게 된다.

5) 청소년 흡연

성장기에 있는 청소년은 신체발육이 완성되지 않은 상태로 모든 세포들이 성장 · 성숙하는 시기이기 때문에 청소년 흡연은 성인 흡연에 비하여 더 심각한 결과를 초래하게 된다. 15세 이하에서 흡연을 시작하여 평생 담배를 피우는 사람은 흡연을 전혀 하지 않는 사람보다 일생 동안 폐암에 걸릴 가능성이 무려 23배나 된다고 한다. 그러나 청소년들은 주위 환경, 또래집단 및 영화나 TV, 연예인 등의 영향을 받아 문제의식 없이 흡연을 하게 되어 건강을 위협하고 있다. 청소년의 흡연은 신체 및 정신건강에 악영향을 줄 뿐만 아니라 나아가 비행 등의 사회적 병폐를 낳게 하는 계기가 될 수 있어 적극적인 청소년 금연사업이 활성화되어야 한다.

(1) 청소년이 담배를 피우는 동기

- 멋으로 피운다: 청소년의 우상이 되고 있는 선배나 연예인들의 영화나 TV 드라마의 흡연장면을 모방하여 피운다.
- 스트레스를 해소하기 위하여 피운다: 학업 및 진로 등의 스트레스 해소를 담배를 통하여 한다.
- 또래 집단의 일원이 되기 위하여 피운다.
- 어른스러워 보이기 위함이다.

- 흡연하는 부모, 청소년을 미래 고객으로 하는 담배회사들의 마케팅 전략의 영향을 받아서이다.

(2) 청소년기의 흡연의 위험성

- 청소년기 흡연은 성인기에 흡연을 시작하였을 때보다 니코틴 중독을 심화시킨다.
- 흡연 청소년은 혈액 속에 일산화탄소의 농도가 성인에 비하여 높으며, 이는 뇌를 포함한 모든 장기에 산소부족을 초래하여 쉽게 피로하게 만들고 신체의 발육성장에 영향을 미친다.
- 어린 나이의 흡연은 뇌세포를 비롯한 모든 세포의 성장발육을 저해할 뿐만 아니라 유전자 손상을 심하게 일으키고, 면역력을 약하게 하여 질병에 걸릴 위험을 높이며 여러 가지 성인병을 조기에 발생시킨다.
- 흡연은 청소년의 불안한 심리와 비행과 관련이 있기 때문에 정신건강에 해로울 뿐만 아니라 사회적 문제를 야기할 수 있다.

2. 금연

1) 금연을 위한 범이론적 모형 적용(transtheoretical model, TTM)

변화단계 이론은 심리치료 이론과 행위변화 이론을 바탕으로 Prochaska(1979)와 Diclemente에 의해 개발된 이론으로(표 8-1), 개인의 행동이 변화할 때 예측 가능한 몇 단계의 연속으로 움직인다는 것이다. 변화단계 이론은 문제행위들이 역동적인 변화의 과정을 거쳐서 변화가 일어난다는 것을 발견함으로써 다양한 건강문제들을 갖고 있는 사람들의 변화과정을 매우 효과적으로 이해하고 기술하고, 또한 예측할 수 있는 모델이다. 금연을 교육

표 8-1 범이론적 모형에서 제시된 각 단계의 이론적 정의 및 조작적 정의

단계	이론적 정의	조작적 정의
인식전단계(precontemplation)	다음 6개월 안에 행동변화에 대해 생각하지 않음	금연을 하고 싶지 않다.
인식단계(contemplation)	다음 6개월 안에 행동변화에 대해 심각하게 생각함	6개월 안에 금연을 하고 싶다.
준비단계(preperation)	적극적으로 행동변화를 계획함	1개월 안에 금연을 계획하고 있다.
행동단계(action)	전반적으로 행동변화를 시도함	금연을 시작했다.
유지단계(maintenance)	행동변화를 유지하고 퇴보의 유혹을 조절하는 단계	금연을 1개월 이상 지속하고 있다.

※ 출처: 보건소 건강증진사업 안내서(2003).

하고자 하는 보건교육자는 대상자가 어느 단계에 있는가에 따라 금연을 위한 중재내용을 다르게 하여 다음 단계로의 이행을 원활히 하여 성공적인 금연에 이르게 하여야 한다.

2) 금연치료법

금연치료법은 크게 정신 · 사회적 치료와 약물치료로 나눌 수 있다.

(1) 정신 · 사회적 치료

① 자조집단(self-help group) 참여

니코틴의 해로운 점, 니코틴 중독의 특성, 금연의 이점 등에 대한 자료를 이용한 자조집단에 참여하여 활동한다.

② 의료인의 조언

의사 등의 의료인이 환자에게 금연이 필요하다고 권유하는 것만으로도 금연에 성공할 가능성이 훨씬 증가한다.

③ 니코틴 감량

계획표에 의거하여 3~4주에 걸쳐 니코틴 농도가 더 낮은 담배로 바꾼 후 서서히 피우는 담배 갯수를 줄여 나간다.

④ 혐오기법

끊고자 하는 행동을 질리도록 심하게 하여 그 행동에 대한 좋지 않은 정서를 갖게 하는 방법으로 급하게 담배를 피우게 하는 방법과 담배연기를 내뿜지 않고 오랫동안 참게 하는 방법이 있다.

⑤ 인지행동치료

흡연 자극을 조절하는 전략들로 흡연행위 실마리 소거법, 대처기술 훈련, 인지적 접근법 주장 훈련 등의 방법과 흡연을 일으키는 스스로의 마음에 대해 관찰하고 확인하는 자기모니터링, 흡연행위 유무에 따른 상벌체계로 구성된 우발사건계약방식 등 전략이 있다.

(2) 약물치료

① 니코틴 보조제 요법

피부를 통하여 담배의 해로운 성분이 없는 일정량의 니코틴을 흡수시켜 니코틴 혈중농도를 유지시킴으로써 금단증상의 출현을 막을 수 있다. 니코틴 패치, 니코틴 껌 등의 형태로 이용된다.

② 니코틴 작용 차단요법

특별한 약리효과를 나타내는 약물을 투여하여 흡연 시 좋은 느낌이 드는 것을 차단하는 방법이다.

③ 금단증상 희석요법

금연 시에 불안, 식욕증가, 긴장 등의 금단증상이 나타날 때 이를 줄여주는 약물을 사용하는 방법이다.

3. 금연 프로그램의 예

1) 청소년을 대상으로 한 금연 프로그램

흡연 청소년의 약 90%가 성인 흡연자로 남으며, 흡연을 시작할수록 자극적인 약물을 찾는 경향이 많아 술, 환각제 등에 노출될 가능성이 높다. 청소년은 담배의 유해성에 대해서는 대부분이 알고 있는 실정이지만, 인식하고 있더라도 바람직한 실제행동으로 이어지지 못하고 있다. 따라서 청소년 금연교육은 흡연에 대한 이해에 그치지 않고 태도의 변화를 요구하는 교육이어야 하며 일시적인 치료보다는 청소년 각자의 삶에 영향을 줄 수 있는 가르침이 효과적이다. 즉 청소년 금연 프로그램은 청소년들이 흡연에 대한 폐해를 바로 알고 금연의 동기를 갖고 지속적으로 금연을 하게 도와주는 것이다(표 8-2).

프로그램의 목적

- 청소년은 금연을 실천한다.
- 청소년은 완전 금연을 유지하고 앞으로 재발의 우려를 최소화한다.
- 청소년은 흡연으로 인한 질병 및 사망을 예방한다.

표 8-2 청소년 금연실천 프로그램

차시	제목	과정목표	내용
제1단계 프로그램 참여준비			
1	마음의 문 열기	참여자 간, 그리고 참여자와 진행자 간의 친밀감과 입체감 형성	• 프로그램 소개 • 참여자 소개 • 생활수칙 설정 및 서약 • 기초 설문조사
제2단계 흡연에 대한 인지 강화			
2	고민을 같이 나누기	흡연으로 인한 문제 공유를 통해 공통 목표 형성 금연의지 확인	• 각자의 흡연력 소개 • 흡연으로 인한 문제점과 고민 발표 • 금연서약 • 흡연일지 작성법 설명

표 8-2 청소년 금연실천 프로그램-계속

차시	제목	과정목표	내용
제3단계 금연동기 강화			
3 (선택)	담배의 정체 알기	담배의 성분과 인체에 대한 영향을 이해하고 이를 통해 금연동기 강화	• 담배 연기의 성분 • 흡연으로 인한 인체 영향 • 간접흡연에 의한 영향
4 (선택)	지금까지의 손해 회복하기	흡연의 사회적 규범 및 흡연으로 인한 손해 인식을 통한 금연동기 강화	• 자신의 장점과 특징 발견(자아존중감향상) 및 흡연에 의한 손상 인지 • 흡연으로 인한 손실과 이득 평가
5	위대하고 현명한 결심의 순간	금연일을 설정하고 금연준비 방법 습득	• 흡연일지를 통한 흡연상황 분석 • 금연이유 설정 • 금연일 설정
제4단계 금연준비			
6	어떤 상황에서도 대처할 수 있는 나	흡연거절술 및 흡연상황에 대한 대처방법 습득	• 금연시도 경험 공유 • 흡연상황에 대한 대처 연습 • 거절술 연습 • 흡연의 위험한 순간 넘기기
7	드디어 해방의 날	금연의 의미를 확인하고 금연유지를 위한 방법 습득 완전 금연 실시 시작	• 금연의 의미 확인 • 금연을 위해 할 일 • 담배 대체물 찾기 • 금단증상에 대한 이해 • 나를 도와줄 사람 찾기
제5단계 금연유지			
8	현명한 선택을 통해 위험한 순간 넘기기	현명한 스트레스 대처 방법 습득을 통한 재흡연 예방	• 몸의 변화 관찰하기 • 지난날의 경험 공유 및 반성 • 스트레스 분석 및 본질 이해 • 스트레스에 대한 현명한 대처
9	아직 조심해야 할 것들	금연 후 있을 수 있는 체중증가를 대한 대비	• 몸의 변화 관찰하기 • 지난날의 경험 공유 및 반성 • 운동 및 건강한 식습관 계획
10	몸과 마음이 깨끗해진 나	장기간 금연목표 설정 및 금연결심 재확인	• 담배로부터 해방된 몸의 확인 • 나 자신을 축하하기 위한 목표 설정 • 금연 결심 재확인 • 사후 설문조사

※ 출처: 한국건강증진개발원 국가금연지원센터(2014)

2) 성인을 대상으로 한 금연 프로그램

흡연율을 줄이기 위한 다양한 노력에도 불구하고 성인 흡연율은 선진국에 비하여 높은 수준이다. 금연교실은 성인 스스로 금연하는 마음을 갖도록 의지력을 향상시키기 위하여 금연교실프로그램을 실시한다(표 8-3).

금연 프로그램의 목적

- 증가하고 있는 폐암 및 심혈관질환의 주범인 담배를 끊고자 하는 사람들에게 담배의 해악을 일깨워 주고 금연의 필요성과 금연으로 인한 이익, 금연방법 등을 교육함으로써 주민건강증진에 기여하고자 한다.
- 궁극적인 목적은 흡연율을 낮추어 흡연으로 인한 질병 및 사망을 예방하고, 삶의 질을 향상시키는 데 있다.

표 8-3 금연클리닉 운영

기간	연중 월-금요일 09:00~18:00
장소	강남구 보건소 2층 금연클리닉
대상	구민, 강남구내 직장인 등
방법	방문 및 전화예약
금연클리닉 대상자 등록 후 6개월간 서비스 제공	
01 금연준비단계(초회방문)	
• 등록 및 금연준비 상담 • 기초설문조사, 일산화탄소, 니코틴의존도 평가 • 금연보조제지급(니코틴 패치, 껌, 캔디 등) • 필요시 금연 한방침	
02 금연실천단계(2~6주)	
• 3회~4회 방문 상담 • 금연 실천 교육 및 상담, 일산화탄소 측정 • 니코틴보조제 및 행동요법제 지원 • 필요시 금연 한방침 안내	
03 금연유지단계(6개월 관리)	
• 일월 1회 방문(선택사항) • 전화 및 금연 격려문자 발송 • 6개월 금연성공시 성공기념품 제공	

※ 출처: 서울 강남구 보건소(2022).

사업목적	흡연자를 대상으로 금연상담을 제공하여 금연실천율을 높이고 건강증진 도모
기간	연중, 월~금요일 (09:00~18:00)
방법	방문 및 전화
내용	• 6개월, 9차 금연상담서비스 및 CO측정 • 니코틴보조제(니코틴패치, 니코틴껌, 니코틴사탕) 지원 • 행동강화물품 지원 • 금연유지를 위한 주기적 SMS발송으로 금연독려 • 6개월 금연성공자 인센티브 제공 • 금연클리닉 상담서비스 흐름도

상담목표	회차	상담일정	상담 내용	상담주기
금연 성공	1차	등록, 시작 전	• 개인정보 수집동의 안내 • 금연클리닉 등록 및 평가 • 금연상담 결심일 지정(등록 후 2주 이내)	등록 ~ 1주 • 대면상담: 3회 이상 • 전화상담: 3회 이상
	2차	금연시작	• 문제해결 및 대처기술 개발 • 약플요법 사용법 설명	

표 8-3 금연클리닉 운영-계속

상담목표	회차	상담일정	상담 내용	상담주기
금연 성공	3차	금연 1주	• 금연유지 확인 • 금단증상 파악 및 대처방법 찾기	
	4차	금연 2주	• 금연유지 확인 • 만성질환 연계 금연상담	
	5차	금연 4주	• 4주 금연성공확인 • 금연성과 평가	
	6차	금연 6주	• 6주 금연성공확인 • 금연상담 만족도 조사 • 재흡연 예방상담	
재흡연 예방	7차	금연 8주	• 금연유지 확인 • 흡연유혹상황 대처전략 찾기	7주 ~ 12주 • 대면상담: 1회 이상 • 전화상담: 1회 이상
	8차	금연 12주 (3개월)	• 12주 금연성공확인 • 금연 후 변화 인지 • 체중 및 건강행위상담	
금연 유지	9차	금연 24주 (6개월)	• 24주 금연성공확인(소변검사를 통한 니코틴 잔류검사) • 금연성공기념품제공	13주 ~ 24주 • 대면상담: 1회 • 전화상담
추구 관리	추구 관리	금연 24주 이후 12개월까지	• 금연유지 확인	대면, 전화, SMS, 이메일 등

※ 출처: 충남 괴산군 보건소(2022).

3) 온라인 금연 프로그램

금연사업의 확대를 위하여 보건복지부가 2002년에 개설하여 현재까지 운영하고 있는 금연 포털사이트는 인터넷을 이용하여 금연정보 및 금연교실 서비스를 제공함으로써 흡연을 억제하고 금연을 유도하기 위하여 프로그램을 운영하고 있다(표 8-4).

인터넷 금연교육 프로그램의 내용

- 1 : 1 맞춤 금연지도 프로그램
- 보상을 기본으로 한 자기 모니터링 및 행동치료요법
- 인지행동요법 중심의 약물 의존에 대한 교육과 정신치료기법
- 성공에 대한 계약서 작성 및 담보 설정
- 흡연에 대한 실마리 소거법
- 금연의지에 대한 지지와 성공에 대한 암시

표 8-4 금연상담전화 운영

대상자
• 등록 후 금연상담 프로그램 제공: 금연을 위해 상담을 원하는 흡연자(중점사업대상: 타 금연지원서비스 접근성이 낮은 직장인, 청소년 및 여성 흡연자) • 금연정보 및 단순 상담 제공: 금연 및 흡연예방관련 정보를 알고자 하는 일반인(비흡연자 포함)
서비스 이용방법
• 지역번호 없이 1544-9030으로 전화하여 전문상담사의 안내에 따라 서비스 이용 • 금연길라잡이 웹사이트(http://www.nosmokeguide.or.kr 화면 오른쪽 Quick menu의 '금연상담전화 예약')에서 상담예약 신청하면 전문상담사가 연락 • 팩스(031-920-2999), 이메일(quitline@ncc.re.kr)로 상담예약 신청하면 전문상담사가 연락
서비스 내용
• 금연상담 프로그램에 등록하거나 금연을 위해 요청하는 경우 금연지침서 제공(우편발송) • 흡연자 대상 금연상담 프로그램 제공 – 금연상담 프로그램 등록 후 30일간 금연 의지 강화 및 금연 결심, 금연 시작, 흡연욕구 조절, 금단증상 극복 등을 내용으로 금연 집중 프로그램 제공(30일간 총 7회 상담 제공) – 30일 금연 성공자를 대상으로 이후 11개월 동안 금연 유지, 금연의 중요성 재인식, 금연 유지를 위한 생활관리, 금연을 통한 자기 보상, 금연 후 심리적 신체적 변화 확인 등을 내용으로 금연 유지 프로그램 제공(11개월간 총 14회 상담 제공) – 성인 여성 흡연자의 경우 흡연의 원인과 금연의 장애가 되는 요인에 대한 상담 중점 진행 – 청소년 흡연자의 경우 금연 시작 이전 4주간의 금연 동기화 상담을 흡연자 개인별로 지정한 금연서포터즈 상담과 병행 진행 – 이메일, SMS 등을 통한 응원 메시지 및 정보전달을 통해 전화상담 보완 및 시너지 창출 • 금연 유지 독려 및 재흡연 방지 프로그램 제공 – 1년 이상의 금연 유지자를 대상으로 금연 유지 확인 및 재흡연 방지 상담 제공, 금연 지지자 역할 수행을 위한 동기 부여 상담 등 제공 – 1년간의 금연 유지 후 추가 1년간 매 3개월마다 1회 상담 제공(1년간 총 4회 상담 제공) – 금연길라잡이(온라인금연지원서비스) 홈페이지의 시각적인 콘텐츠 이용 및 금연 성공자들과의 소통 등 금연상담 전화의 교차 상담을 통한 금연 유지 독려

제 2 절 절주 프로그램

음주는 대부분의 국가에서 중요한 공중보건학적 · 사회적 문제 중 하나이다. 우리나라는 전통적으로 술에 대하여 허용적이고 관대할 뿐만 아니라 술이 사회적 관계를 연결해 주는 매개 역할을 하고 있어 술 소비가 높은 국가 중의 하나이다. 질병관리청 국민건강영양조사의 2020년 지난 1년간 한 달에 한 잔 이상 술을 마신 사람의 비율이 남성 51.9%, 여성 24.7%로 나타나 2018년의 남성 50.8%, 여성 26.9%보다 남성이 1.1%로 증가하였으며 전년도에 비해시는 남성 0.8%, 여성 0.1% 증가하여 소폭으로 증가하는 추세를 보이고 있다. 이러한 음주는 알코올 중독자의 증가로 이어진다고 볼 수 있다. 최근의 보고에 의하면 강력범의 20% 이상이 취중 범죄이며 청소년 폭력의 대부분이 음주와 관련되어 있고,

음주로 인한 교통사고와 가정불화 등이 증가하고 있는 실정이라고 한다. 급격히 변화하는 산업사회가 이루어짐에 따라 술의 소비량 증가와 더불어 독주의 선호, 노동인구 증감에 따라 음주인구 증가, 청소년 음주, 여성 음주가 늘어나고 있어 건강문제와 사회적인 문제를 야기하고 있다. 음주의 문제는 예방 가능한 보건문제로서 절주를 위한 적극적인 중재가 요구된다.

1. 인체에서의 알코올 대사

술은 소화과정을 거치지 않고 위장관에서 흡수되어 혈장을 통해 세포나 신체조직 속으로 간다. 흡수된 알코올의 20%는 위벽을 통해 즉시 혈관으로 흡수되고 나머지 80%는 뇌와 간을 포함한 신체 각 조직으로 분포된다. 알코올은 간에서 대사되어 알코올이 알코올탈수소효소에 의해 아세트알데히드(아세트산)로 산화되고, 이것이 분해되어 에너지, 이산화탄소, 물이 된다. 대사되지 않은 알코올은 혈중에 남아 있다가 호흡, 피부, 소변으로 배출된다. 술은 배설속도보다 흡수속도가 빠르기 때문에 마실수록 몸에 계속 축적되므로 과음을 한 경우에 체내에 심각한 농축현상이 생기게 된다. 정신적인 면에서 알코올 섭취는 인간의 이성과 지성적인 면은 억압하고 본능적이고 감정적인 면을 강화하여 충동적이고 쾌락적인 성향을 띠게 만든다.

2. 술이 인체에 미치는 영향

1) 신체에 미치는 영향

(1) 위장계

알코올은 위에서는 위산의 분비를 자극 · 교란시키고 손상을 주어 위궤양, 위염을 일으킬 뿐 아니라 기존의 위염이나 궤양을 악화시키고 식도나 위장출혈을 일으킨다. 장에서는 위장으로부터 운반된 지방성분이 분해되지 않아 설사를 유발하기도 하며, 장 점막이 손상되면 음식물의 흡수에 장애를 일으키므로 흔히 영양장애가 올 수 있다.

(2) 췌 장

만성적으로 술을 마시면 술이 췌장을 자극하여 췌장염을 일으킬 수 있으며 췌장의 기능장애로 인슐린의 분비기능이 감퇴하여 당뇨병이 합병되기도 한다.

(3) 간

간은 알코올을 분해 · 해독하는 기능을 가지고 있다. 다량의 음주를 하면 알코올을 분해하는 과정과 알코올의 대사산물인 아세트알데히드에 의해서 간은 손상을 받게 된다. 매일 소주 반 병 이상을 10~20년간 마실 경우 간경화, 지방간과 알코올성 간염의 원인이 된다.

(4) 뇌 및 신경계

알코올은 중추신경억제제로 주로 망상활성체계와 대뇌피질에 직접 작용한다. 알코올이 대뇌피질에 작용하면 중추신경계를 억제하여 뇌의 이성적 사고기능을 조절하지 못하고 인간의 본능을 노출시켜 반사회적, 반윤리적, 반도덕적 행동 등을 하게 된다. 신경계에도 작용하여 알코올성 말초신경계질환, 알코올성 다발성 신경염, 알코올성 치매를 일으킨다.

(5) 악성종양

알코올 자체가 발암물질로 작용하거나 발암의 보조물질 또는 촉진물질로서 작용하여 종양을 유발하는 것으로 알려져 있다. 특히 간, 식도, 인두, 구강, 직장 등에서 암을 유발한다.

(6) 심 장

알코올과 알코올의 대사산물인 아세트알데히드가 직접 심근에 손상을 주어서 알코올성 심근염, 심근경색이 발생한다. 알코올은 심장의 전도계에도 영향을 미쳐 심장박동을 불규칙하게 하며 관상동맥질환의 발생률을 높인다.

(7) 면역기능

술은 조혈작용을 방해하여 적혈구와 백혈구 생성을 감소시킨다. 이로 인하여 면역기능이 저하되어 세균, 진균, 바이러스 등의 미생물에 의한 감염성 질환의 발생률이 높아진다.

(8) 뼈

알코올은 뼈를 만드는 세포에 직접적으로 해를 주어 뼈의 생성을 억제한다. 특히 골반뼈와 대퇴골두가 영향을 많이 받는다.

(9) 성기능

알코올이 남자에게는 남성호르몬 생성을 방해하며, 여성에게는 생리가 없어지고 난소의 크기가 감소하도록 한다.

(10) 임 신

임신 중에 음주를 하게 되면 알코올이 태반을 통과하여 태아에게 영향을 미쳐 태아 알코올증후군(FAS)을 가진 아이, 미숙아, 지진아가 되게 하는 원인이 된다. 이는 알코올에 의한 태반의 혈관수축으로 영양분공급 감소, 산소공급 저하, 정상발육에 필요한 비타민 A와 엽산의 저하 등에 의한 과산화반응이 나타나기 때문이다.

2) 정신과적 문제

(1) 급성 알코올 중독

알코올을 섭취하는 도중 혹은 섭취 후에 임상적으로 심각한 부적응적인 행동변화 및 생리적인 변화가 발생한다. 즉 불분명한 말투, 부적절한 성적 · 공격적 행동, 정서 불안정, 집중력 손상 등이 나타난다.

(2) 알코올 병적 중독

대부분의 사람들이 중독증상을 일으키지 않는 소량의 음주만을 하고도 심한 행동장애와 기억상실을 나타낸다. 일시적 망상, 지남력 상실, 혼란 등의 증상이 수 시간 지속되다가 긴 수면 후 정상으로 회복된다.

(3) 수면장애

술을 마시면 쉽게 잠들 수 있으나, 수면구조에는 악영향을 끼친다. REM 수면과 4기 수면이 감소하며 자주 잠에서 깨는 현상이 나타난다.

(4) 알코올성 정신증

알코올 의존이 있는 사람이 폭음을 중단하거나 감량한 후 보통 48시간 이내에 의식은 명료한 상태에서 환청을 갖게 되는 것으로 그 내용은 기분이 좋지 않거나 괴롭히는 것이 대부분이다.

3. 청소년 음주

청소년 건강행태 온라인 조사(통계청, 2017)에 따르면, 2016년 전체 청소년 음주율은 15%로 나타났으며 성별에 따른 음주율은 남학생 17.2%, 여학생 12.5%로 전년도에 비해 감소양상을 보였다. 그러나 중학교 남학생의 음주율이 7.5%, 여학생이 5.5%를 보여 음주의 저연령화가 매우 우려되는 상태이다. 청소년은 신체적 · 정서적으로 미숙하고 의사 결정능력이나 판단능력도 미숙하여 같은 양의 술을 마시더라도 성인보다 심각한 영향을 받을 수 있으며, 행동의 결과에 대한 책임을 질 수 없어 많은 문제를 가져올 수 있다. 청소년 음주는 여러 가지 범죄 발생에서부터 학업부진과 비행 등의 사회적 결과로 이어질 가능성이 크며 이것이 개인의 장래에 큰 손실을 끼칠 수 있다.

1) 청소년 음주 이유

청소년들이 술을 마시는 이유는 첫째, 또래와 어울리기 위하여, 둘째, 어른스럽게 보이려고, 셋째, 긴장을 해소하고 기분을 풀기 위하여, 넷째, 청소년기의 반항과 위험한 일의 시도 욕구 때문에, 다섯째, 호기심을 만족시키기 위하여, 여섯째, 축하하기 위하여, 일곱째, 문제를 잊기 위하여, 여덟째, 술을 마시면 기분이 좋아지니까 등으로 나타났다.

2) 음주가 청소년에게 미치는 영향

(1) 신체에 미치는 영향

청소년들은 성장 · 발달 선상에 있기 때문에 성인보다 적은 양의 알코올도 심장과 간장애, 뇌의 위축 및 기억력 감퇴, 남성의 성기능 저하와 여성의 불임의 원인이 될 수 있다.

(2) 정신에 미치는 영향

음주 빈도가 높은 청소년들은 흔히 반사회적 행동, 수업결손, 낮은 자존심, 소외 의식들을 가지고 있으며, 예민해지고 자기조절력이 약하여 분노 표출, 공격적으로 된다.

(3) 사회에 미치는 영향

청소년들의 경우 음주 양태가 상황적이고 감정적인 경우가 많기 때문에 위협, 폭행 등의 사회적 비행을 이어가는 경우가 많다. 청소년 강력 범죄의 80% 이상이 범행 당시 음주상태였고, 자살기도의 약 1/3이 알코올과 관련되어 있는 것으로 알려져 있다.

4. 알코올 중독

알코올 중독은 전 세계적으로 가장 중요한 보건문제 중의 하나이다. 사람들은 일상생활에서 음주할 기회를 자주 접하게 되나 술이 마약과 닮은 점이 있다는 사실에 대하여서는 잘 인지하지 못하고 있다. 술에 중독된 사람은 습관적으로 마시지 않으면 금단증상이 나타나고, 다시 술을 마시지 않으면 견딜 수 없는 상태에 이른다. 알코올 중독은 개인의 정서적 · 심리적인 피해(분노, 불안, 우울, 충동성, 퇴행 등), 알코올성 정신병 유발(우울증, 피해망상, 부정망상, 치매), 경제적인 피해, 가족의 피해, 사회적인 피해 등 매우 심각한 결과를 낳는다. 알코올 중독은 일종의 진행성인 질병이기 때문에 가능하면 빨리 진행을 중단시켜야 하며 이를 위하여 조기치료를 해야 하고 치료가 빠를수록 중독에서 헤어나기 쉽다.

1) 알코올 중독의 정의

WHO는 문화적 기준을 강조하는 측면에서 알코올 중독이란 "전통적인 습관음주의 범위를 넘어 음주하는 경우를 말하며, 그에 부수된 병적인자가 얼마만큼 유전 체질 또는 신체병리적 · 대사적 영향을 받고 있는가에 관계없이 그것은 알코올 중독이다."라고 정의하였다. 미국의학협회에서는 알코올 중독에 대한 정의를 "음주에 편향된 특징을 가진 질환으로서 음주가 시작되면 대부분 중독상태가 되어야 끝나며 만성적 · 진행적으로 재발되는 특징을 가지며, 또한 지속적이고 과다한 음주 때문에 전형적인 신체장애, 정동장애, 직업장애, 사회적 부작용 등이 수반되는 특징을 가진다"라고 하였다.

2) 알코올 중독의 원인

(1) 생물학적 원인

알코올 중독은 가족력이 있어 가족 내에 알코올 중독자가 있었던 중독자는 조기 발병하며, 중독환자의 자녀가 일반인보다 4배 이상 중독이 될 가능성이 높다. 쌍생아 연구에서도 일치율이 일란성 쌍생아인 경우 54%, 이란성 쌍생아인 경우 28%를 나타낸다고 보고되었다.

(2) 심리 · 사회적 원인

① 정신분석학적 원인

성장과정 중 구강기에 고착되어 의존적이 되고 먹고 마시는 행위에 집착하게 되어서이고, 다른 하나는 자기파괴적 욕구 때문이다. 부모에 대한 적개심, 부모의 죽음에 대한 두려움이 갈등을 초래하여 자기파괴로 발전되며 이를 피하기 위하여 술을 마신다. 자아발달 이상으로 인해 자신의 행동조절에 어려움을 갖고 있으며 자신의 감정 특히 분노나 화를 조절하는 힘이 약하다.

② 성격적 원인

대인관계에서 갈등이 있을 경우 자신의 주장을 쉽게 펴지 못하거나 반박하지 못하는 성격, 너무 양심적인 사람이거나 양심이 없는 사람, 부끄러움이 많은 사람이 알코올 중독이 될 가능성이 높다.

③ 사회 · 문화적 요인

문화와 사회조직이 음주에 대해 허용적이거나 그 문화권 사람들의 내적 긴장과 적응에의 요구를 나타내는 정도와 음주 이외에 만족을 줄 수 있는 다른 적당한 방법을 그 문화가 제시할 수 있는 능력이 없는 경우 및 사회적 불안이 높은 지역에 많다.

3) 알코올 중독환자의 가족 특성

알코올 중독은 가족의 위기이다. 가족은 알코올 중독에 의해 야기된 혼란스럽고 붕괴된 환경에서 생활한다. 술을 몰래 마시려는 충동은 알코올 중독환자의 성격변화를 일으키고 왜곡된 행동을 하게 되어 온 가족을 괴롭히며, 중독자와 지속적인 가족관계를 유지하며 생활하는 가족들의 삶은 조절이 불가능해지고 문제처리를 건강하게 하지 못하게 되는 병적인 상태가 된다.

(1) 알코올 중독환자의 가족규칙

① 알코올 중독환자는 알코올을 계속 마시려는 강박관념에 사로잡혀 있고, 가족은 이를 중단시키려고 하는 것이 일상생활의 중요한 일이다.

② 알코올 중독환자와 가족들은 알코올 중독환자의 중독 사실을 부인한다.

③ 알코올 중독환자는 자신의 죄의식을 투사하고 술 마시는 원인을 다른 사람이나 어떤 일로 핑계를 돌린다.

④ 알코올 중독환자는 변화로부터 자신을 방어하기 위해 가족체계를 엄격하게 유지하고 그 상태는 어떤 희생을 치르더라도 지키려고 한다.

⑤ 알코올 중독환자가 술로 인해 저지른 문제들을 가족 중의 누군가가 반드시 뒷수습을 해 주는 과보호적인 행동을 보임으로써 알코올 중독 행동을 되풀이하게 만든다.

⑥ 가족들이 상호 간 또는 외부 사람들과 가정에서 일어나는 일들에 대해 논의하지 않는다.

⑦ 알코올 중독환자는 모든 가족들에게 자신의 감정을 숨기도록 요구하며 결과적으로 가족 구성원들과의 의사소통이 심각하게 손상받아 가족기능의 심각한 장애를 갖게 된다.

4) 알코올 중독의 치료적 접근

(1) 개인 정신치료

개인 정신치료는 집단을 두려워하는 사람이나 집단 내에서 자기의 비밀노출을 원하지 않거나 집단치료, 가족치료, 단주모임 등을 원하지 않는 사람들에게 적합하다.

(2) 집단 정신치료

집단을 통해 알코올 중독의 심각성이 자신에게만 국한된 사실이 아니라는 것을 체험할 수 있는 기회이며 다른 사람들과 인간관계를 형성할 수 있게 된다. 집단치료는 보통 3가지 형태로 나눌 수 있다.

① 집단교육

알코올의 심각성을 강의, 시청각 교육을 통해 습득할 수 있으며, 중독을 부정하는 고질적인 태도를 바꾸어 주는 효과를 기대할 수 있다.

② 문제해결을 위한 집단치료

일상생활에서 나타날 수 있는 여러 가지 심각한 문제를 효과적으로 해결할 수 있는 방법을 체득하여 사회적 활동능력을 향상시키고 가족과의 유대를 개선시킬 수 있다.

③ 자기성찰을 위한 집단치료

술로 인한 잘못된 행동과 생각을 깨닫게 만들고 올바른 감정표현 방법과 행동방식을 알게 된다.

(3) 단주친목(익명의 알코올 중독자들의 모임, Alcoholics Anonymous; 이후 AA)

알코올 중독자들이 스스로 알코올 문제를 해결하기 위한 자조모임으로 참여자가 알코올 중독이라는 공동문제를 해결하고 다른 알코올 중독자의 회복을 돕기 위하여 서로 간에 경험, 힘과 희망을 나누는 집단이다. 중독자들은 자신들이 회복과정을 다른 중독자들에 알려주고 다른 중독자들을 지지해 줌으로써 결국 자신들이 술을 먹지 않는 각성된 상태를 유지하는 데 도움이 된다는 것이다. 가족 친목(ALANON)과 자녀 친목(ALATEEN)이 있다.

(4) 가족치료

알코올 중독 치료에 가족의 개입은 필수적이다. 알코올 중독이 가정의 갈등으로 인한 병은 아니지만 가정 내의 갈등요인이 병의 회복과 재발에 많은 영향을 주기 때문에 절주를 위한 프로그램에는 가족치료를 중요한 치료기법으로 채택하고 있다.

5. 절주 프로그램의 예

1) 청소년 절주 프로그램

최근 청소년의 음주는 양이나 빈도에 있어 점차 증가 추세에 있다. 청소년기에 알코올을 오 · 남용한 경우 성인이 되어서 알코올 중독자 또는 약물 남용자가 될 위험이 높다. 청소년들이 술에 대한 호기심도 있고 음주 경험도 있지만 주기적인 음주로까지 발전되기 전 단계에서 알코올 예방교육을 실시함으로써 술에 대한 올바른 인식을 돕고, 능동적 결정 및 대처능력을 증진시켜 그 피해를 감소하도록 하여야 한다. 최근에 청소년 음주예방 교육을 위해 학교 등 청소년 생활터에서 음주 전문강사가 체험식 집단교육을 실시하고 있다. 술에 대한 바른 이해, 음주 폐해 인식 및 건강한 미래설계 등이다.

(1) 프로그램 목적

- 프로그램을 통해 청소년들의 뚜렷한 자아정체감을 확립한다.
- 학생 간의 자유로운 토론과 상호작용을 통해 체험적인 학습을 하여 절주로 삶의 질을 향상시킨다.

표 8-5 청소년 음주폐해예방교육프로그램

<table>
<tr><th>대상</th><td colspan="4">청소년</td></tr>
<tr><th>목표</th><td colspan="4">• 청소년의 성장에 음주가 미치는 영향과 폐해를 이해한다.
• 음주로 얻을 수 있는 부정적 결과를 인식한다.
• 음주를 조장하는 환경을 이해한다.
• 음주를 권유하는 상황에서 거절할 수 있는 기술을 습득한다.
• 법적 허용 나이까지 음주하지 않겠다는 의향을 갖는다.</td></tr>
<tr><th rowspan="6">프로그램</th><th>수업단계</th><th colspan="2">교육내용</th><th>활용자료</th></tr>
<tr><td>도입</td><td>청소년 음주폐해 예방 교육의 필요성</td><td>• 아이스 브레이크
• 교육 대상자가 궁금해 하는 음주 관련 질문 유도, 음주 예방 교육 필요성 제기</td><td>O, X 퀴즈</td></tr>
<tr><td rowspan="3">전개</td><td>정보 제공</td><td>• 술의 정의 및 생리기전
– 술의 정의
– 인체 내 술의 대사과정
• 음주가 청소년 성장에 미치는 영향
– 청소년기 신체적 발육 · 발달
– 청소년기 정서적 발달
• 청소년에서 발생할 수 있는 음주로 인한 결과
– 의도하지 않은 일탈 행동 관여
– 청소년 음주로 인한 사건 · 사고
– 법적 문제 발생(주류불법구매, 신분증 위조 등)</td><td>청소년 음주예방 교육PPT</td></tr>
<tr><td>의사결정균형</td><td>• 청소년 음주/금주 동기 생각해보기
– 신체, 정신, 가정, 사회, 학업 등
• 청소년 음주 경험 비율 예측하기
• 음주에 대한 긍정적, 부정적 결과 기대
– 술을 마셨을 때와 마시지 않았을 때 얻을 수 있는 혜택 비교</td><td>현황통계</td></tr>
<tr><td>음주 조장 환경 및 대처기술</td><td>• 음주를 하게 되는 상황
– 또래, 부모님 등 개인 간 영향
– 주류광고 및 미디어 등 지역사회 영향
• 대처기술
– 자신의 의사를 정확히 표현하는 방법 제시 및 연습</td><td>청소년 음주예방 교육 PPT</td></tr>
<tr><td>마무리</td><td>내용 정리</td><td>• 배운 내용 정리 및 소감 나누기</td><td></td></tr>
</table>

자료1: 김광기 등(2004) 자료2: 김용석 등(2001) 자료3: 남궁기 등(2001)
자료4: 대한보건협회 자료5: 최순희 등(2008) 자료6: 한국건강증진개발원(2016) 자료7: 김광기 등(2016)

2) 대학생(젊은 성인) 절주 프로그램

30대의 성인이 전체 연령 중 가장 높은 월간폭음률(46.3%)을 보이고 있다. 여성의 경우 월간음주율(60.0%)과 월간폭음률(40.4%)이 20대에서 가장 높게 나타나고 있으며, 대학생은 음주율이 높을 뿐만 아니라 매년 반복적인 음주관련 사건 · 사고가 발생하여 사회적 우려가 발생하고 있다.

매년 신학기 오리엔테이션, MT, 개강모임 등에서 과음, 성희롱, 성폭행, 폭력 등 각종 사고 등이 발생하고, 대학 축제기간에는 교내에서 불법 주점운영, 미성년자에게 주류 판매를 하는 등의 문제가 발생하기도 한다. 20대의 젊은 성인은 미성년과 성년의 과도기이며 신체적으로 매우 건강하여 음주와 흡연 등 유해한 생활습관에 쉽게 노출되고 위험성을 인식하기 어렵기 때문에 대학생의 음주문제는 학교의 협조를 통해 캠퍼스 내 환경을 개선하는 것 또한 매우 중요하다.

표 8-6 대학생(젊은 성인) 음주폐해예방교육프로그램

<table>
<tr><th>대상</th><td colspan="4">대학생(젊은 성인)</td></tr>
<tr><th>목표</th><td colspan="4">• 현재 음주습관의 위험도를 인식한다.
• 음주행태에 대한 규범을 개선한다.
• 음주로 얻을 수 있는 부정적 결과를 인식한다.
• 음주에 대한 올바른 정보를 습득하고, 음주가 미치는 영향과 폐해를 이해한다.
• 절주 또는 금주 실천을 위한 동기를 강화한다.</td></tr>
<tr><th rowspan="6">프로그램(안)</th><th>수업단계</th><th colspan="2">교육내용</th><th>활용자료</th></tr>
<tr><td>도입</td><td>대학생 음주폐해 예방 교육의 필요성</td><td>• 아이스 브레이크
• 인생 목표 실현준비를 위한 대학생활 영위 시, 음주는 어떻게 해야 하는지에 대한 정보</td><td></td></tr>
<tr><td rowspan="4">전개</td><td>음주문제 진단 및 규범 제시</td><td>• 개인별 음주 위험도 검사
– 음주 위험도 수준, 분류
– 결과에 따른 음주행동 지침 제시
• 대학생 음주 경험 비율 예측 및 음주 실태</td><td>음주위험도 검사도구
대학생 음주 PPT</td></tr>
<tr><td>의사결정균형</td><td>• 대학생 음주/금주 동기 생각해보기
– 신체, 정신, 가정, 사회, 학업 등
• 음주에 대한 긍정적, 부정적 결과 기대
– 술을 마셨을 때와 마시지 않았을 때 얻을 수 있는 혜택 비교</td><td></td></tr>
<tr><td>정보 제공</td><td>• 술의 정의 및 생리기전
– 술의 정의
– 인체 내 술의 대사과정
– 혈중 알코올 농도에 따른 신체적 · 심리적 변화
• 폭음/고위험음주 기준 제시 및 음주폐해 정보
– 우리나라 폭음 및 고위험음주 기준 제시
– 지나친 음주로 인한 신체적 · 정신적 · 사회적 폐해</td><td>음주폐해예방 표준교육PPT, 대학생 음주 PPT, 현황통계</td></tr>
</table>

표 8-6 대학생(젊은 성인) 음주폐해예방교육프로그램-계속

프로그램(안)	전개	음주상황에서의 행동기술 및 절주실천노력	• 음주상황에서의 행동기술 – 상황별 음주거절의 올바르지 못한/올바른 예시 – 자기주장을 통한 음주거절 방법 제시 및 연습 – 스트레스 및 감정관리 기술 • 절주 실천노력 공포 – 절주서약서 작성 등 실천의지 확고화	생활 속 절주 실천수칙, 음주폐해예방 교육용 영상
	마무리	내용 정리	• 배운 내용 정리 및 소감 나누기	

자료1: 김광기 등(2011) 자료2: 김명 등(2011) 자료3: 대한보건협회(2001) 자료4: 박경 등(2015)
자료5: 심성욱 등(2009) 자료6: 이혜일 등(2009) 자료7: 이상엽 등(2013)

3) 성인(직장인) 절주 프로그램

우리나라 성인남자의 70.2%, 여자의 47.8%는 월간 음주자이며, 이는 대부분의 남자성인과 약 절반의 여자성인이 매월 음주를 하는 것을 의미한다. 성인의 음주와 관련한 지표(월간음주율, 고위험음주율, 월간폭음률)는 20~50대까지 높은 수치를 보이다 70세 이상이 되면 감소한다. 성인기에는 잦은 회식, 접대문화 등으로 지속적인 음주환경에 처해있으며, 특히 폭탄주, 과음 등에 노출되고 있다.

성인의 음주관련 지표는 성별에 따라 특성이 있으며, 여자성인의 경우 음주관련 지표 모두 20대에 가장 높고 30대 이후 감소하고, 남자성인의 경우 음주관련 지표 20대에 다소 낮으며, 30대에서 60대까지 높은 수준을 유지하고 있다.

성인의 지속적인 과음은 개인과 가족의 건강, 업무생산성 및 효율성 감소 등 개인과 가정, 사회 전반과 관련되어 있으므로 성인을 대상으로 하는 음주예방프로그램이 필요하다.

표 8-7 성인(직장인) 음주폐해예방교육프로그램

대상	성인(직장인)			
목표	• 현재 음주습관의 위험도를 인식한다. • 음주에 대한 올바른 정보를 습득하고, 음주가 미치는 영향과 폐해를 이해한다. • 음주행태에 대한 규범을 개선한다. • 음주로 얻을 수 있는 부정적 결과를 인식한다. • 절주 또는 금주 실천을 위한 동기를 강화한다.			
프로그램(안)	수업단계	교육내용		활용자료
	도입	직장인 음주폐해 예방 교육의 필요성	• 아이스 브레이크 • 음주가 업무 생산성 및 효율성에 미치는 영향에 대한 정보	
	전개	음주문제 진단 및 규범 제시	• 개인별 음주 위험도 검사 – 음주 위험도 수준 분류 – 결과에 따른 음주행동 지침 제시 직장인(성인)음주 실태 및 특성 • 직장인(성인)폭음, 고위험음주, 회식문화 등	음주위험도 검사도구, 현황 통계

표 8-7 성인(직장인) 음주폐해예방교육프로그램

프로그램(안)	전개	의사결정균형	• 음주에 대한 긍정적, 부정적 결과기대 – 직장관련 과음, 폭음 동기 – 술을 마셨을 때와 마시지 않았을 때 얻을 수 있는 혜택 비교	
		정보 제공	• 술의 정의 및 생리기전, 음주폐해 정보 – 술의 정의 – 인체 내 술의 대사과정 – 혈중 알코올 농도에 따른 신체적 · 심리적 변화 – 지나친 음주로 인한 신체적 · 정신적 · 사회적 폐해 • 직장 내 음주문제 해결 필요성 – 음주로 인한 업무 효율성 및 생산성 감소, 사건 · 사고 발생 등 사례	음주폐해예방 표준교육PPT, 음주와 건강 PPT
		절주실천노력	• 개인수준에서의 절주실천 방안 – 표준잔 및 적정 음주량, 폭음, 고위험 음주 기준 – 절주서약서 작성, 대안활동 등 실천의지 확고화 • 조직수준에서의 절주실천 방안 – 절주 정책 시행 건의(안) 제시 – 회식문화 개선(대안회식) 사례 제시	「저위험음주 가이드라인」 생활 속 절주 실천수칙, 음주폐해예방 교육용 영상
	마무리	내용 정리	• 배운 내용 정리 및 소감 나누기	

자료1: 대한보건협회 자료2: 제갈정 등(2012)

4) 알코올 중독자 치료 프로그램

알코올 중독은 신체적 · 정신적 치료를 통하여 회복이 가능하다. 또한 가족병이기 때문에 환자의 절주만으로 해결되지는 않는다. 환자의 절주를 도와야 하는 가족들의 알코올 중독에 대한 이해와 그동안 환자의 음주로 인해 유발된 가족의 병도 함께 해결하는 것이 필요하다. 따라서 알코올 중독자 절주 프로그램에는 가족치료도 함께 병행하여야 한다. 알코올중독자 치료 프로그램은 입원, 해독과정(1~2주), 집중치료과정(2~6주) 및 재활과정(9~10주)으로 진행된다.

(1) 치료 프로그램의 목적

- 대상자가 질병에 대한 인식을 갖도록 하고 자신의 문제를 받아들이고, 건강하고 보람 있는 삶을 다시 찾을 수 있도록 한다.
- 개인 상담과 교육, 집단치료를 통하여 대상자와 그들의 가족들을 도와주는 것이다.

■ 목적

- 알코올 중독과 관련된 환자분들의 생각과 몸에 밴 반응 행동을 수정하는
- 치료 프로그램(재발방지와 관련된 프로그램을 기존의 알코올 인지행동치료 프로그램을 강화)

■ 개요

- 내용 : 재발방지 프로그램
- 대상 : 입원 환우 자유 참석자
- 세부내용 일정 : 아래 참조

■ 기대효과

- 절제 동기 유발 : 알코올 남용을 끊고자 하는 환자의 동기를 증진시키는데 사용되는 중요한 방법은 계속적인 알코올 사용을 함으로써 얻거나 잃게 되는 것을 명확하게 하는 결정적인 분석을 하게 하는 것이다.
- 대응기술 습득 : 환자가 물질을 사용하거나 다른 것들을 할 수 있을 것 같은 고 위험도의 상황을 인식하게 함으로써 그것들을 더 효과적으로 대응하도록 한다.
- 부정적 감정 관리 : 기술 훈련은 또한 알코올을 하고 싶은 충동을 인식하고 대응하는 기술에 초점을 둔다. 이것은 우울증이나 분노 같은 강한 다른 감정을 인내하는 것을 배우도록 한다.
- 대인관계 역할 증진, 사회적 지지 증가 : 환자가 사회적 지지망을 확장시키고, 알코올 없이 인내하는 관계를 세우는데 중요한 많은 대인관계 기술과 전략을 훈련시키는 것을 포함한다.

■ 프로그램 세부 일정

회차	세부내용
1회기	나는 얼마나 준비되어 있는가? 단주 생활을 유지하기 위해 반드시 점검해야 할 사항들을 미리 점검해보면서 치료 프로그램을 통해 무엇을 얻어 가야 할지 계획을 세워보는 시간
2회기	주로 술을 마시는 상황분석하기 환자분들이 주로 음주하는 상황을 분석하여 다시 음주를 하게 될지도 모르는 고위험 상황을 분석해보는 시간, IDS 42등 객관적인 검사 도구를 활용하고 본인만의 특수한 상황들도 미리 정리해보는 시간으로 앞으로 진행될 프로그램의 기초 작업에 해당하는 내용.
3회기	나의 술에 대한 생각 들여다보기 음주의 효과에 대해 가지고 있는 기대치들을 점검하고 음주를 부추기는 생각(허용, 신념 등)들을 점검하도록 돕는 시간
4회기	술에 대한 환상에 진실게임 OX퀴즈 형식으로 술에 대해 잘못 알고 있는 내용들을 탐색하면서 지난주에 작업한 술의 효과에 대한 왜곡된 기대치들이 현실에서 어떤 문제를 만들어 내고 있는 지 탐색하도록 하고 이 부분을 수정하는 경험담들을 공유
5회기	응급조치1회기 행동수령 프로그램의 두 가지 줄기인 술 충동이 밀려오지 않도록 생활을 잘 관리하는 방법과 술 충동이 밀려왔을 때 고비를 잘 넘기는 방법 연습 중 술 충동과 싸워 이기는 응급조치 방법들을 연습해보고 시간 · 탄산수 활용법, 포만감 활용법, 전화 요법, 자극 분산 방법 이미지 트레이닝 등
6회기	응급조치2회기 갈망감(술 충동)을 이겨내는 대처법 중 전화 요법 실습 응급 카드 활용방법 실습, 결정 보류 기법 등
7회기	음주 거절 기술 술자리에서 술 권하는 사람을 배려하며 자연스럽게 술잔을 거절하는 여러 가지 기법들을 연습

회차	세부내용
8회기	재발 과정에 대한 이해 재발 과정을 설명하고 재발 전에 나타나는 여러 가지 재발을 경고하는 징후들을 점검하는 것이 왜 필요한지 설명하고 재발 경고 징후들의 기초개념 설명 · 징후37가지목록과 음주 충동일지 활용법 소개
9회기	재발 방지 방법 연습 경고징후 찾기 실습자신만의 재발경고징후 찾기와 재발경조징후 목록표 활용실습 음주충동일지 활용실습
10회기	퇴원 후 생길 수 있는 여러 가지 문제점을 점검 퇴원 후 생길 수 있는 가정에서나 직장에서 그리고 개인의 정서상의 문제점들을 점검 · 자녀 양육 직장 대체 중독 · 부부 생활 즐거움 찾기 등 여러 주제에 대해 조별로 토론 후 대안을 공유해봄
11회기	대체 중독의 개념 설명 도박 운동 탄수화물 성 카페인 게임 등 직접적으로 알코올과 관련없어 보이지만 단주생활에 중요한 위험요인이 되는 대체중독의 개념을 설명하고 대안을 준비해보는 시간 · 감정조절 시간의 즐거움 찾기와 동기 강화 시간의 행복으로 가는 길과 연계 프로그램
12회기	J모 씨의 하루(사례를 통해 점검해보기)실제 퇴원환자분의 재발 과정을 살펴보면서(비슷한 여건의 성공사례와 재발 사례 비교해보기 등) 이분들의 삶 속에 나오는 재발을 경고하는 여러 징후들을 찾아보고 대안을 준비하면서 자신의 삶 속에서 생길 수 있는 문제점들을 탐색해보는 실습실시

※ 출처: 보건복지부 지정 알코올 전문병원 예사랑병원(2022).

알코올의존도 테스트

알코올의존도 테스트

1. 얼마나 술을 자주 마십니까?
   ⊙ 전혀 안마심 ○ 월1회 미만 ○ 월 2~4회 ○ 주 2~3회 ○ 주 4회이상
2. 술을 마시면 한번에 몇 잔정도 마십니까?
   ⊙ 전혀 안마심 ○ 소주 1~2잔 ○ 소주 3~4잔 ○ 소주 5~6잔 ○ 소주 7~9잔 ○ 소주 10잔 이상
3. 한번에 소주 한 병 또는 맥주 4병 이상 마시는 경우는 얼마나 있습니까?
   ⊙ 전혀 없음 ○ 월 1회미만 ○ 월 1회 ○ 주 1회 ○ 거의 매일
4. 지난 일년간 한번 술을 마시기 시작하면 멈출 수 없었던 때가 얼마나 자주 있었습니까?
   ⊙ 전혀 없음 ○ 월 1회미만 ○ 월 1회 ○ 주 1회 ○ 거의 매일
5. 지난 일년간 평소 같으면 할 수 있던 일을 음주 때문에 하지 못한적이 얼마나 자주 있었습니까?
   ⊙ 전혀 없음 ○ 월 1회미만 ○ 월 1회 ○ 주 1회 ○ 거의 매일
6. 지난 일년간 술을 마신 다음날 해장술을 마신적은 얼마나 자주 있습니까?
   ⊙ 전혀 없음 ○ 월 1회미만 ○ 월 1회 ○ 주 1회 ○ 거의 매일
7. 지난 일년간 음주 후에 죄책감을 느끼거나 후회한 적이 얼마나 자주 있습니까?
   ⊙ 전혀 없음 ○ 월 1회미만 ○ 월 1회 ○ 주 1회 ○ 거의 매일
8. 지난 일년간 음주 때문에 전날 밤에 있었던 일이 기억나지 않았던적이 얼마나 자주 있었습니까?
   ⊙ 전혀 없음 ○ 월 1회미만 ○ 월 1회 ○ 주 1회 ○ 거의 매일
9. 음주로 인해 자신이나 다른 사람들 다치게 한 적이 있습니까?
   ⊙ 없음 ○ 있었지만, 지난 1년간에는 없었음 ○ 지난 1년내내 있었음
10. 친척이나 친구,의사가 당신이 술마시는 것을 걱정하거나 당신에게 술끊기를 권유한 적이 있습니까?
   ⊙ 없음 ○ 있었지만, 지난 1년간에는 없었음 ⊙ 지난 1년내내 있었음

평가기준(점수기준)

- 12점 이상 : 상습적 과음주자로 주위가 필요
- 15점 이상 : 문제음주자로 적절한 조치가 필요
- 20점 이상 : 전문가와 상담이 요구됨
- 25점 이상 : 알코올 중독자로 전문적 입원치료 및 상담 필요

출처: 당진시보건소 건강증진팀 (2022)

청소년음주자 진단표

0 : 그런적 없다, 1 : 별로 그런적 없다, 2 : 가끔 그러는 편이다, 3 : 자주 그러는 편이다,
4 : 매우 자주 그러는 편이다.

1. 술 때문에 시험공부를 못 한 적이 있다.
   ⦿ 0 ○ 1 ○ 2 ○ 3 ○ 4
2. 술이 늘었다는 생각을 한 적 있다.
   ⦿ 0 ○ 1 ○ 2 ○ 3 ○ 4
3. 술을 줄여야 겠다고 생각한 적 있다.
   ⦿ 0 ○ 1 ○ 2 ○ 3 ○ 4
4. 술 때문에 학교생활에 문제가 생긴 적이 있다.
   ⦿ 0 ○ 1 ○ 2 ○ 3 ○ 4
5. 술 마시고 음주운전(오토바이)을 하거나 그 차 안에 같이 탄 적이 있다.
   ⦿ 0 ○ 1 ○ 2 ○ 3 ○ 4
6. 술 마신 다음날 숙취를 없애기 위해 술을 마신적 있다.
   ⦿ 0 ○ 1 ○ 2 ○ 3 ○ 4
7. 술 마시고 한 행동이 생각이 안 난 적이 있다.
   ⦿ 0 ○ 1 ○ 2 ○ 3 ○ 4
8. 술 마시고 몸을 가누지 못한 적이 있다.
   ⦿ 0 ○ 1 ○ 2 ○ 3 ○ 4
9. 술을 마시고 탈이 나서 약을 사 먹거나 치료를 받은 적이 있다.
   ⦿ 0 ○ 1 ○ 2 ○ 3 ○ 4
10. 술 마시고 난 후 토한 적이 있다.
    ⦿ 0 ○ 1 ○ 2 ○ 3 ○ 4
11. 술 마시느라 해야 할 일을 못한 적이 있다.
    ⦿ 0 ○ 1 ○ 2 ○ 3 ○ 4
12. 술 마시고 싶을 때 못 마셔서 우울해진 적이 있다.
    ⦿ 0 ○ 1 ○ 2 ○ 3 ○ 4
13. 술 마시기 시작하면 그만 마시라고 해도 그럴 수 없었던 적이 있다.
    ⦿ 0 ○ 1 ○ 2 ○ 3 ○ 4
14. 술 마시고 난 후 남을 놀리거나 괴롭힌 적이 있다.
    ⦿ 0 ○ 1 ○ 2 ○ 3 ○ 4
15. 술 마시고 난 행동 때문에 친구나 가족으로부터 비난 받은 적이 있다.
    ⦿ 0 ○ 1 ○ 2 ○ 3 ○ 4
16. 술 마시고 물건을 부순 적이 있다.
    ⦿ 0 ○ 1 ○ 2 ○ 3 ○ 4
17. 술김에 폭력,폭언 등을 포함한 나쁜 짓을 한젓이 있다.
    ⦿ 0 ○ 1 ○ 2 ○ 3 ○ 4

평가기준(점수기준)

- 12점 이상 : 상습적 과음주자로 주위가 필요
- 15점 이상 : 문제음주자로 적절한 조치가 필요
- 20점 이상 : 전문가와 상담이 요구됨
- 25점 이상 : 알코올 중독자로 전문적 입원치료 및 상담 필요

※ 출처: 당진시보건소 건강증진팀 (2022)

제 3 절 운동 프로그램

오늘날 사회현상이 기계화, 자동화됨에 따라 우리의 생활은 더욱 물질적으로 풍족해지면서 생활수단은 점점 편리해지고 있다. 그로 인해 사람들은 많이 움직이지 않게 되어 별도의 운동시간을 가지지 않고 일상생활 속에서의 활동만으로는 운동부족증이 나타나게 되었다. 일주일에 중강도 신체활동을 2시간 30분 이상 또는 고강도 신체활동을 1시간 15분 이상 또는 중강도와 고강도 신체활동을 섞어서 각 활동에 상당하는 시간을 실천한 분율은 19세 이상 전체 성인에서 51.0%(남성 54.7%, 여성 47.5%)로 2014년 57.1%보다 감소하였고, 19세 이상 성인의 신체활동 실천은 성인 2명 중 1명이 유산소 신체활동 실천을 하는 경향을 나타내었다. 운동부족은 체력의 저하, 성인병의 원인이 되며, 또한 정신적인 안정에 부정적으로 작용한다. 이를 방지하기 위하여 의식적이고, 지속적인 운동이 필요하다. 일반인의 운동 목적은 외부적 환경변화에 신체가 잘 적응하고 이를 극복하며 정신적 요인까지 포함된 체력을 향상시켜 건강을 유지하는 것이다. 생애에 걸친 적당한 운동은 모든 연령에서 삶의 질을 높일 수 있으며, 궁극적으로 건강한 생명을 연장시킨다. 따라서 운동은 건강의 유지와 만성 퇴행성 질환의 예방을 위한 국민건강생활 실천의 하나이며 그 방안으로 운동 프로그램을 통하여 건강증진을 이룰 수 있다.

1. 운동의 종류

운동은 유산소 운동, 근력 운동과 유연성 운동으로 분류한다. 성인병을 예방하고 건강을 증진시키기 위해서는 어느 한 가지에만 치우치면 운동의 효과는 떨어진다. 비만체형일 경우 유산소, 근력, 유연성 운동의 비율은 5대 3대 2가 적합하며, 마른 체형은 3대 5대 2의 비율로, 중간 체형은 4대 4대 2가 적당하다. 운동의 순서는 전신의 큰 근육들을 지속적으로 사용하고 심폐기관에 지속적으로 자극을 주는 유산소 운동을 먼저하고 근력 운동은 나중에 하는 것이 바람직하다. 근력 운동은 큰 근육에서 시작하여 작은 근육의 순서로 하도록 한다.

1) 유산소 운동(aerobic)

운동을 하여 근육이 산소를 흡수할 정도로 몸 안에 산소를 공급해 심장과 폐의 기능을 개선하는 운동을 말한다. 유산소 운동은 심폐지구력을 향상시켜서 심장, 폐, 혈관, 근육 등을 골고루 발달시킨다. 수영, 등산, 자전거 타기, 빨리 걷기, 달리기 등의 운동이 해당된다.

2) 근력 운동(weight training)

근육의 힘과 지구력을 키워주는 운동이다. 근육은 관절의 충격을 완충하는 능력이 있기 때문에 근육이 발달하면 관절의 충격에 내구성이 좋아진다. 헬스클럽의 웨이트 트레이닝, 팔굽혀펴기, 앉았다/서기 등의 운동이 있다.

3) 유연성 운동(stretch gymnastics)

근육을 부드럽게 하고 관절의 운동범위를 넓혀주는 운동이다. 유연성 운동은 관절의 범위를 부드럽게 하여 일상생활 수행에 도움을 주며, 부상의 위험성을 감소시켜 주는 것으로 스트레칭, 맨손체조 등의 운동이 있다.

2. 올바른 운동법

운동을 잘못하면 오히려 인체에 좋지 않은 영향을 주므로 운동의 종류, 강도, 지속시간 및 빈도를 조화롭게 잘 지켜야 건강에 효과적인 운동이 된다.

1) 운동의 강도(intensity)

운동의 강도가 높을수록 에너지 소모량이 많고 체지방도 연소된다. 그러나 운동의 강도는 신체기능에 충분히 자극을 주면서 과도한 부담이 되지 않도록 한다. 즉, 운동의 유효한계와 안전한계를 결정하여 그 범위 내에서 운동을 한다. 운동 강도 결정의 일반적인 기준으로는 최대 심박수로 정한다. 초보자는 최대 심박수의 50~60%의 약한 강도로 시작하여야 하며, 체중감량을 위해서는 60~70%, 심폐기능 향상을 하고자 할 때는 70~80%, 심폐기능의 극대화가 목적일 때는 80~90% 정도의 심박수를 유지하도록 운동을 하면 적당한 강도가 된다.

목표 심박수 계산법

220 − (자기 나이) = 최대 심박수
(최대 심박수) − (휴식 시 심박수) = (심박 예비량)
(심박 예비량) × (60~80%) + (휴식 시 심박수) = 목표 심박수
따라서 60~80%의 심박 예비량으로 목표 심박수를 결정

2) 운동의 지속시간 및 빈도(time & frequency)

운동의 지속시간은 운동의 종류, 강도에 따라 결정되나 일반적으로 목표 강도에서 15~45분간 지속하는 것이 적당하다. 운동 전에 준비운동 및 정리운동을 5~10분간씩 실시하여 심장이나 근육관절의 적응을 점진적으로 하여 손상을 피할 수 있다. 일반적으로 운동 횟수는 1주에 3~5회가 좋으며, 주당 1~2회로는 심폐기능의 증진을 기대할 수 없고, 6~7회는 폐기능의 손상을 유발할 수 있다.

3. 운동의 효과

1) 순환기

① 심장근육의 수축력이 향상되어 심장의 혈액순환 능력을 높인다.
② 미주신경의 긴장도를 증가시켜 혈압과 심박수를 낮춘다.
③ 운동 시 심장근육의 산소 요구량을 감소시키고 모세혈관을 발달시켜 협심증 등 관상동맥질환을 예방한다.
④ 혈소판의 응집력을 감소시켜 혈전증을 예방하고 혈액순환을 돕는다.

2) 호흡기관

① 폐기능을 향상시켜 최대 환기량을 증가시킨다.
② 폐확산 기능 증가(혈액 공급량, 산소 및 이산화탄소 확산도 증가)로 폐 속으로 들어온 산소를 혈액으로 이동시키는 능력이 좋아진다.

3) 근육 · 골격기관

① 뼈의 칼슘 침착을 도와주고, 무기질 감소를 지연시키거나 골밀도를 증가시켜 뼈를 튼튼히 하며 골다공증을 예방한다.
② 관절의 연골 두께를 증가시키고, 힘줄이나 인대를 크고 강하게 하여 퇴화과정을 막아 준다.
③ 근 수축력과 근 지구력이 향상되고, 활성 산소를 제거하는 산화효소의 활성과 농도가 증가된다.

4) 대사기능

① 지방대사 능력을 향상시켜 체지방을 감소시키고 비만을 개선한다.
② 중성지방, 저밀도 지단백 콜레스테롤을 증가시킨다.
③ 혈당을 조절하고, 인슐린 감수성을 높여 당뇨병을 개선한다.

5) 정신상태

① 뇌의 염분량을 감소시키고, 엔돌핀의 분비를 촉진시키며 정신적인 만족감을 주어 불안, 우울증 및 스트레스 해소에 도움을 준다.
② 불면증을 해소한다.

6) 기 타

① 고온이나 고산 등 조건이 나쁜 환경에서도 신체 적응력을 향상시킨다.
② 노화에 따라 나타나는 질병을 지연시키거나 치료할 수 있다.

4. 운동 프로그램의 예

1) 어린이 운동 프로그램

유아기와 아동기는 총체적 발달의 기초시기로서 신체의 발달뿐만 아니라 인지적, 정서적, 사회적, 언어적 측면의 발달이 급속하게 이루어지는 중요한 시기이다. 따라서 유아나 아동을 위한 운동 프로그램은 운동의 목적인 신체적 · 지적 · 사회적 · 정서적 성장과 발달을 가져오는 전인적 교육과 실천을 달성할 수 있도록 하여야 한다.

사례로 도봉구보건소에서 진행되었던 토탈 건강증진 체험 프로그램은 자발적인 건강관리 능력을 기르기 위한 건강증진 체험 프로그램과 영양보충 프로그램으로 이루어져 있다. 1차로 진행되는 '몸짱! 튼튼이 운동교실'에서는 음악줄넘기, 방송댄스, 탁구, 외발자전거 등 운동 프로그램을 주 1~2회 전문 강사에 의해 실시된다. 2차로 진행되는 '건짱! 영양보충 프로그램'에서는 기초 체력측정 후 저체중 아동에게 주 2회 우유를 제공하고, 3차 '건짱! 나는야 요리사'는 고구마 컵케익, 바나나 우유 만들기 등 건강한 먹거리를 함께 만들며 아동 · 청소년기에 필요한 영양교육을 실시한다.

미취학 어린이 신체활동늘리기 사업

- 기간: 4월~12월(8월 휴강)
- 대상: 관내 어린이집 15개소
- 내용: 유아체육 전문강사를 파견하여 다양한 운동프로그램 교육
- 장소: 해당 어린이집 강당

※ 출처: 서울시 도봉구 보건소 생애주기별 맞춤형 신체활동 프로그램(2022).

초등돌봄 어린이 튼튼교실

- 기간: 4월~11월(7,8월 휴강)
- 대상: 관내 초등학교 내 돌봄교실
- 내용: 어린이 체육 전문강사를 파견하여 신체활동 프로그램 운영
- 장소: 해당 초등학교

※ 출처: 서울시 도봉구 보건소 생애주기별 맞춤형 신체활동 프로그램(2022).

2) 청소년 운동 프로그램

운동부족과 영양불균형으로 인한 초등학교 비만아들의 증가추세에 있다. 청소년 비만은 성인병으로 도래할 수 있는 확률이 높아지고 있어 청소년의 비만관리는 예방차원에서 중요하다. 이 시기는 신체의 성장시기이므로 놀이, 운동을 통하여 신체의 균형을 골고루 발달시키면서 비만관리도 할 수 있는 프로그램을 통하여 생활 속에서 비만예방을 해결할 수 있도록 하여 자신감 있는 삶을 살도록 하는 것이 목적이다(표 8-8).

표 8-8 청소년 비만개선활동 프로그램

프로그램명	비만 개선활동[확찐자]
일시	2022.4.20.~5.25 매주 수 15:30~17:30 매주 수 6회기 운영
장소	남세종종합청소센터 3층 댄스연습실3
대상	비만지수(BMI)가 23이상인 세종시 거주 · 재학 11~13세 청소년
내용	체성분검사(인바디)를 통한 개인별 체형분석과 식단관리법 및 홈트레이닝 운동법 안내

회기	내용
1	체성분검사(인바디)와 기초체력 평가 및 체력운동
2	개인별 식습관 파악 및 복부비만 예방운동
3	하체운동의 중요성과 하체운동
4	체성분 중간 평가 및 상체비만 예방운동
5	순환(서킷)운동 및 유산소성 전신운동
6	개인별 개선방향 피드백, 홈트레이닝 운동법

※ 출처: 세종특별자치시 청소년정보포털사이트 누리다 청소년프로그램(2022).

3) 노인 운동 프로그램

노인 운동의 목적은 일상생활 능력의 저하를 일으킬 만한 신체기능의 저하를 예방하는 것과 운동을 통한 사회 참가, 정신적 건강을 활성화하는 데 있다. 운동은 심혈관계 등 신체적 측면에서 유익할 뿐만 아니라 불안감, 우울감의 개선, 신체성 및 자긍심의 향상, 기분과 일반적인 안녕의 증진 그리고 독립성의 증대 등 정신 · 사회 적응 면에서도 유익한 효과가 있다(표 8-9).

표 8-9 노인 운동 프로그램

		준비운동	유산소운동	근력운동	정리운동
종류	입문	스트레칭 및 체조	보행, 산보, 맨손체조	맨손운동	스트레칭 및 체조
	초중급		속보, 게이트볼, 조깅, 수중운동 수영	체중을 이용한 운동 (앉았다 일어나기, 벽을 이용한 팔굽혀펴기 등)	
	상급		댄스 스포츠, 달리기, 등산, 자전거, 수영, 수중운동	기구를 이용한 운동 (아령, 밴드 등)	
강도	입문	근육의 유연성이 충분히 확보될 정도	최대 심박수의 40% 정도	최대 근력의 30~40% 정도	준비운동과 비슷한 정도
	초중급		최대 심박수의 50% 정도	최대 근력의 40~50% 정도	
	상급	몸에 땀이 날 정도	최대 심박수의 60% 정도	최대 근력의 60% 정도	몸에 땀이 날 정도
빈도	입문	운동 실시 전마다	주 1~2일	주 1~2일	운동 실시 후마다
	초중급		주 2~3일	주 2~3일	
	상급		주 3~4일	주 3~4일	
시간	입문	10분 정도	15분 정도	10분 정도	10분 정도
	초중급		15~30분 정도	10~20분 정도	
	상급		30~60분 정도	20~40분 정도	
기간	입문	운동 실시 전마다	12~16분	12~16분	운동 실시 후마다
	초중급		12~20분	12~20분	
	상급		계속 유지	계속 유지	

※ 출처: 대한노인복지센터(2009).

제 4 절 영양 프로그램

영양과 건강은 매우 밀접한 관계가 있다. 건강을 유지하기 위해서는 먼저 대사가 원활하게 이루어질 수 있도록 충분한 영양섭취와 적절한 식생활을 영위하는 것이 필요하다. 최근 우리의 식생활은 채식 위주의 전통적인 식습관에서 육식의 비중이 높아지는 서구식 식생활로 바뀌고 있어 식생활의 문제점이 성인병 발병 원인의 큰 비중을 차지하고 있다. 2015년 국민건강영양조사에 의하면 에너지와 주요 영양소(칼슘, 철, 비타민 A, 리보플라빈) 섭취 수준이 모두 낮은 영양섭취 부족자 분율은 전체 8.5%이며 그중 여자가 11.5%로 남자 5.5%의 2배 수준이었고, 12~18세, 19~29세의 분율이 특히 높았다(각각 16.7%, 13.1%). 에너지/지방과잉섭취자 분율은 9.7%이었고, 그중 19~29세가 16.8%로 가장 높았다. 특히 만19~29세는 영양섭취 부족과 과잉 분율이 모두 높은 경향을 보였다. 성인병은 약물과 질병치료가 주가 되지만 잘못된 식생활의 교정만으로도 치료효과는 배로 커진다. 식생활을 포함한 건강습관으로 성인병의 만연을 예방하기 위해서는 체중과다와 증가하고 있는 비만 인구를 감소시키는 것이 효과적인 전략으로 대두되고 있다. 따라서 올바른 식생활의 형성과 유지를 위한 건강증진의 효과적인 영양교육활동이 전개되어야 할 필요성이 있다.

1. 영양

1) 영양소의 종류와 기능

영양소는 에너지원으로 이용하는 주영양소와 우리 몸의 생리작용을 조절하는 부영양소로 되어 있다(표 8-10).

표 8-10 영양소의 종류와 기능

주영양소	탄수화물	C, H, O로 구성되어 있고, 생물체의 기본적인 에너지원으로 체내에서 일부는 세포 구성성분으로 사용되고 나머지는 글리코겐이나 지방으로 전환됨
	단백질	C, H, O, N, S로 구성되어 있고, 원형질, 효소, 호르몬, 항체, 세포막 등의 주성분으로 사람의 몸을 구성하는 주된 물질
	지질	C, H, O로 구성되며 세포막, 핵막 등 생체막의 구성성분으로, 성호르몬, 부신피질 호르몬의 성분으로 생리기능 조절
부영양소	비타민	몸의 구성성분으로 여러 생리작용을 조절함
	무기염류	체액의 삼투압과 pH의 유지 및 조절, 각종 효소의 활성화 등 여러 생리작용 조절
	물	양분, 호르몬, 노폐물 운반, 체온조절 기능

2) 식단 작성법

2020년 한국인 영양소 섭취기준은 국민의 건강증진 및 만성질환 예방을 위해 에너지 및 각 영양소의 적정섭취기준을 제시하였다. 이는 「국민영양관리법」에 근거하여 2015년 국가 차원에서 처음 제정된 '2015 한국인 영양소 섭취기준'을 개정한 것이다. 식사구성안을 활용한 식단작성법은 첫째 자신에게 적합한 1일 에너지필요량을 확인한다. 둘째, 에너지필요량에 적합한 군장식사패턴을 선택한다. 셋째, 각 식품군별 식품의 섭취횟수 확인 및 배분이다. 넷째, 식품섭취량 계산 및 메뉴 결정이다.

식품구성 자전거는 주로 먹는 식품들의 종류와 영양소 함유량, 기능에 따라 비슷한 것끼리 6가지 식품군으로 구분하고 6기자 식품군을 권장식사 패턴의 섭취 횟수와 분량에 따라 자전거 바퀴 모양에 면적을 배분하여 일반인의 이해를 돕기 위해 개발된 모형이다. 한국인을 위한 식생활지침(2021) 중 균형있는 식사(지침1), 충분한 물 섭취(지침3), 규칙적인 운동 및 식사의 균형을 통한 건강체중 유지(지침4)의 중요성에 대한 메시지가 포함되어 있다(그림 8-3).

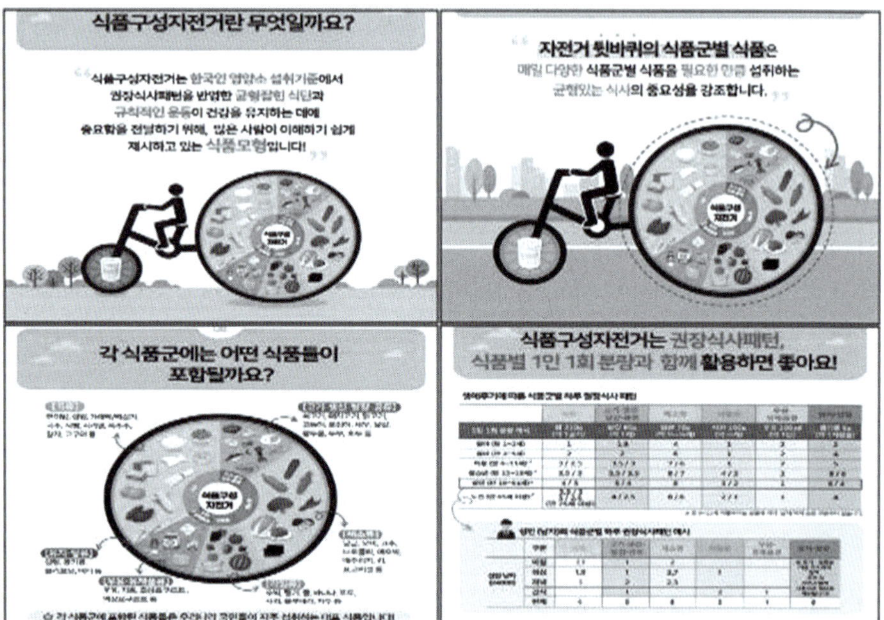

그림 8-3 식품구성자전거

※ 출처: 보건복지부(2020). 한국인 영양소 섭취기준.

3) 식생활의 기본원리

건강한 식생활은 신체가 필요로 하는 다양한 영양소를 여러 가지 식품으로 섭취함으로써 가능하므로, 식품섭취 시 균형, 적당, 절제와 다양성이 모두 갖추어진 건강한 식생활을 실천하는 노력이 필요하다(표 8-11).

4) 영양권장량

국민영양관리법 제14조에서 보건복지부장관은 한국인 영양소 섭취기준을 매 5년 주기로 발표 및 보급하도록 규정하고 있다. 영양권장량은 먼저 각 필수영양소의 생리적 필요량을 결정한 후, 이 필요량을 식품에 포함된 영양소의 생체 내 불완전한 이용과 인구집단의 개인차를 감안한 영양분을 추가하여 권장량으로 재조정한다. 영양권장량은 국가, 지역사회의 식품영양정책을 수립하는 데 이용된다. 즉, 국민건강증진 방안, 영양 결핍증 및 과잉증 예방, 각종 식인성 질환의 예방대책 등 영양정책을 수립할 때 기준이 되며, 영양교육 프로그램을 개발할 때 영양권장량이 필요하다(표 8-12, 8-13).

5) 식품섭취조사를 이용한 영양평가

식품섭취조사는 개인이 섭취한 음식의 영양소 섭취량을 알게 해 주는 조사이다.

표 8-11 식생활의 기본원리

균형	식생활의 기본 영양소들을 균형 있게, 적시에 적절히 공급해 주어야 한다.
적당	필수 영양소를 우리 몸이 필요한 만큼 충분히 공급해 주어야 한다.
절제	지방, 소금, 설탕, 향신료 등을 많이 섭취하는 것을 피해야 한다.
다양성	여러 가지 식품을 섭취하여야 한다.

표 8-12 2020 한국인 영양소 섭취기준 대상 영양소 총 40종

구분	영양소(36종)
에너지 및 다량영양소(12종)	에너지, 탄수화물, 총당류, 단백질, 아미노산, 지질, 알파리놀렌산, 리놀레산, EPA+DHA, 콜레스테롤, 식이섬유, 수분
비타민(13종)	비타민A, 비타민D, 비타민E, 비타민K, 비타민C, 티아민, 리보플라빈, 니아신, 비타민B6, 엽산, 비타민B12, 판토텐산, 비오틴
무기질(15종)	칼슘, 인, 나트륨, 염소, 칼륨, 마그네슘, 철, 아연, 구리, 불소, 망간, 요오드, 셀레늄, 몰리브덴, 크롬*

※ 출처: 보건복지부(2020). 한국인 영양소 섭취기준.

표 8-13 한국인 에너지 필요추정량(kcal/일)

연령		2015년	
		남자	여자
0~5(개월)		550	
6~11		700	
1~2(세)		1,000	
3~5		1,400	
6~8		1,700	1,500
9~11		2,100	1,800
12~14		2,500	2,000
15~18		2,700	2,000
19~29		2,600	2,100
30~49		2,400	1,900
50~64		2,200	1,800
65~74		2,000	1,600
75+		2,000	1,600
임신부	1기	+0	
	2기	+340	
	3기	+450	
수유부		+320	

※ 출처 : 보건복지부(2015). 한국인 영양소 섭취기준.

(1) 개인별 식품조사방법

① 회상법: 개인이 질문지를 작성하여 내거나 조사원이 면접을 통해서 기록하는 방법

② 기록법: 식품섭취를 일기식으로 적어 나가는 방법

③ 식품섭취빈도 조사: 특정한 영양소를 조사하기 위하여 그 특정한 영양소의 주 공급원이 되는 식품을 열거하여 조사하는 방법

④ 동일한 식품의 수거방법: 먹은 양만큼의 양을 따로 모아 놓아 수거하여 조사하는 방법

(2) 임상영양조사를 이용한 영양평가

영양상태의 변화에 의해서 나타나는 신체증후를 조사하는 방법으로 예를 들면, 몸무게, 피부, 잇몸의 상태, 혀, 치아 등에 나타나는 여러 신체증후를 조사하여 표준화와 비교하여 평가하는 방법

(3) 신체계측을 이용한 영양평가

체격을 측정하고 신체의 구성성분을 측정하는 것으로 영양상태를 신체의 발달과 연령에 따라 평가하는 방법

(4) 생화학적 조사를 이용한 영양평가

주로 혈액, 소변 내의 영양소를 조사하는 방법으로, 임상적인 조사나 식품섭취조사에서 잘 나타나지 않는 영양부족을 평가하는 방법

6) 영양과 질병

역학조사 결과 과식, 고지방 식이 등이 신체적 건강과 밀접하게 관련되어 있으며 만성 질환으로 이환되어 사망위험을 증가시키는 것으로 밝혀지고 있다. 전체 암의 위험요소 중 35%를 식이요인이 차지하고 있으며, 심장병 사망요인의 22~30%, 당뇨병의 50~80%, 당뇨병 사망의 30%가 식이요인과 낮은 신체활동과 관련이 있는 것으로 파악되고 있다. 관상동맥심장질환 사망률의 16~30%, 뇌졸중 사망률의 23~39%는 염분 섭취량을 줄이면 감소시킬 수 있으며, 동물성 지방을 줄임으로써 결장암 발병률을 낮출 수 있다.

잘못된 식생활과 관련된 질병들은 다음과 같다.

(1) 대사증후군

인슐린 저항군이라고도 불리는 대사증후군(metabolic syndrome)은 대사 장애가 만성적으로 경과할 때 내당능장애 또는 고지혈증, 비만, 당뇨병, 고혈압, 관상 또는 경동맥경화증과 같은 여러 가지 질환이 동시에 발생하는 것을 의미하는, 여러 가지 임상질환의 발생에 인슐린 저항성이 중심적인 역할을 하게 되는 광범위한 개념이다. 원인은 최근 서구화된 식습관과 신체활동량 감소로 인하여 체지방 증가와 대사의 불균형을 초래하기 때문이다. 그 결과 비만, 심혈관질환, 당뇨병의 증가로 이어져 심혈관질환을 포함한 성인병에 의한 모든 원인의 사망률도 증가시키기 때문에 공중보건학적으로나 사회경제적으로 중요한 문제가 된다. 최근 우리나라도 대사증후군이 급증하고 있는데, 또한 전체 진료인원 중 80% 이상이 50세 이상이고, 50% 이상이 고혈압으로 진료를 받은 환자로 나타나 이와 관련하여 대사증후군 예방을 위한 보건교육이 절실히 요구되고 있다.

다음은 대사증후군의 진단기준으로 이 중 3가지 이상에 해당되면 대사증후군에 해당된다.

① 복부비만: 허리둘레 남성 102cm(한국 90cm), 여성 88cm(한국 80cm) 이상

② 중성지방: 150mg/L 이상

③ 고밀도 콜레스테롤(HDL): 남성 40mg/L, 여성 50mg/L 미만

④ 공복혈당: 110mg/L 이상 또는 당뇨병 치료 중

⑤ 혈압: 수축기 130mmHg 이상 또는 이완기 85mmHg 이상

(2) 면역계 질환

① 비타민

비타민 A는 정상적인 성장과 발달, 생식, 상피세포의 분화, 세포분열, 유전자조절, 정상적인 면역반응에 중요한 역할을 한다. 비타민 E는 항산화작용으로 세포막의 안정성을 유지시키고 부족 시 운동실조(ataxia) 등이 발생된다. 비타민 C는 항산화제로 작용하고 부족 시 괴혈병 증상이 나타난다.

② 무기질

체내 철분의 2/3는 혈중 헤모글로빈에 존재하고 헤모글로빈은 체내 조직에 산소를 운반한다. 철분 부족 시 철결핍성빈혈, 어린이의 운동실조, 발달장애, 인지능력 손상 등이 발생하고 철분을 과잉섭취하면 위장장애, 아연흡수율 감소를 초래할 수 있다. 체내 칼슘의 대부분은 주로 뼈에 존재하고 그 외 체내 여러 조직에서 신경의 자극전달 등의 대사과정에 관여한다. 칼슘 부족 시 골다공증이 발생할 수 있다.

③ 열량

에너지는 사람이 생명을 유지하고 살아가기 위하여 반드시 필요하며, 에너지는 기초대사 유지, 신체활동 및 식품의 소화흡수 등에 사용된다. 에너지소비량에 비하여 섭취량이 부족하면 체중이 감소하고, 소비량에 비하여 섭취량이 많으면 체지방의 형태로 저장되며, 체지방이 과도하면 비만, 암, 심장질환, 당뇨병 등의 질병 발생위험이 높아지는 것으로 알려져 있다.

④ 탄수화물

탄수화물은 중요한 에너지원이고 DNA와 RNA의 구성성분이며, 뇌와 적혈구는 포도당을 주요 에너지원으로 사용한다. 탄수화물의 섭취량이 부족한 상태가 계속되면 체내의 단백질이 감소하고 케톤체가 증가하여 케토시스를 유발할 위험이 높아진다. 탄수화물의 섭취량이 증가하면 비만 위험이 높아지고 당뇨병, 고지혈증, 대사증후군의 위험이 커진다.

⑤ 지 질

지질은 인체에 에너지를 제공할 뿐 아니라 세포막의 구성성분이 되고 지용성 비타민 흡수를 도와준다. 필수지방산이 결핍되면 피부에 염증이 생기고 면역기능이 손상될 수 있으

며 성장기에 성장지연이 나타난다. 지질을 과다섭취할 경우 비만의 위험이 높아질 수 있고 포화지방산이나 트랜스지방산의 과다섭취는 뇌심혈관질환, 이상지질혈증, 당뇨병, 고혈압 등의 위험이 증가할 수 있다.

⑥ 단백질

섭취된 단백질은 유리아미노산과 작은 펩타이드 분자로 소화되고 소장에서 흡수되어 간과 조직으로 운송된 후 단백질 및 질소화합물 합성에 이용되고 나머지는 이화과정을 거쳐 포도당 및 지방질과 요소합성을 위해 사용된다. 성장기에 단백질을 불충분하게 섭취할 경우 근육감소증이 빨리 진행되며 장애와 사망의 원인이 될 수 있다.

(3) 골격계

골질량이 증대되는 특정시기에 칼슘을 비롯한 골격 형성에 요구되는 영양소의 공급이 부족 시 골다공증, 골연화증이 발병한다.

2. 비만

1) 비만의 정의

비만은 피하지방을 비롯한 체내 지방량이 비정상적으로 많아진 상태를 말하며, 표준체중 5%를 넘으면 비만으로 본다.

2) 비만의 유형

(1) 복부형 비만(상체 비만)

복부비만은 복부와 허리에 지방이 축적된 사과형 체형으로 중년의 직장인 남성에게서 나타나는 유형이다. 복부비만의 정도는 허리(waist)와 엉덩이(hip)의 비율(W/H의 비)로 측정한다. 남성의 경우 W/H가 0.9 이상이면 복부비만으로 분류하고, 여성의 경우에는 0.85가 기준이 된다. 복부형 비만은 대사증후군의 중심에 있으며 만병의 근원이 된다.

① 피하형 복부비만

복강과 배의 피부 사이에 지방이 축적되어 생기는 비만 형태이다. 피하형은 주로 성장기에 생기기 때문에 청소년들의 복부비만은 대부분 피하형이다.

② 내장형 복부비만

위 주변의 막과 복강 내부 내장 사이를 가르는 장간막에 지방이 쌓인 비만 형태이다. 30

대 이후 성인에서 나타나며 성인병과 관련이 크다.

(2) 둔부형 비만(하체 비만)

서양배형 비만이라고도 하며, 여성에게서 주로 나타나는 유형으로 출산과 수유를 대비하여 에너지를 비축하려고 하기 때문에 엉덩이와 대퇴부에 지방이 많은 체형이다.

3) 비만과 질병

체중이 1kg 증가하면, 모세혈관은 3cm 늘어나게 된다. 체중 증가로 모세혈관 길이가 늘어나면 혈액을 공급하는 심장은 그만큼 부담을 가지게 되어 심장병, 고혈압이 생기게 된다. 또한 살이 찌게 되면 지질대사에 영향을 미쳐 고지혈증이 발생하고 고지혈증은 뇌하수체나 갑상선, 에너지 대사호르몬에 영향을 미쳐 당뇨병이 생기게 되고 각종 암 발생도 일으킨다. 비만한 여성은 대사성호르몬과 여성호르몬의 영향을 받아 임신에 장애를 겪는다.

3. 영양교육 프로그램의 예

1) 어린이 영양교육 프로그램

최근 생활습관과 환경의 변화로 비만아동이 급격하게 증가하고 있다. 소아비만은 약 80%가 성인비만으로 이행되며, 심하면 어릴 때부터 성인병의 합병증을 유발하여 국민건강의 위험요인이 된다. 소아비만의 원인은 대부분 식품의 과다섭취, 잘못된 식습관, 활동량의 부족, 심리적인 원인 등이 작용하므로 어린이의 영양교육 프로그램의 목적은 아동에게 영양교육을 통하여 영양에 대한 인식과 식습관을 올바르게 형성하도록 하여 편식을 교정하고 예방하며, 비만의 위험성이 높은 아동에게 식습관 교정기회를 제공하여 편식을 고치고, 올바른 식습관 형성을 위한 기술을 습득시켜서 어린이 비만 발생을 감소시켜 아동의 건강을 향상시키는 데 있다(표 8-14).

2) 성인 영양교육 프로그램

최근 30대 이상 성인 비만인구가 급격히 늘고 있어 사회적인 문제가 되고 있다. 중년의 비만은 젊은이의 비만보다 훨씬 위험하다. 그 이유는 첫째, 불규칙한 식생활과 알코올 섭취, 성장호르몬의 감소로 인한 복부비만 둘째, 사회생활로 인한 스트레스가 젊은이에 비해 상대적으로 높은데, 스트레스 호르몬인 코티졸이 복부 지방을 축적하는 직접적인 원인이 된다. 셋째는 노화에 의한 산화물질 분해능력 감소와 기초대사량의 감소 넷째, 비만의 지속기간이다. 비만 지속기간 동안에 여러 가지 합병증 관리에 실패하기 때문이다. 같은 비만도(BMI)일지라도 20대와 40대의 성인병에 대한 위험도는 40대 이상이 젊은 20대에 비해 당뇨, 동맥경화, 고혈압 및 심장질환의 발병률이 2배에서 5배 이상 높다. 따라서 성인병 예방을 위하여 식생활을 통한 중년성인의 비만은 되도록 빨리 관리가 시작되어야 한다(표 8-15).

표 8-14 학교기반 식습관 프로그램 예시

구분	목표	사회인지이론 구성요소		
		개인 인지적 요인	행동적 요인	사회 · 환경적 요인
1	건강체중을 유지하기 위한 건강한 식습관을 학습한다.	• 건강체중의 의미와 건강한 식습관 알아보기 • 비만을 유발하는 음식 알아보기 • 건강체중을 지키기 위한 일일 섭취 권장량 알아보기 • 천천히 꼭꼭 씹어먹기의 중요성 알아보기	• 친구들의 식습관이 건강한지 얘기해 보기 • 식습관 관련 비만 예방 교육 동영상 시청	• 저학년의 경우 비만 예방 식습관 동화책 읽어주기(예: 뱃속마을 꼭꼭이) • 고학년의 경우 비만관련 영화 시청하기 (예: Super Size Me) 비만 예방 가족 건강캠프
2	다양한 식품을 골고루 먹는 식습관을 권장한다.	• 영양성분교육(식품구성탑, 식품구성 자전거, 식생활 물레방아 이해) • 편식하지 않기, 골고루 먹기의 장점 알아보기 • OX퀴즈로 건강한 식생활 알아보기	• 놀이로 식품군 · 영양성분별 음식 종류 알아보기 • 영양체험관 견학 • 영양소 이름으로 4행시 짓기 • 장보기 체험	• 학교 홈페이지에 영양정보게시 • 급식 반찬 골고루 먹기 캠페인
3	과일 · 채소 · 해조류 섭취를 권장한다.	• 과일 채소의 장점과 종류 알아보기 • 과일 적정 섭취량 알아보기 • 채소 · 과일 · 해조류 관찰하고 먹어보기	• 텃밭 가꾸기 • 건강에 좋은 간식 만들기 (예: 과일주스, 샐러드, 채소 주먹밥) • 학급별 '젓가락 콩집기' 인증제 실시 • 냄새로 채소 · 과일이름 알아맞히기 • 채소 낱말 퀴즈 실시	• 건강한 간식 섭취 관련 만화그리기 대회 • 농림축산식품부의 초등학교 과일간식 지원 사업 • 주1회 이상 과일간식 급식 제공 • 급식 골고루 먹기 인증제
4	매일 아침식사를 한다	• 아침식사의 중요성 교육하기 친구들의 아침식사 현황 알아보기 • 간단하고 영양가 있는 아침식사 종류 알아보기	• 아침밥 상차림 해보기 (음식스티커, 컬러 점토 활용) • 아침밥 먹기 점검표 활용	• 아침 결식 아동에게 아침 간식 제공 • 아침밥 먹기 캠페인 실시
5	당이 첨가된 음료수 · 음식 섭취를 체한한다.	• 당의 역할 · 인체영향 이해하기 • 흰우유 · 물 섭취의 유익함 알아보기 • 영양정보에서 당류 함량 확인하기 • 당이 적게 들어간 음류 알아보기	• 간식에 들어 있는 설탕의 양 직접 측정하기 • 당이 많은 음료보다 식수이용 · 흰우유 섭취 활성화 캠페인 가공식품 당류 함량 조사	• 식수 이용 활성화 캠페인 • 자판기 · 매점에서 가당 음료수 판매금지

표 8-14 학교기반 식습관 프로그램 예시-계속

구분	목표	사회인지이론 구성요소		
		개인 인지적 요인	행동적 요인	사회 · 환경적 요인
6	건강한 간식을 선택한다.	• 건강한 간식의 종류 · 섭취방법 알아보기 • 자주 먹는 간식의 종류와 건강 간식 여부 알아보기 • 야식이 몸에 해로운 이유 알아보기	• 건강 간식 알아맞히기 퀴즈 모둠별로 준비한 건강 간식 같이 먹기 • 건강 간식으로 일주일 간식 계획 세우기	• 주1회 우리 농산물로 만든 디저트 급식 제공 • 집에 고열량 · 저영양 식품 두지 않기
7	나트륨 섭취를 줄인다.	• 나트륨의 정의 · 역할 · 건강에 미치는 영향 알아보기 • 식품 첨가물 알아보기 고나트륨 · 저나트륨 식품 알아보기 • 나트륨 영양표시 확인 요령 알아보기	• 빙고 게임으로 저나트륨 · 고나트륨 식품 찾기 • 음식에 들어있는 소금의 양을 확인하고 직접 측정하기 점심시간에 '오늘의 국 염도' 게시하여 나트륨 인식개선 · 습관화 지도 가공식품 나트륨-식품첨가물 함량 조사	• 월1회 국 없는 날 운영 급식에서 가공식품 줄이기
8	행복한 가족밥상(밥상머리교육)을 장려한다.	• 가족 밥상의 좋은 점 이해하기 • 친구들과 자신의 가족밥상 경험 이야기 하기	• 가족밥상에서 나의 역할 찾아보기 • 음식 스티커로 가족 선호 음식 밥상 차리기 • 가족밥상의 날 실천표 점검하기	• 밥상머리 교육 실천지침 리플릿 학부모 제공 • 가족사랑의 날 지정 매주 수요일 저녁 가족이 모두 모여 식사하기

※ 출처: 학교기반 비만 예방 프로그램 가이드라인(2021), 질병관리청 국립보건연구원

표 8-15 성인 비만예방 영양교육 프로그램

	주 제	내 용
	프로그램 소개	• 교육내용 설명 • 24시간 회상법과 식행동 체크리스트 작성법 설명
제1주	동기유발 및 영양계획 수립	• 식사일기 작성법 배우기 • 목표체중 설정 • 식품군과 5대 영양소의 기능 배우기
제2주	영양교육 이론	• 식품 교환표 배우기 • 하루 필요 열량 배우기(열량 처방)
제3주	개별 상담	• 식품 교환표 복습 • 개별 영양상담 • 식행동 체크리스트 배부 및 회수
제4주	영양교육 이론	• 과도한 나트륨과 설탕의 해로운 점 • 나트륨을 줄일 수 있는 조리법
제5주	영양 실생활 실습	• 염도계를 이용한 나트륨 자가진단 • 방울토마토를 이용한 천천히 먹기 실습
제6주	영양교육 이론	• 외식, 간식, 술의 열량 이해 • 올바른 섭취 방법 • 저열량 조리법 • 식행동 체크리스트 배부 및 회수

표 8-15 성인 비만예방 영양교육 프로그램–계속

	주 제	내 용
제7주	영양 실습 준비	• 웰빙 뷔페 계획물 배부 • 메뉴 선정 및 레시피 조사
제8주	영양지식 실생활 활용	• 5가지 기초 식품군을 활용한 한 끼 상차림(웰빙 뷔페)
제9주	영양 지속관리	• 여러 다이어트 종류 및 문제점 • 올바른 다이어트 • 요요현상 예방 • 식행동 체크리스트 회부

※ 출처: 성북구 보건소(2010).

3) 노인 식생활 프로그램

노년기의 적절한 식생활은 건강상태를 유지하고 질병의 악화를 예방하는 데 있어 매우 중요한 요인이다.

- 고혈압 등 만성질환으로 인한 약물복용에 따른 약물과 영양소의 상호작용과 식욕감퇴
- 음주에 따른 불량한 식사
- 과체중 노인과 과소체중 노인의 높은 비율
- 비타민 A, 리보플라빈, 칼슘, 철분 섭취량의 부족
- 치아손실 등 치아상태 불량으로 인한 섭취량 제한
- 결식 노인, 식생활 불량 노인의 높은 비율(사회경제적 요인)
- 식품 섭취에서의 다양성 부족
- 활동량 감소와 제한으로 인한 식욕감퇴 및 만성 퇴행성질환의 심화

그러므로 노인에게는 건강관리와 건강증진을 위한 식생활 관리를 통하여 다양한 식품섭취를 함으로써 노년기에 필요한 영양을 충분히 섭취할 수 있도록 좋은 식습관을 유지하기 위한 교육이 필요하다.

■ 프로그램의 목적

- 노년기 식생활의 중요성을 알고 올바른 식습관을 가지게 함으로써 어르신들이 스스로 건강한 식생활을 이루는데 도움이 되고자 합니다.
- 본 영양교육 매뉴얼은 질환유무에 상관없이 노인이 기본적으로 받아야 할 내용으로 구성하였습니다.

■ 프로그램 운영 방법

- 대 상 자 : 만 65세 이상 노인
- 교육 방법 : 강의, 시범 · 실습
- 교육 횟수 : 8주 과정
- 교육 시간 : 강의-30분, 시범 · 실습-2시간 내
- 교육 매체
  ① 교육용 PPT 자료 : PPT 소프트웨어와 빔프로젝트를 이용하는 교육
  ② 교육용 궤도 자료 : 실사 출력하여 궤도로 만들어 이용하는 교육
  ③ 그림 자료 : 노인의 교육 호응도를 높이기 위한 노인 캐릭터를 별도로 개발하여 각 보건소에서 캐릭터를 다른 매체 제작에 활용할 수 있도록 구성

차수	제목	방법	내용
1	식생활 관리의 중요성	나의 식생활은 건강한가?	• 나의 영양 위험도 평가 • 노화에 따른 신체의 변화 • 식생활과 건강한 노후의 관계
2	식품구매 방법	알뜰하게, 깨끗하게, 건강하게!	• 식품 구매 행동 중 바른 행동과 바르지 못한 행동 • 올바른 장보기의 필요성 • 올바른 장보기를 위한 구매 원칙(경제적, 영양적, 위생적인 장보기 방법)
3	식생활지침	골고루, 알맞게, 제때에!	• 식생활지침 퀴즈(신체기관에 좋은 음식) • 노인 식생활지침과 관련 문제점
4	식사와 노년기 질환의 관계	노년기 질환, 이렇게 극복하자!	• 주의가 필요한 식행동과 문제점 설명 • 단 음식 줄이기 • 짠 음식 줄이기 • 고기, 생선 녹색 채소를 충분히 먹기
5	식품 위생의 중요성 1	내 음식에 몰래 숨어있는 이것은?	• 식품 위생에 대한 개념 • 식품을 다루는 우리의 모습 살펴보기 • 오래된 식품 관찰
6	식품 위생의 중요성 2	내음식을 신선하고 깨끗하게!	• 식품을 깨끗하게 준비하는 방법 • 식품을 신선하게 보관하는 방법
7	건강한 조리방법	맛있게, 건강하게 요리하기	• 칼로리와 염도 조절하기 위해 평소에 자주 먹는 음식을 대체할 수 있는 조리방법을 소개(저지방, 식이섬유소, 저염 음식)
8	식품구매 실습 및 평가	내 손으로 만드는 건강밥상	• 나의 밥상에 대해 점수 측정 • 나만의 건강밥상 만들기 • 건강밥상을 위한 재료 구매 실습 • 식품구매 후 평가

※ 출처: 건강식생활 노인을 위한 영양교육 프로그램(2011). 보건복지부 한국건강증진재단.

■ 제 목: 식생활 관리의 중요성, 나의 식생활은 건강한가?

■ 학습목표

1. 교육 후 영양 위험도 평가 결과를 말할 수 있다.
2. 교육 후 노년기 변화에 있어 식생활 관리의 중요성을 설명할 수 있다.
3. 교육 후 식생활 개선의지를 대답할 수 있다.

단계	내용	방법	교육자료/준비물	소요시간(분)
도입	영양교육 프로그램 소개	→ 인사하고 프로그램에 흥미를 갖도록 교육과정을 설명한다.	유인물: 교육일정표	3 (3)
전개	1. 나의 영양 위험도 평가 • 생활환경, 건강 상태, 식사의 규칙성, 운동 등의 영양 위험 요인 항목	→ 영양 위험도 평가 방법에 대해 ppt로 설명하고, 참가자는 개별적으로 배부된 평가서 유인물로 식습관을 진단하거나 ppt를 이용하여 질문에 답하게 한다. → 결과 분석 방법을 설명하고, 평가 결과에 대한 3명의 소감 발표를 통해 식생활 개선의 필요성을 알게 한다.	ppt1(2–14p) 영양 위험도 평가 ppt1(15p) 결과 분석지	15 (18)
	2. 노화에 따른 신체의 변화 • 근골격계 근력, 골밀도의 감소, 골다공증, 관절염 발생 • 순환기계 혈관에 노폐물 축적과 탄력성 감소, 혈압증가, 심장질환 발생 • 소화기계 치아 손실, 위산 등 소화효소 분비량 감소, 식욕감퇴, 소화장애 발생 • 감각계 시력, 미각 감퇴, 식품 위생 주의력 및 맛 구별 능력 감소	→ 노화로 나타나는 신체적 변화에 대해 질문하고, 관련 그림을 이용해 설명한다. → 신체의 변화는 피할 수 없는 것이고 이것이 질환으로 나타나지 않도록 관리하는 최선의 방법은 식생활 개선임을 강조한다.	ppt1(18–22p) 노화에 따른 근골격계(19p), 순환기계(20p), 소화기계(21p), 감각계(22p)의 변화그림	10 (28)
정리	식생활과 건강한 노후의 관계 • 올바른 식생활은 건강한 노년기를 보내는 중요한 열쇠 • 영양교육 참여를 통해 식생활 개선에 대한 의지 갖기	→ 건강한 노인들의 식생활은 어떠한지 그림 또는 관련 영상을 이용해 살펴본다. → 건강한 노년을 보내기 위해서는 앞으로 배울 식생활 관리가 매우 중요함을 설명한다. → 교육을 통해 나쁜 식습관을 바꿀 의향이 있는지 질문하여 식행동 수정의 의지를 갖게 한다.	ppt1(23–26p) 건강한 노인들의 식생활 상황그림 ppt1(27–30p)	7 (35)

※ 출처: 건강식생활 노인을 위한 영양교육 프로그램(2011). 보건복지부 한국건강증진재단.

4) 질병관련 식이 프로그램

(1) 당뇨교육 프로그램

당뇨병은 식생활을 포함한 생활습관에 많은 영향을 받는다. 우리가 섭취하는 음식물은 혈당에 민감하게 영향을 주기 때문에, 당뇨 관리에 있어 인슐린 투여와 함께 식이조절을 하지 않으면 인슐린 분비능력에 영향을 주어 질병의 악화를 초래하게 된다. 당뇨병 환자의 식이는 특정한 식품이나 음식을 필요로 하는 것이 아니며, 환자 각자에게 적합한 식사량과 각자의 식성에 맞는 균형 있는 식생활을 필요로 한다. 따라서 일상생활에서 식사요법의 관리에 대한 교육으로 질병관리의 인지를 높임으로써 지속적인 자가관리를 통해 합병증의 예방과 건강한 생활을 할 수 있도록 함이 프로그램의 목적이다.

(2) 고혈압 관리 프로그램

고혈압 관리를 위한 식사요법은 적정 혈압 유지와 음식물 섭취로 인한 혈액 내 고지방혈증의 발생을 막고 합병증 예방을 목적으로 한다. 적절한 고혈압식은 고혈압 환자들의 혈압을 낮추는 역할을 하는 것뿐 아니라 고혈압 발생을 방지할 수도 있다. 식생활에서 고혈압을 위한 식이 성분 중에서 칼슘, 나트륨, 칼륨, 지방과 섬유소의 섭취량은 혈압 상승에 영향을 미치므로 이들의 섭취량을 조절하는 식생활이 중요하다. 전통적으로 짠 음식을 선호하는 우리의 식습관은 혈압상승을 유발하는 것과 상관성이 높기 때문에, 혈압조절을 위한 올바른 식습관의 중요성을 인지하고 식생활을 통한 지속적인 자가관리를 함으로써 건강한 생활을 할 수 있도록 교육되어야 한다.

■ 제 목: 노년기 질환, 이렇게 극복하자!

■ 학습목표

1. 교육 후 단 음식을 줄이기 위한 실천 방법을 2가지 말할 수 있다.
2. 교육 후 짠 음식을 줄이기 위한 실천 방법을 2가지 말할 수 있다.
3. 교육 후 철분 식품 섭취 증가를 위한 실천 방법을 3가지 말할 수 있다.

단계	내용	방법	교육자료/준비물	소요시간(분)
도입	1. 노년기 질환 관련 식사관리 방법 지식 사전 평가	➔ OX퀴즈를 통해 질환 극복을 위한 올바른 식사 방법에 관한 지식을 평가하여 교육 후 결과와 비교한다.	ppt4(3–10p) 사전 평가 문항 O,X 팻말	5 (5)

단계	내용	방법	교육자료/준비물	소요시간(분)
도입	2. 더욱 주의할 식행동 • 일부 식품을 과하게, 너무 적게 섭취 시 노년기 질환 발생 가능	➞ 현재 앓고 있는 질환에 대해 질문하고 답한다. ➞ 식품구성탑 그림을 보며 불균형된 영양섭취가 노년기 질환을 일으킬 수 있으므로, 특히 주의할 식행동을 배울것임을 말한다.	ppt4(11p) 식품구성탑 그림	3 (8)
전개	1. 단 음식 줄이기 • 사탕, 엿, 꿀, 카라멜, 설탕 등 당류 식품은 열량이 높고 혈당을 상승 • 간식으로 과일, 옥수수, 고구마 선택 • 커피나 음식 조리에 설탕량 줄이기	➞ 비만, 혈당상승을 유발하는 음식이 무엇인지 질문한다. ➞ 노인들이 즐겨먹는 단 음식을 소개하고 영양가 없이 주로 열량을 제공하여 비만, 혈당 상승의 주원인임을 설명한다. ➞ 혈당, 비만 관리를 위해 단 음식 줄이기 tip을 소개한다.	ppt4(12–16p) 단 음식 그림, 단순당 식품 섭취 감소를 위한 tip	5 (13)
	2. 짠 음식 줄이기 • 찌개, 젓갈, 장류, 장아찌, 통조림, 자반 등 짠 음식은 소금이 많아 혈압을 상승 • 식탁에 숨어있는 소금량 알아보기 • 짠 음식을 평소량의 2/3로 줄이기, 적당히 싱겁다고 느낄 정도로 소금 사용하기	➞ 소금이 많은 음식을 소개하고 소금이 혈압을 상승시키는 과정을 그림으로 설명한다. ➞ 자주 먹는 음식(김치찌개, 콩나물국, 명란젓갈, 무장아찌, 배추김치 등) 1인분의 염도를 측정하고 한 끼 식사로 총 섭취하게되는 소금량과 하루 권장량(5g)이 비교한다. ➞ 혈압관리를 위해 싱겁게 먹는 tip을 소개한다.	ppt4(17–18p) 짠 음식 그림, 소금과 혈압 상승 관계 ppt4(19–21p) 자주 먹는 음식의 염도 측정 ppt4(22–23p) 싱겁게 먹는 다양한 tip	10 (23)
	3. 철분섭취 늘이기 • 고기, 생선, 고춧잎, 시금치 등 푸른 채소는 철분이 풍부해 빈혈 예방에 도움 • 지방이 적은 살코기, 생선을 연하게 조리하고, 푸른 채소와 함께 먹기 • 녹차, 커피 등 카페인 음료는 식사시간이 오래 지난 후 섭취하기	➞ 철분 함유 식품을 소개하고 노년기 빈혈관리의 중요성을 설명한다. ➞ 심혈관질환으로 인해 피하기 쉬운 육류섭취의 중요성을 인식시키고 철분 흡수 증가를 위한 tip을 소개한다.	ppt4(24–28p) 철분이 풍부한 식품 그림, 철분 흡수 증가를 위한 tip	5 (28)
정리	노년기 질환 극복을 위한 식사 방법 복습 및 지식 사후 평가	➞ 혈당, 혈압, 빈혈관리를 위한 올바른 식사 방법을 O,X퀴즈를 통해 복습하고 교육 전 평가 결과와 비교한다. ➞ 노년기 질환과 영양섭취 관계의 중요성을 강조한다.	ppt4(24–35p) 사후 평가 문항 O,X 팻말	7 (35)

※ 출처: 건강식생활 노인을 위한 영양교육 프로그램(2011). 보건복지부 한국건강증진재단.

제 5 절 기타 보건교육 프로그램

1. 성교육 프로그램

우리나라 학령기 아동의 체격발달이 향상되어 초등학교 5학년 남자 아동의 신장이 2000년에 평균 141.9cm, 체중은 평균 37.8kg이었던 것이 2007년에는 143.7cm, 40.2kg으로 증가하였고, 여자 아동의 경우도 2000년에 142.3cm, 36.3kg이었던 것이 2007년에는 144.8cm, 38.9kg으로 증가하였다. 이러한 체격의 발달은 성 성숙을 촉진시켜 이차성징의 조기발현을 초래하여 1988년 13.5세였던 초경연령은 2008년에는 11.1세로 조사되었다(오진아, 2008). 아동의 체격 발달이 향상되면서 이차성징의 발현 연령이 낮아져, 이차성징의 발현은 후기 학령기 아동의 발달과정에서 나타나는 중요한 신체 변화 중의 하나가 되었다. 그중 가장 두드러진 변화는 몽정과 월경이라고 할 수 있으며, 학령기 아동에게 몽정과 월경을 발달과정의 하나로 자연스럽게 받아들이고 성 건강을 유지하기 위한 지식을 습득하는 것이 필요하게 되었다.

몽정과 월경에 대한 교육 프로그램의 목적은 대상 아동에게 몽정과 월경에 대한 지식을 향상시켜 발달단계의 한 부분으로 받아들이도록 하고, 몽정과 월경에 대한 올바른 지식을 갖고 긍정적인 태도를 형성하면서 성장하도록 돕기 위함이다.

1) 몽 정

사춘기가 시작되면 남자 아동은 2.5cm 이하였던 고환이 자라기 시작하고, 길고 검은 음모가 발생되며 고환이 길이가 3.4~4cm 정도로 성장하면서 음경의 길이가 길어지고 음모의 수가 증가하게 된다. 이때부터 변성기가 시작되고 몽정이 나타나기 시작한다. 몽정은 12세경에 시작하여 14~15세 정도가 되면 남자 아동의 90% 정도에서 경험하게 되는데, 우리나라의 경우 11.1세로 보고되고 있다(오진아, 2008).

남자 아동의 경우, 고환과 음경의 성장을 통해 생의 중요한 국면을 맞게 되면서 몽정이나 사정의 경험을 통해 불안과 함께 성적 쾌감을 동시에 경험하기 때문에 자신의 성적 성숙에 대한 기대감과 불안감이 동시에 공존하는 상태에 있다고 할 수 있다.

2) 월 경

여자 아동의 사춘기는 남자 아동에 비해 빠르게 일어나고 있으며, 이차성징이 시작되면서 유두 주변의 몽우리가 발생되면서 점차 유륜의 직경이 넓어지고 12~18개월에 걸쳐 유방이 성숙된다. 더불어 음모가 발생되고, 음모는 14~15세경에 완성되며 질 분비물이 분비된다. 영양상태나 체격 등에 따라 다르기는 하지만 약 1~2년 후에 초경을 경험하게 된다.

사춘기가 되면서 시상하부에서 성선자극호르몬이 분비되고, 이것이 뇌하수체전엽에서 난포자극호르몬과 황체형성호르몬 분비를 자극시켜 난소를 성숙하게 하며, 난소에서 에스트로겐이 분비되면서 음핵, 질, 자궁과 난관 등 여성 생식기가 급격하게 발달하게 된다. 이에 따라 주기적인 배란과 월경이 시작되는 이차성징이 나타나게 되는데 이 시기는 대략 12~14세경이며, 우리나라의 경우 11.1세로 보고되고 있다(오진아, 2008). 학령기에는 월경과 관련된 호르몬의 분비가 불안정하므로 월경이 불규칙적으로 발생하게 되는데 매달 월경을 하지 않는 '부정자궁출혈', 2~3개월에 한 번씩 하는 '희발월경', 한 달에 2~3회 이상 자주 하는 '빈발월경', 5~6개월간 월경이 나타나지 않는 '무월경' 등이 있다. 이러한 불규칙한 월경은 대부분 일시적으로 나타났다가 없어지고 다시 발생하는 것이지만 불규칙한 월경이 지속된다면 의료기관을 방문하도록 한다(교육인적 자원부, 2001).

■ 초 · 중 · 고등학생 대상 성교육 프로그램 예시

- 체험대상 : 유아(7세), 초등학생, 중학생, 고등학생, 대학생
- 소요시간 : 1시30분

대상	주제	교육명	내용
전 연령 가능	탄생의 신비	흥미로운 10개월의 여정	• 생명 탄생 전 과정 알아보기 • 체험활동: 임산부체험, 태동체험, 아기돌보기체험, 자궁방 체험 등
유아 가능 (7세만)	내 몸의 이해	소중한 내 몸을 알아봐요!	• 남 · 여 생식기 차이(명칭, 기능, 생김새) 청결방법 • 옷 갈아입는 장소 • 장난과 폭력 구분하기, 경계선 지키기
초등 저학년부터 가능	성평등	소 · 확 · 행 (소소한 불평등을 바꾸면 확실해지는 행복)	• 일상생활 속 성차별 찾아보기 • 동화 및 속담 속 성차별 바꿔보기 • 성차별예방 보드게임 • 생존노동(가사노동) 이해하기
	성폭력예방	호기심 • 장난 아닌 폭력	• 성적자기결정권 침해 이해하기 • 또래성폭력/사이버성폭력 알아보기 • 성폭력 대처방법 및 신고기관 알기 • 음란물의 영향 및 대처방법 알아보기 • 성매매는 무엇인가? • 일상까지 파고든 성매매의 위협(SNS, 채팅앱 등)으로부터 안전하기

대상	주제	교육명	내용
초등 고학년부터 가능	사춘기	봄 빨간 사춘기	• 성적 존재로서의 나 만나기 • 사춘기의 몸과 마음 변화 알아보기 • 복합적이며 다양한 감정 이해하기 • 내 마음, 네 마음을 위한 공감능력 기르기 • 변화와 차이 존중하기 • 성에 관련한 다양한 궁금증 풀어주기
	미디어 리터러시	미디어가 이상해!	• 미디어 속 성 고정관념 깨뜨리기 • 미디어가 제시하는 성문화에 대한 비판적인 사고기르기 • 획일적 아름다움의 기준은 수신 차단 • 외무평가 · 외모차별 방지를 위한 해동수칙 정하기
	연애와 소통	썸&톡(연애를 부탁해)	• 이상형 찾기, 좋은 사람의 기준은? • 스킨십과 동의 • 다채로운 데이트방법과 친밀감 형성 • 평등하고 안전한 연애에서 이별까지 • 안전하고 행복한 성관계를 준비하는 우리의 자세 • 피임의 필요성/종류/실천방법

※ 출처: 수원시청소년성문화센터(2022).

■ 유아 대상 인형극을 통한 성교육 프로그램

• 교육목적 :

유아들에게 올바른 성가치관을 전달하고 자신의 소중함을 느낄 수 있게 하고, 인형이라는 소재를 통해 유아들의 눈높이에 맞춰 자연스럽고, 재미있게 내용 전달 할 수 있도록 한다.

• 체험대상 : 어린이집, 유치원 6–7세

• 교육장소 : 강당

• 소요시간 : 1시간 30분

• 활동내용

장소	내용
인형극 공연	• 인형극 공연을 통한 성교육 – 생명 탄생의 과정과 나의 소중함 알기 – 퀴즈를 통한 교육 내용 습득
놀이체험	• 생명탄생 놀이체험 – 태아 만나기 놀이체험 – 임산부 되기 놀이체험 – 신생아 돌보기 놀이체험 – 엄마아빠 되기 놀이체험

※ 출처: 수원시청소년성문화센터(2022).

표 8-16 월경 교육 프로그램

주제별 분류	프로그램 소제목	하부 구성내용	구체적인 내용
신체 발달 특성	월경을 만나기 전에	유방 몽우리	유방 몽우리의 양상 유방 몽우리 발생시기 유방 몽우리와 발생과 초경의 관계
		음모	음모의 정의 및 양상 음모 발생시기 음모 발생과 초경의 관계
		질 분비물	질 분비물의 정의 및 양상 질 분비물이 묻은 속옷의 관리 질 분비물 발생과 초경의 관계
		월경 시작 시기	초경시기에 영향을 미치는 요인 초경 지연
월경의 원리	월경 알아가기	월경의 뜻	월경에 대한 여러 가지 용어 및 어원
		생식기 구조	그림 제시
		월경 원리	난자의 성숙, 난자의 배출
		월경주기	월경주기 월경 날짜의 예상(달력 이용 방법)
		월경통	월경통의 정의 및 양상 월경통 관리법 진통제 사용과 유의사항
		월경 전 긴장증	월경 전 긴장증의 정의 월경 전 긴장증의 양상 월경 전 긴장증의 대처방법
		비정상 자궁출혈	비정상 자궁출혈의 종류 및 정의

※ 출처: 이용화(2009).

2. 청소년 인터넷 중독 예방 프로그램

최근의 정보기술의 발달로 인한 인터넷 보급은 사용자의 적극적인 참여가 가능하도록 할 뿐만 아니라 사람들의 생활방식을 변화시켜 현대사회에서는 생활의 일부가 되었다. 인터넷의 사용은 청소년 세대에서 가장 활발히 이루어지고 있다. 청소년의 인터넷 사용은 지식 및 정보 수집, 인적 교류의 다양성 등의 긍정적인 면이 있다. 그러나 접근이 용이하며, 자기만의 독립적인 공간에서 자유롭게 자신의 의사를 표현하고, 자기변화를 창출할 수 있을 뿐 아니라 가상의 세계에서 자신의 뜻을 펼쳐봄으로써 성취감을 맛보면서 학업 등의 현실의 괴로움을 잊어버릴 수 있어 중독적으로 인터넷을 탐닉하게 되어 일상생활의 장애를 초래하는 중독현상을 보이기도 한다. 인터넷 중독(internet addiction) 혹은 사이버 중독(cyber addiction)은 '정보이용자'가 지나치게 오랫동안 컴퓨터에 접속하여 일상생활에 심각한 사회적, 정신적, 육체적 및 금전적 지장을 받고 있는 상태로 정의할 수 있다.

청소년은 사회적 활동이 적고 자존감이 낮기 때문에 성인에 비하여 쉽게 인터넷 중독에 빠진다. 한국정보문화진흥원이 조사한 2016년의 자료를 보면, 인터넷 중독률이 청소년은 30.6%인 데 비하여 성인은 16.1%로 나타나 청소년 중독률이 성인의 두 배 이상 높은 것으로 파악되었다. 또한 인터넷 과의존문제의 심각성에 대해 '심각하다'라는 인식은 66.1%로 나타나 중독문제의 심각성을 보여주었다.

연구에 의하면, 청소년들은 인터넷을 생활화하고 있으며, 인터넷 중독 수준이 높을수록 게임과 채팅을 더 많이 하며, 학습과 관련된 자신의 행동을 통제하지 못하고, 학습의 가치를 인식하지 못하여 학업성취도가 낮았다(김세영, 2006)고 보고되고 있어 청소년의 올바르고 절제된 인터넷 사용에 대한 교육이 요구된다.

1) 인터넷 중독의 원인

인터넷 중독의 원인에는 여러 가지가 논의되고 있으나 심리적, 신경 · 생물학적, 문화적 요인과 연관이 있을 것으로 추정된다.

(1) 인지행동 이론(cognitive behavioral theory)

자신에 대한 부정적인 인식과 연관된 부적응적 인지가 병적인 인터넷 사용관련 행동을 유발하는 핵심 요소라는 이론이다.

(2) 사회기술 결손 이론(social skill deficit theory)

사회적 능력이 부족한 사람에게 컴퓨터를 매개로 한 익명성과 관련된 의사소통은 상당히 매력적일 수 있다는 가정에 근거한다.

(3) 신경 · 생물학적 이론

도파민과 세로토닌과 같은 신경전달물질 시스템이 연관되어 있을 것으로 추정되는 이론이다.

(4) 문화적 기전(cultural mechanism)

사회적인 경향으로 컴퓨터를 생활의 필수품으로 생각하고 구매하여 취미, 가족과 함께하는 시간 등 다른 활동에 비해 월등히 많은 시간을 컴퓨터와 보내게 된다.

2) 인터넷 중독 자가진단

- 인터넷 중독 자가진단표(표 8-17)
  - 미국 '온라인 중독센터(Center for On-Line Addiction; COLA)'

표 8-17 인터넷 중독 자가진단

(① 전혀 그렇지 않다, ② 그런 적이 있다, ③ 가끔 그렇다, ④ 자주 그렇다, ⑤ 항상 그렇다.)

	문 항	①	②	③	④	⑤
1	처음 했던 생각보다 더 오래 인터넷을 사용한다.					
2	인터넷 때문에 집안일을 미룬 적이 있다.					
3	가족, 친구와 어울리는 것보다 인터넷이 즐겁다.					
4	최근 새로 맺은 인간관계 대부분은 인터넷을 통해서 만난 사람이다.					
5	주위 사람들에게 너무 오래 한다고 자주 불평을 듣는다.					
6	인터넷 때문에 시험이나 학점에 악영향을 받은 적이 있다.					
7	다른 할 일을 놔두고 이메일 체크를 먼저 한다.					
8	인터넷 때문에 일의 생산성과 창의성이 떨어진 적이 있다.					
9	인터넷으로 주로 뭘 보느냐는 질문에 사실을 숨긴 적이 있다.					
10	괴로운 일이 있을 때 인터넷으로 스스로 달래본 적이 있다.					
11	다음번 인터넷 접속 시기를 미리 정해 놓는다.					
12	인터넷이 없는 세상은 지루하고 따분하고 재미없을 것이라 생각한다.					
13	인터넷 사용 도중 방해받았을 때 화를 낸 적이 있다.					
14	심야에 인터넷을 하느라 늦게 잠든 적이 있다.					
15	오프라인 상태에서 인터넷을 사용하는 상상을 해본 적이 있다.					
16	인터넷 사용 도중 '몇 분만 더 하고 끝내자'고 마음 먹은 적이 있다.					
17	인터넷 사용시간을 줄이려다가 실패한 적이 있다.					
18	다른 사람에게 인터넷 사용시간을 속인 적이 있다.					
19	가족, 친구들과 어울려 외출하는 시간보다 인터넷 사용시간이 더 많다.					
20	우울하거나 긴장되었다가 인터넷 접속 후 괜찮아진 적이 있다.					

결과 분석:

총 합계

- 20~49점: 평범한 이용자, 가끔 인터넷을 오래 쓸 수도 있지만 자기 통제가 가능
- 50~79점: 중독 초기, 인터넷이 일상생활에 악영향을 끼치는 것에 대해 고려해야 함
- 80~100점: 중독 중증, 인터넷이 일상생활에 심각한 문제를 야기할 수 있음

3) 인터넷 중독의 증상

인터넷 중독 현상이 청소년에게 나타날 때는 다음과 같은 3단계 증상을 거치면서 단계적으로 중독되어 간다(표 8-18).

표 8-18 청소년 인터넷/스마트폰 중독 예방 교육 프로그램

회기	제목	목표 및 내용	시간
1	반갑다e세상	• 센터소개, 프로그램 소개 • 사전설문지 작성 • 모둠 약속정하기(모듬명 정하기 포함) • 인터넷(스마트폰)의 용도, 생활변화, 장단점 • 자신의 인터넷(스마트폰) 신호등 알기, 계획표 작성하기	40분
2	내 몸에 일어나는 변화	• 인터넷 중독의 신체증상 – VDT증후군, 척추변형, 팝콘브레인 등 • 스마트폰 중독의 신체 증상 – 소음성난청, 유령진동증후군, 디지털치매 등 • 신체적 증상 관련 역할극 • 예방법 · 휴요일, 스트레칭, 바른 자세 등 • 내 몸을 위한 약속하기	40분
3	내 마음에 일어나는 변화	• 인터넷(스마트폰) 중독의 정의, 심리적 증상 • 가상세계 vs 현실세계 • 인터넷(스마트폰) 주인 vs 노예 • 인터넷(스마트폰)을 때와 장소에 맞지 않게 사용한다면?	40분
4	대안활동을 찾아보자!	• 대안활동 탐색하기 – 이니셜 대안활동 찾기 • 내가 하고 싶은 대안활동은? – 대안활동 경매놀이	40분
5	e세상의 약속, 네티켓	• 네티켓이란? • 네티켓 실천하기 • 개인정보 보호와 저작권의 중요성 알기 – 나만의 인터넷(스마트폰) 사용 약속 • 인터넷(스마트폰) 바른 사용 퀴즈퀴즈!	40분
6	e세상 지킴이	• 스마트한 나: 긍정적인 생각, 감정, 행동 • 긍정적인 생각, 감정, 행동을 위한 적용 활동 • 스마트한 인터넷(스마트폰) 사용습관 다짐 – 긍정적의 다섯 손가락+인터넷(스마트폰) 건전사용 다짐 작성 • 모듬별 시상, 만족도 및 마무리	40분

※ 출처: 서울시 아이윌센터 초등학교 대상의 예방프로그램(누리자! 건강한 e세상)
김동일 외(2017). 청소년 인터넷/스마트폰 중독 예방교육프로그램 효과성 검증. 아시아교육연구.

4) 청소년 인터넷 중독 예방 프로그램 예

청소년 인터넷 중독 예방교육을 위한 프로그램의 예(로봇교육활용)는 다음과 같다(표 8-19).

① 교육목표

인터넷 사용에 대한 올바른 인식과 인터넷 사용에 대한 통제력을 기르고, 낭비된 시간의 중요성을 인지하며, 인터넷을 이용하던 시간에 대체할 수 있는 대안으로 로봇모형 조립을 제시하여 로봇교육을 통해 집중력을 향상시키는 것이다.

② 프로그램(표 8-19)

표 8-19 인터넷 중독 예방 프로그램

	주 제	내 용
1	OT 인터넷 중독 이해	• 프로그램 소개, 규칙성 정하기 • 인터넷 중독의 심각성 인지(동영상) • 인터넷 중독증상 알기 – 나눔: 학생들의 인터넷 사용 사례 나누기
2	나의 상태 점검 감정표현	• 인터넷 사용 습관 점검하기 • 집중력 검사하고 나누기 • 나의 감정 표현하기
3	시간의 중요성 대안–로봇모형 조립 이해	• 시간의 중요성(유인물) • 낭비된 시간에 할 수 있는 대안 제시 – 로봇모형 조립 • 로봇모형 조립의 정의 및 장점 설명하기
4	로봇모형 조립하기 I	• 로봇모형 조립의 기초 조립방법 설명 • 원하는 로봇 조립해 보기, 완성 후 나누기
5	로봇모형 조립하기 II	• 완성품을 보여주고 조립하기(난이도 하) 및 나누기 • 완성품을 보여주고 조립하기(난이도 중) 및 나누기
6	모형 조립 III(창작)	• 창작해서 조립해 보기 및 나누기
7	약속 및 재평가	• 프로그램 실시 후 변화된 나의 모습 확인하기 • 자신과의 약속 • 인터넷 사용습관, 집중력 재점검하기

※ 출처: 서민진(2009).

3. 여대생의 체중조절 교육 프로그램

아름다움의 기준은 사회 · 문화적 맥락에 의하여 결정된다. 최근 여성의 미적 기준이 서구화되어 우리 사회에서의 이상적인 신체 모습이 건강미보다는 날씬함을 추구하는 체형으로 표현되고 있다. 특히, 젊은 여성에 대하여는 외모 또는 체중을 중심으로 가치를 평가하기 때문에 여대생들의 외모관리에 대한 관심은 증대하여 다양한 외모관리 행동을 시도함으로써 날씬한 체형을 유지하고자 체중조절을 우선적으로 하고 있다.

한 연구에 따르면, 여대생들은 체중조절에 관심이 높으며, 정상체중이나 저체중임에도 불구하고 체중에 대한 정확한 판단이나 기준 없이 체중감소를 목적으로 지나친 체중조절을 시도하여 변비, 의욕상실, 어지러움증 등을 호소하는 등 신체적 · 심리적으로 건강에 악영향을 초래하게 되어 건강문제로 대두되고 있다(전영선, 2006).

대학생 시기는 성인기의 초기로 이때의 건강습관은 평생의 건강유지에 매우 중요한 시기이다. 특히 여대생들은 미래의 어머니이자 가정의 중요한 역할을 맡게 될 위치에 있다는 것을 감안할 때 이들의 건강문제는 더욱 중요시되어야 하며 올바른 건강습관을 갖게 하는 것은 중요한 일이다. 또한 여대생의 신체상은 자아개념, 성공, 원만한 사회관계를 이루는 주요 요인이 되기 때문에 바람직한 체중조절은 여대생의 신체적 건강과 더불어 자아존중감과 건전한 신체상을 확립할 수 있다. 여대생들의 연령은 상대적으로 건강습관이 확고히 형성되지 않은 시기이기 때문에 이 시기에는 건강행위의 수정 가능성이 크다. 따라서 가임기 여성으로서의 출산 의무를 앞둔 여대생들에게 바람직한 체중조절 교육 프로그램은 무엇보다도 중요하다(표 8-21).

1) 체중조절의 방법

체중조절 방법에는 식사요법, 운동요법, 행동수정요법, 약물요법 등의 여러 가지 방법이 있다. 그중에서 기본이 되는 방법이 식사요법과 운동요법으로 이 두 가지를 동시에 수행하면서 행동수정요법에 따라 생활개선을 수행하는 것이 바람직하다.

(1) 식사요법

개인의 식습관은 영양상태, 건강상태, 체위 등에 중요한 영향을 미친다. 간식, 결식, 저열량 식이 등의 질 낮은 식사는 영양의 불균형과 나쁜 식습관을 형성하여 저체중을 유발시켜 건강에 악영향을 주게 된다. 바람직한 체중조절을 위해서는 영양섭취 균형, 건전한 식습관 형성이 중요하다.

(2) 운동요법

운동 중에 올라간 기초대사율은 4~5시간 지속되기 때문에 운동 후에도 평상시보다 많은 열량소모가 일어나게 된다. 유산소 운동은 체중과 체지방 감소에 효과가 있으며 혈청지질과 상관관계가 있다. 유산소 운동에는 걷기, 달리기, 줄넘기, 수영과 율동적 운동 등이 있다.

(3) 행동수정요법

행동수정요법은 학습의 강화(reinforcement)를 통하여 좋은 행동은 늘리고 나쁜 행동은 줄여 바람직한 행동습관을 형성하도록 하는 것이다. 식습관과 행동의 잘못된 것의 원인을 스스로 찾아 태도와 신념을 긍정적으로 변화시켜 긍정적인 행동을 습관화시켜 체중조절을 하도록 하는 방법이다. 섭식행위, 태도 영양과 기타 식사와 관련된 것으로 식사일지, 체중기록 등이 사용된다.

2) 체중조절 교육 프로그램

① 프로그램의 목적

체중조절이 필요하다고 주관적으로 인식하는 여대생들에게 바람직한 체중조절행위와 건강증진을 위함이다.

② 프로그램(표 8-20)

표 8-20 체중관리 교육 프로그램

체중조절 교육 프로그램			
주 별	주 제	프로그램 내용	강 화
제1주	프로그램에 대한 이해 및 동기부여	• Program 소개 및 사전 설문지 체크(① 제 특성, ② 식생활태도, ③ 식습관, ④ 체중조절행위, ⑤ 자아존중감, ⑥ 신체상) • 체중, 키, 혈중 지질 check • 체중조절 프로그램 참여 서약서 작성 • 신체 검진표 작성(체중, 키, 체질량지수 작성) • 식사일지와 운동활동일지, 체중측정표, 생활양식기법 작성방법 교육 • 자기소개 · 행동수정요법 등 교육	준비물(식사일지, 운동활동 일지, 체중 측정표, 생활양식기법, 유인물, 신호등 스티커)
제2주	영양교육(Ⅰ) 운동교육(Ⅰ)	• 건강과 영양 기초이론 교육(영양의 목적과 필요성, 연령 및 체중별 소비에너지, 일상의 소비칼로리, 식품교환표, 식품별 열량표) • 바람직한 체중조절 방법 교육(체중조절을 위한 운동요법, 줄넘기 교육 및 시범) • 잘못된 식습관 교정(문제행동 수정을 스스로 평가)	준비물 및 선물(음악줄넘기 안내 CD 1장, 구슬 줄넘기), 행동요법 실천에 대한 보상(도서상품권, 칭찬)
제3주	영양교육(Ⅱ) 운동교육(Ⅱ)	• 올바른 식습관, 한국인 영양 권장량 등 교육 • 일상생활에서 매일 할 수 있는 한 가지 운동을 정하고 일주일간 실천해 보기 • 문제행동 수정평가	행동요법 실천에 대한 보상(칭찬)
제4주	생활양식의 변화: 문제발견, 자극통제 인식의 변화	• 행동목표 등 교육 • 문제행동 탐색–잘못된 체중조절 행위(잘못된 식이조절, 굶기, 구토, 몰래 먹기, 약물) · 음주 등 간식교육 • 건전한 자아상 심기 · 자기 정체성 확립하기 • 변화 가능한 행동계획, 달성 가능한 체중 감소량 계획(표준체중 범위 내)	행동요법 실천에 대한 보상(도서상품권, 칭찬)
제5주	• 스트레스 완화교육 • 사회적 지지(부모, 동성친구, 이성친구 지지)	• 스트레스 완화교육 • 사회적 지지 교육 • 특별한 날에 대한 계획: 시험기간, 방학기간 등의 나의 모습 및 문제행동 확인 • 여가활동 토의: 여가활동에 따른 에너지 소모량 계산, 여가활동 계획, 배고플 때의 계획 • 생활습관 바꾸기에 대한 토의: 프로그램을 통해 문제되는 식습관 토의, 앞으로의 계획 토의	행동요법 실천에 대한 보상(칭찬)

표 8-20 체중관리 교육 프로그램-계속

체중조절 교육 프로그램			
주 별	주 제	프로그램 내용	강 화
제6주	• 외식교육 • 개별상담 및 식사환경 상담	• 외식교육 • 개인별 상담 • 자신의 식사환경 토의 • 식사환경개선 및 변화 안 되는 습관 교정에 대한 상담	행동요법 실천에 대한 보상 (도서상품권, 칭찬)
제7주	바람직한 행동습관	• 방해요인 극복을 위한 방법 소개 • 변화된 습관 파악 • 자신의 느낌 토의	행동요법 실천에 대한 보상(칭찬)
제8주	종결단계	• 수정된 습관에 대한 토의 및 습관 정착 유도 • 장점: 예전의 모습으로 돌아가지 않으려면? 목표달성 유무 확인, 앞으로의 계획 • 프로그램 종료 후 사후 설문지 체크(① 식생활태도, ② 식습관, ③ 체중조절행위, ④ 자아존중감, ⑤ 신체상)	행동요법 실천에 대한 보상 (도서상품권, 칭찬)

※ 출처: 정윤경(2011). 여대생의 체중조절 교육프로그램 개발의 효과.

4. 스마트폰 중독예방 프로그램

스마트폰 이용자의 급속한 증가와 함께 스마트폰 이용과 관련하여 신체적 · 심리적 · 사회적 측면에서 부작용이 제기되고 있다. 인터넷진흥원에 의하면 스마트폰 과의존위험 현황은 2013년 11.8%에서 2016년 17.8%로 급속히 증가하고 있다. 특히 유아군 17.9%, 청소년군 30.6%의 스마트폰 과의존위험 현황은 심각성을 나타내고 있다. 스마트폰 중독예방 프로그램은 스마트폰 중독으로 인한 문제의 심각성을 인지하여 무분별하고 무차별적인 스마트폰의 사용을 예방하고 올바른 사용습관을 기르기 위함이다. 또한 스마트폰 의존도와 사용시간을 감소시켜 중독을 예방함은 물론 원만한 대인관계를 통하여 건강한 학교생활을 할 수 있도록 돕는다. 그러므로 스마트폰 중독예방을 위해서는 첫째, 스마트폰의 중독관련 위험성을 파악한다. 둘째, 자가진단을 통해 스마트폰의 중독 수준을 알아보도록 한다. 셋째, 스마트폰 중독수준을 평가하여 스마트폰을 건전하게 사용할 수 있는 방안을 찾아보도록 한다. 넷째, 올바른 스마트폰 사용습관을 형성하도록 한다. 그리고 교육매체, 동영상, 책자 등을 이용하여 스마트폰 중독의 위험성을 알리고 스마트폰을 사용하지 않는 날 등을 정하여 홍보하는 것도 예방하는 방법이다.

유아부터 성인에 이르기까지 더욱 심각해지고 있는 스마트폰 과의존문제에 체계적으로 대응하고자 스마트폰 과의존 척도와 생애주기별 상담프로그램을 보급하고 있다.

번호	항 목	전혀 그렇지 않다	그렇지 않다	그렇다	매우 그렇다
1	스마트폰 이용시간을 줄이려 할 때마다 실패한다.	①	②	③	④
2	스마트폰 이용시간을 조절하는 것이 어렵다.	①	②	③	④
3	적절한 스마트폰 이용시간을 지키는 것이 어렵다.	①	②	③	④
4	스마트폰이 옆에 있으면 다른 일에 집중하기 어렵다.	①	②	③	④
5	스마트폰 생각이 머리에서 떠나지 않는다.	①	②	③	④
6	스마트폰을 이용하고 싶은 충동을 강하게 느낀다.	①	②	③	④
7	스마트폰 이용 때문에 건강에 문제가 생긴 적이 있다.	①	②	③	④
8	스마트폰 이용 때문에 가족과 심하게 다툰 적이 있다.	①	②	③	④
9	스마트폰 이용 때문에 친구 혹은 동료, 사회적 관계에서 심한 갈등을 경험한 적이 있다.	①	②	③	④
10	스마트폰 때문에 업무(학업 혹은 직업 등) 수행에 어려움이 있다.	①	②	③	④
점수 합계					

■ 채점방법: ① ▶ 1점, ② ▶ 4점, ③ ▶ 3점, ④ ▶ 4점으로 변환

고위험 사용자군: 총점 31점 이상

- 고위험 사용자군으로 스마트폰 과의존 성향이 매우 높으므로 관련 기관의 전문적인 지원과 도움이 요청된다.

잠재적 위험사용자군: 총점 23점 이상~30점 이하

- 잠재적 위험사용자군으로 과의존의 위험을 깨닫고 스스로 조절하고 계획적으로 사용하도록 노력한다. 스마트폰 과의존에 대한 주의가 요망되며, 학교 및 관련 기관에서 제공하는 건전한 스마트폰 활용지침을 따른다.

일반사용자군: 총점 22점 이하

- 일반사용자군으로 스마트폰의 건전한 활용에 대하여 자기 점검을 지속적으로 수행한다.

그림 8-4 스마트폰 과의존 척도[청소년(만 10~19세) 자가보고용]

※ 출처: NIA 한국정보화지능원.

유아부터 성인에 이르기까지 더욱 심각해지고 있는 스마트폰 과의존문제에 체계적으로 대응하고자 스마트폰 과의존 척도와 생애주기별 상담 프로그램을 보급하고 있다.

번호	항 목	전혀 그렇지 않다	그렇지 않다	그렇다	매우 그렇다
1	스마트폰 이용에 대한 부모의 지도를 잘 따른다.	①	②	③	④
2	정해진 이용시간에 맞춰 스마트폰 이용을 잘 마무리한다.	①	②	③	④
3	이용 중인 스마트폰을 빼앗지 않아도 스스로 그만둔다.	①	②	③	④
4	항상 스마트폰을 가지고 놀고 싶어 한다.	①	②	③	④
5	다른 어떤 것보다 스마트폰을 갖고 노는 것을 좋아한다.	①	②	③	④
6	하루에도 수시로 스마트폰을 이용하려 한다.	①	②	③	④
7	스마트폰 이용 때문에 아이와 자주 싸운다.	①	②	③	④
8	스마트폰을 하느라 다른 놀이나 학습에 지장이 있다.	①	②	③	④
9	스마트폰 이용으로 인해 시력이나 자세가 안 좋아진다.	①	②	③	④
점수 합계					

■ 채점방법: ① ▶ 1점, ② ▶ 4점, ③ ▶ 3점, ④ ▶ 4점으로 변환

고위험 사용자군: 총점 28점 이상

- 고위험 사용자군으로 스마트폰 과의존 성향이 매우 높으므로 관련 기관의 전문적인 지원과 도움이 요청된다.

잠재적 위험사용자군: 총점 24점 이상~27점 이하

- 잠재적 위험사용자군으로 과의존의 위험을 깨닫고 스스로 조절하고 계획적으로 사용하도록 노력한다. 스마트폰 과의존에 대한 주의가 요망되며, 학교 및 관련 기관에서 제공하는 건전한 스마트폰 활용지침을 따른다.

일반사용자군: 총점 23점 이하

- 일반사용자군으로 스마트폰의 건전한 활용에 대하여 자기 점검을 지속적으로 수행한다.

그림 8-5 스마트폰 과의존 척도[유아동(만 3~9세) 관찰자용]

※ 출처: NIA 한국정보화지능원.

5. 정신건강 교육 프로그램

정신건강에 있어서 정서와 감정을 이해하고 자신의 생각과 감정을 스스로 표현하고 조절 및 관리하는 것은 대인관계와 정신건강의 바탕을 이룬다. 정신건강에는 스트레스, 우울과 자살, 약물중독, 인터넷 중독, 도박중독 등을 들 수 있다. WHO(2017)에 의하면 전 세계적으로 3억 명 이상이 우울증으로 고통을 받고 있으며 여성이 남성보다 우울증에 취약

한 것으로 보고되고 있고 우울증은 자살로 이어진다는 점에서 심각성을 엿볼 수 있다. 우울증을 예방하기 위해서는 지역사회 내 초 · 중 · 고등학교 내에서의 긍정적인 생각을 강화하는 프로그램이 중요하다. 또한 우울증을 가지고 있는 학생의 부모들에 대한 조기개입은 부모들의 우울증을 감소시키고 노인들을 위한 운동 프로그램이 우울예방에 기여한다고 보고되고 있다(WHO, 2017). 우리나라 청소년 건강행태 온라인조사에 따르면 2016년

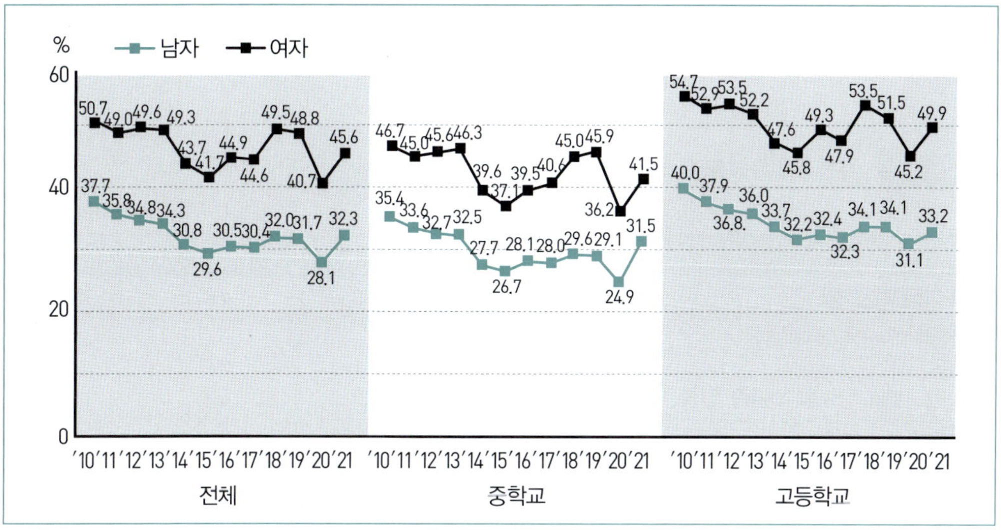

그림 8-6 스트레스 인지율

※ 출처: 청소년건강행태 온라인조사(2010~2021).

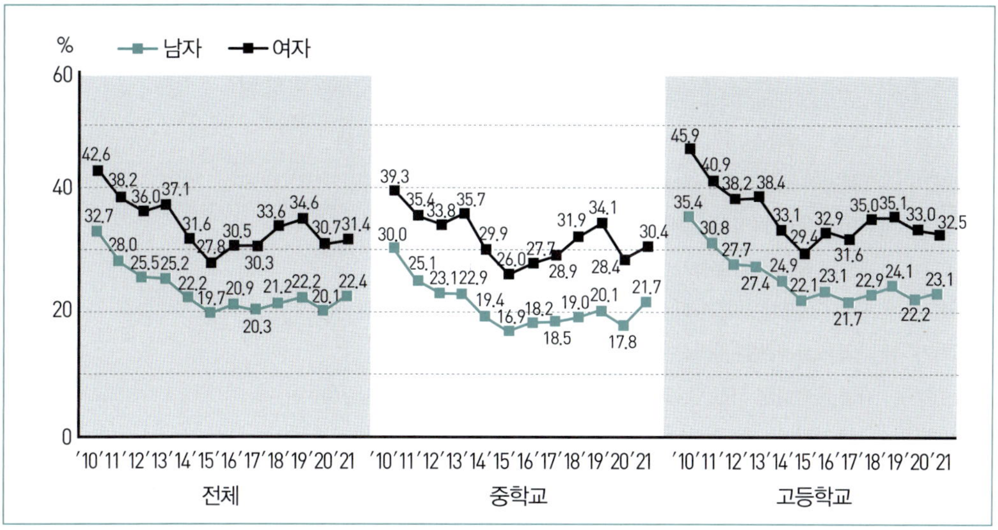

그림 8-7 우울감 경험률

※ 출처: 청소년건강행태 온라인조사(2010~2021).

스트레스 인지율은 중학교 남학생 28.1%, 여학생 39.7%, 고등학교 남학생 32.4%, 여학생 49.3%로 조사되었다. 우울감 경험률은 중학교 남학생 18.2%, 여학생 27.7%, 고등학교 남학생 23.1%, 여학생 32.9%로 스트레스 인지율과 우울감 경험률 모두 남학생보다 여학생이 더 높은 것으로 나타났다. 국민건강영양조사결과(KNHANES, 2020)에 의하면 우울장애 유병률은 성인에서 여자가 6.7%로 남자 4.8%보다 높았다.

우리나라의 경우 2018년 서산시보건소에서 우울증 예방과 정신건강 증진을 위해 '함께해요! 한울타리 행복마을'프로그램을 진행하였는데 관내 경로당 10개소 60세 이상 165명을 대상으로 우울증 예방교육, 레크리에이션, 체조 등 신체활동 프로그램과 종이공예 및

표 8-21 우울장애 유병률(%)

(만19세 이상, 2014)

구 분	전체	남자	여자
19세 이상(표준화율)	6.6	4.3	8.8
만성질환 의사진단 여부(조율)			
없음	4.1	2.6	5.9
있음(고혈압, 당뇨병, 뇌졸중, 갑상선질환, 골관절염, 암)	9.0	5.0	11.8
배우자 동거 여부(조율)			
1인 가구	14.5	11.4	17.1
부부 동거	4.9	3.5	6.5
다른 가족과 동거	10.7	5.0	14.2

*진단기준척도로 구성된 우울증선별도구(PHQ-9)를 이용하여 '14년부터 2년마다 조사
*미국 국민건강영양조사 우울장애 유병률(PHQ-9 이용, '05-'08년 통합) 6.8%

표 8-22 반갑습니다! "마음 들여다봄, 마음 돌봄"프로그램

■ 목표: 나를 알아가고, 나를 응원할 수 있는 새로운 삶의 의미와 목표를 탐색한다.

회기	내용
1회기	"나는 왜 우울할까?" –자동적 사고 찾기, 우울 유발적 사고 탐색
2회기	우울감과 불안감을 가져오는 자동적 사고 속 인지적 오류 찾기
3회기	너의 마음을 들려줘– 내면의 감정 알아차리고, 표현하기
4회기	기분의 늪에서 탈출하기, 부정적 감점을 감소시키는 방법들
5회기	스트레스가 우리에게 미치는 영향, 스트레스 신호를 탐지하자
6회기	나의 스트레스를 관리하는 ABC기법
7~1회기	나를 응원하는 시간, "나도 할 수 있을까?" 나도 모르는 나의 강점
7~2회기	나를 사랑하는 시간, Love My Self, 자존감 키우기
8회기	긍정적 마음가짐을 준비하기 위한 강점 키우기
9회기	가치로 이루어진 삶, 나의 의미 있는 삶과 목표에 대해
10회기	내가 찾는 내 삶의 꿈 그리고 극복 할 수 있다는 자신감

※ 출처: 국립정신건강센터(2020). 초기 성인기 마음건강 고위험군을 위한 마음봄봄 프로그램

원예활동 등 으로 구성되어 있다. 더불어 스트레스 검사와 노인우울선별검사(SGDS)를 통하여 고위험군 발견 즉시 심층심리검사, 상담 및 의료기관과 연계된다. 이는 지역사회 내에서 지역사회를 중심으로 우울증 예방 프로그램을 진행하였다는 점에서 의미가 있으며 조기발견, 조기치료를 통해 노인들의 우울로 인한 자살예방에 도움이 될 것으로 생각된다.

이번 우울예방프로그램은 노인 대상으로 진행된 사례지만, 청소년들의 자존감과 긍정적인 생각을 강화할 수 있는 흥미롭고 다양한 주제로 구성한다면 청소년 우울 및 자살예방에도 적용가능성이 있을 것으로 생각된다.

따라서 청소년기와 성인의 정신건강증진을 위하여 스트레스관리, 상담과 교육은 물론 다양한 프로그램을 제공하여 우울증 및 자살예방은 물론 치매예방에 힘써야 할 것이다.

>> 참고문헌

- 강동구보건소 건강증진과 건강증진팀
- 광주시무한돌봄센터
- 국립정신건강센터(2020). 초기 성인기 마음건강 고위험군을 위한 마음봄봄 프로그램
- 금연길라잡이(2017), http://nosmokeguide.or.kr
- 김광기 등(2004), 건전한 음주문화 조성 및 절주방안에 관한 연구, 보건복지부.
- 김광기 등(2011), 대학생 음주문제 예방 프로그램 개발 및 효능성 평가.
- 김동일 외(2017), 청소년 인터넷/스마트폰 중독 예방교육프로그램 효과성 검증, 아시아교육연구.18(2). p.293-314
- 김용석 등(2001), 학교중심 청소년 음주 예방교육 개발 및 효과성 평가에 관한 연구, 보건복지부.
- 남궁기 등(2001), 중고등학교 교사를 위한 청소년 음주 예방교육 프로그램의 개발 및 보급, 보건복지부.
- 대한보건협회. 임산부 음주예방교육 표준교재.
- 대한보건협회. 직장인 음주예방교육 표준교재.
- 대한보건협회. 청소년 음주예방교육 표준교재.
- 동부보건소 2020년 어린이 성교육 프로그램(2020), 의정부시육아종합지원센터
- 보건교육건강증진학회지; 28(5):131-143.
- 보건복지부(2015), 국민건강영양조사.
- 보건복지부(2015), 한국인 영양소 섭취기준 보도자료.
- 보건복지부(2020). 국민건강증진종합계획 2030.
- 보건복지부 · 한국영양학회(2015), 한국인 영양소 섭취기준.
- 보건복지부 누리집(http://www.mohw.go.kr) > 정보 > 연구/조사/발간자료 한국영양학회 누리집(http://www.kns.or.kr) > KDRIs> 자료실
- 보건복지부 지정 알코올 전문병원 예사랑병원(2022).
- 서산시보건소 충청투데이 보도자료
- 서울 강남구 보건소(2022).

- 서울시 도봉구 보건소 생애주기별 맞춤형 신체활동 프로그램(2022).
- 서울시 아이윌센터 초등학교 대상의 예방프로그램(누리자! 건강한 e세상)
- 세종특별자치시 청소년정보포털사이트 누리다 청소년프로그램(2022).
- 수원시청소년성문화센터(2022).
- 심성욱 등(2009), 여대생 절주 캠페인 전략 수립을 위한 음주행동 영향 요인 분석.
- 자기효능 및 음주행위에 미치는 효과. 기본간호학회지; 15(2):213-220.
- 정윤경(2011), 여대생의 체중조절 교육프로그램 개발의 효과. 5(1):1~13
- 제갈정 등(2012), 웹 기반 개인맞춤형 사업장 음주문제 예방 프로그램 개발.
- 지역사회통합건강증진사업 안내(음주폐해예방)(2022). 보건복지부, 한국건강증진개발원
- 최순희 등(2008), 음주예방 프로그램이 여고생의 음주관련 지식과 태도, 음주거절
- 충남 괴산군 보건소(2022).
- 통계청(2015), 한국의 사회지표.
- 통계청(2017), 청소년 건강행태 온라인 형태조사.
- 학교기반 비만 예방 프로그램 가이드라인(2021), 질병관리청 국립보건연구원
- 한국건강증진개발원. 청소년 음주예방교육(2016).
- 한국건강증진개발원 국가금연지원센터(2014)
- 한국건강증진재단.
- 한국광고홍보학보; 11(1):204-247.
- 한국정보문화진흥원(2016), 인터넷 중독 실태조사.

찾아보기

[한글]

저자 소개

최인희 광주보건대학교
류현숙 대진대학교
임미영 서일대학교
권문희 경동대학교
박현정 광주대학교
임정옥 경북과학대학교
류화라 송원대학교
오수현 남부대학교
박정미 전남과학대학교
이연숙 신경대학교
김소연 초당대학교
김영주 유원대학교
이지은 대경대학교
정정미 군산간호대학교
정향진 가톨릭상지대학교
채여주 광주대학교

고문 소개

강경숙 남부대학교

저자와의 협의로 인지생략

보건교육학 제2판

발 행 일	2023년 1월 2일 2판 인쇄 2023년 1월 12일 2판 발행
저 자	최인희, 류현숙, 임미영, 권문희, 박현정, 임정옥, 류화라, 오수현, 박정미, 이연숙, 김소연, 김영주, 이지은, 정정미, 정향진, 채여주
발 행 인	김재민
발 행 처	정문각 JMK 서울특별시 마포구 백범로 104, 봉화빌딩 4층
출판등록	2011년 1월 19일 제 313-2011-35호
전 화	02)713-0421~3
팩 스	02)704-6265
전자우편	jmk@jmkp.co.kr
홈페이지	www.jmkp.co.kr

정 가 28,000원

ISBN 979-11-6260-261-4 93510